Oftalmologia Pediátrica

SÉRIE PEDIATRIA SOPERJ
Sociedade de Pediatria do Estado do Rio de Janeiro

Editores
Claudio Hoineff
Edson Ferreira Liberal
Marcio Moacyr Vasconcelos

Organizadores da Série
Joel Bressa da Cunha
Adriana Rocha Brito

Oftalmologia Pediátrica

Organizadora deste volume
Viviane Lanzelotte

SOPERJ
SOCIEDADE DE PEDIATRIA DO ESTADO DO RIO DE JANEIRO

manole
editora

Produção editorial: Eliane Usui
Projeto gráfico: Departamento Editorial da Editora Manole
Diagramação e ilustrações: HiDesign Estúdio
Ilustrações do capítulo 2: Mariana Pinto Cazorla
Capa: Departamento de Arte da Editora Manole
Tradução do capítulo 6: Rosane Cristina Lanzelotte Ceccarelli e Viviane Lanzelotte

CIP-BRASIL. CATALOGAÇÃO NA PUBLICAÇÃO
SINDICATO NACIONAL DOS EDITORES DE LIVROS, RJ

O27

Oftalmologia pediátrica / organizadora deste volume Viviane Lanzelotte ; editores Claudio Hoineff, Edson Ferreira Liberal, Marcio Moacyr Vasconcelos ; organizadores da série Joel Bressa da Cunha, Adriana Rocha Brito. - 1. ed. - Santana de Parnaíba [SP] : Manole, 2024.
(Pediatria SOPERJ)
Inclui bibliografia e índice
ISBN 9788520465271

1. Oftalmologia pediátrica. I. Lanzelotti, Viviane. II. Hoineff, Claudio. III. Liberal, Edson Ferreira. IV. Vasconcelos, Marcio Moacyr. V. Cunha, Joel Bressa da. VI. Brito, Adriana Rocha. VII. Série.

CDD: 618.920977
23-86163 CDU: 617.7-053.2

Meri Gleice Rodrigues de Souza - Bibliotecária - CRB-7/6439

Edição – 2024

Editora Manole Ltda.
Alameda América, 876
Tamboré – Santana de Parnaíba – SP – Brasil
CEP: 06543-315
Fone: (11) 4196-6000
www.manole.com.br | https://atendimento.manole.com.br/

Impresso no Brasil
Printed in Brazil

EDITORES

Claudio Hoineff

Especialista em Pediatria pela Sociedade Brasileira de Pediatria (SBP). Especialista com Área de Atuação em Endocrinologia Pediátrica pela Sociedade Brasileira de Pediatria (SBP). Pediatra e Endocrinopediatra do Instituto Estadual de Diabetes e Endocrinologia do Estado do Rio de Janeiro (IEDE). Professor do Curso de Pós-graduação em Endocrinologia da Pontifícia Universidade Católica do Rio de Janeiro (PUC-RJ). Membro do Departamento Científico de Endocrinologia da Sociedade de Pediatria do Estado do Rio de Janeiro (SOPERJ). Membro da Diretoria Executiva da SBP. Presidente da SOPERJ.

Edson Ferreira Liberal

Professor de Pediatria da Escola de Medicina e Cirurgia da Universidade Federal do Estado do Rio de Janeiro (EMC-UNIRIO). Mestre em Pediatria pela Universidade Federal do Rio de Janeiro (UFRJ). Doutor em Pesquisa Clínica pela UFRJ. Vice-presidente da Sociedade Brasileira de Pediatria (SBP). Ex-presidente da Sociedade de Pediatria do Estado do Rio de Janeiro (SOPERJ) – triênios 2010-2012 e 2013-2015.

Marcio Moacyr Vasconcelos

Professor Associado de Pediatria da Universidade Federal Fluminense (UFF). *Fellow* em Neurologia Pediátrica pela George Washington University, EUA. Membro do Departamento Científico de Neurologia da Sociedade de Pediatria do Estado do Rio de Janeiro (SOPERJ) e da Sociedade Brasileira de Pediatria (SBP).

ORGANIZADORES DA SÉRIE

Joel Bressa da Cunha

Médico com Pós-graduação em Neonatologia pela Universidade de Tohoku, Japão. Secretário e Ex-presidente do Departamento Científico (DC) de Saúde Escolar da Sociedade Brasileira de Pediatria (SBP). Adjunto da Diretoria de Publicação e Presidente do DC de Saúde Escolar da Sociedade de Pediatria do Estado do Rio de Janeiro (SOPERJ).

Adriana Rocha Brito

Neurologista Pediátrica pelo Instituto Fernandes Figueira (IFF)/Fundação Oswaldo Cruz (Fiocruz). Professora Associada de Pediatria na Universidade Federal Fluminense (UFF). Mestre em Saúde da Criança e do Adolescente e Doutora em Neurologia pela UFF. Membro do Departamento Científico (DC) de Prevenção e Enfrentamento de Causas Externas e do Grupo de Trabalho (GT) de Saúde Mental da Sociedade Brasileira de Pediatria (SBP). Diretora de Publicação, Membro do DC de Neurologia e do GT de Segurança e Prevenção da Violência da Sociedade de Pediatria do Estado do Rio de Janeiro (SOPERJ).

ORGANIZADORA DESTE VOLUME

Viviane Lanzelotte

Oftalmopediatra. Presidente do Grupo de Trabalho de Oftalmologia da Sociedade de Pediatria do Estado do Rio de Janeiro (SOPERJ). Mestre em Saúde Materno-Infantil pela Universidade Federal Fluminense (UFF) e doutoranda em Ciências Médicas pela UFF. Coordenadora do Programa de Retinopatia da Prematuridade da Secretaria Municipal de Saúde do Rio de Janeiro (SMS/RJ). Membro da Academia Americana de Oftalmologia (AAO) e do Conselho Brasileiro de Oftalmologia (CBO).

AUTORES

Ana Cristina Cisne Frota

Doutora em Doenças Infecciosas e Parasitárias (DIP) pela Universidade Federal do Rio de Janeiro (UFRJ). Infectologista Pediátrica do Serviço de Doenças Infecciosas e Parasitárias e Coordenadora da Comissão de Controle de Infecções Hospitalares do Instituto de Puericultura e Pediatria Martagão Gesteira (IPPMG) – UFRJ. Membro dos Departamentos Científicos de Infectologia e de Imunizações da Sociedade de Pediatria do Estado do Rio de Janeiro (SOPERJ).

Andreia de Santana S. Moreira

Neurologista Infantil. Doutora e Mestre em Saúde da Criança e Adolescente pela Universidade Federal do Rio de Janeiro (UFRJ). Presidente do Departamento Científico de Neurologia da Sociedade de Pediatria do Estado do Rio de Janeiro (SOPERJ). Professora Adjunta de Medicina do Centro Universitário Serra dos Órgãos (UNIFESO).

Bárbara Gonet

Oftalmopediatra. Residência Médica em Pediatria pelo Hospital dos Servidores do Estado (HSE). Pós-graduação em Oftalmologia pela Pontifícia Universidade Católica do Rio de Janeiro (PUC-RJ). Membro da Sociedade Brasileira de Pediatria (SBP). Secretária do Grupo de Trabalho de Oftalmologia da Sociedade de Pediatria do Estado do Rio de Janeiro (SOPERJ). Membro da Sociedade Brasileira de Oftalmopediatria (SBOP). Médica Oftalmologista concursada da Secretaria Municipal de Saúde do Rio de Janeiro.

Carolina do Val Ferreira Ramos

Oftalmologista pela Universidade Federal do Rio de Janeiro (UFRJ). Doutorado pela Universidade Federal de São Paulo (UNIFESP). Especialização em Neuro-oftalmologia pela UNIFESP. Coordenadora do Curso de Pós-graduação na área de Neuro-oftalmologia da Sociedade Brasileira de Oftalmologia/Universidade Estácio de Sá (SBO/UNESA).

Charbell Miguel Haddad Kury

Infectologista Pediátrico. Especialista em Pediatria, Infectologia e Neonatologia pela Sociedade Brasileira de Pediatria (SBP). Doutor e Mestre em Microbiologia e Parasitologia pela Universidade Federal Fluminense (UFF). Membro do Departamento Científico de Infectologia da Sociedade de Pediatria do Estado do Rio de Janeiro (SOPERJ). Professor Responsável de Bioquímica da Faculdade de Medicina de Campos. Responsável Técnico pelo Centro de Referência de Imunobiológicos Especiais do Norte Fluminense e da UTI Neonatal da Santa Casa de Macaé-RJ.

Diana Danda

Médica graduada pela Universidade Federal de Pernambuco (UFPE). Residência Médica em Oftalmologia pela Fundação Altino Ventura. Especialização em Oftalmologia Pediátrica e Estrabismo pela Universidade Federal de São Paulo. Membro do Grupo de Trabalho de Oftalmologia da Sociedade de Pediatria do Estado do Rio de Janeiro (SOPERJ). Membro do Conselho Brasileiro de Oftalmologia, do Centro Brasileiro de Estrabismo e da Sociedade Brasileira de Oftalmologia Pediátrica.

Ian Curi

Coordenador da Residência Médica em Oftalmologia e Chefe dos Setores de Estrabismo e Oftalmologia Pediátrica do Hospital Federal dos Servidores do Estado do Rio de Janeiro. Secretário-geral do Centro Brasileiro de Estrabismo (2021-2023). Membro do Grupo de Trabalho de Oftalmologia da Sociedade de Pediatria do Estado do Rio de Janeiro (SOPERJ).

José Eduardo da Silva

Oftalmologista. MBA de Gestão em Saúde pela Fundação Getulio Vargas (FGV). Assessor Técnico de Oftalmologia da Secretaria Municipal de Saúde do Rio de Janeiro. Membro do Grupo de Trabalho de Oftalmologia da Sociedade de Pediatria do Estado do Rio de Janeiro (SOPERJ). Membro da Sociedade Brasileira de Pediatria (SBP). Membro da Academia Americana de Oftalmologia (AAO) e do Conselho Brasileiro de Oftalmologia (CBO).

Karla M. Ribeiro Mitoso

Terapeuta Ocupacional. Pós-graduação em Ortóptica e Ciências da Visão pelo Centro Universitário Celso Lisboa. Curso de Extensão: Atuação do Terapeuta Ocupacional junto às pessoas com Deficiência Visual e Intelectual no Âmbito do CER, pela Universidade Federal do Rio de Janeiro (UFRJ) e Associação Fluminense de Amparo aos Cegos (AFAC). Coordenadora da Unidade do Deficiente Visual, da Unidade de Amputados e da Unidade de Saúde Auditiva do Centro Municipal de Reabilitação Oscar Clark (Centro de Assistência à Pessoa com Deficiência – CIAD), de 2015 a 2022. Membro Consultor do Grupo de Trabalho de Oftalmologia da Sociedade de Pediatria do Estado do Rio de Janeiro (SOPERJ).

Leonardo Costa

Médico graduado pelo Centro Universitário Serra dos Órgãos (UNIFESO). Residência Médica em Oftalmologia pelo Hospital Federal dos Servidores do Estado do Rio de Janeiro. Especialização em Oftalmologia pela Pontifícia Universidade Católica do Rio de Janeiro (PUC-RJ). Especialização em Retina Clínica e Cirúrgica pelo Hospital Federal dos Servidores do Estado do Rio de Janeiro. Especialista pelo Conselho Brasileiro de Oftalmologia (CBO). Membro da Sociedade Brasileira de Retina e Vítreo (SBRV).

Letícia Duarte Villela

Médica graduada pela Universidade Federal do Rio de Janeiro (UFRJ). Doutorado em Ciências, Área de Atuação Neonatologia, pelo Instituto Nacional de Saúde da Mulher, da Criança e do Adolescente Fernandes Figueira (IFF/FIOCRUZ). Neonatologista do IFF/FIOCRUZ. Coordenadora do Ambulatório de *Follow-up* da Neonatologia do IFF/FIOCRUZ. Presidente do Departamento Científico de Desenvolvimento e Reabilitação da Sociedade de Pediatria do Estado do Rio de Janeiro (SOPERJ).

Luiza M. Neves

Mestre em Pesquisa Clínica Aplicada pelo Instituto Nacional de Saúde da Mulher, da Criança e do Adolescente Fernandes Figueira (IFF/FIOCRUZ). Doutoranda em Pesquisa Clínica Aplicada pelo IFF/FIOCRUZ. Professora Substituta na Disciplina de Oftalmologia da Universidade do Estado do Rio de Janeiro (UERJ). Médica do Serviço de Oftalmopediatria e Estrabismo do Hospital Universitário Pedro Ernesto (HUPE). Membro do Grupo de Trabalho de Oftalmologia da Sociedade de Pediatria do Estado do Rio de Janeiro (SOPERJ).

Maria Dalva Barbosa Baker Méio

Médica graduada pela Faculdade de Ciências Médicas da Universidade do Estado do Rio de Janeiro (FCM-UERJ). Mestrado em Saúde Coletiva na Área de Epidemiologia pelo Instituto de Medicina Social da UERJ. Doutorado em Ciências pelo Instituto Nacional de Saúde da Mulher, da Criança e do Adolescente Fernandes Figueira (IFF/FIOCRUZ). Presidente do Comitê Científico de *Follow-up* da Sociedade de Pediatria do Estado do Rio de Janeiro (SOPERJ) no triênio 1998/2000. Neonatologista com atuação na Área de Desenvolvimento Infantil e de Crianças Nascidas Pré-termo. Professora da Pós-graduação em Pesquisa Clínica Aplicada do IFF/FIOCRUZ.

Maria Fernanda Vieira

Fisioterapeuta graduada pelo Instituto Brasileiro de Medicina de Reabilitação (IBMR). Mestrado em Ciências, Área de Atuação Saúde da Criança e da Mulher, pelo Instituto Nacional de Saúde da Mulher, da Criança e do Adolescente Fernandes Figueira (IFF/FIOCRUZ). Doutoranda do Programa de Pós-graduação em Pesquisa Aplicada à Saúde da Criança e da Mulher do IFF/FIOCRUZ. Fisioterapeuta do Ambulatório de *Follow-up* da Neonatologia do IFF/FIOCRUZ.

Maria Luciana de Siqueira Mayrink

Fonoaudióloga graduada pela Faculdade de Reabilitação da ASCE (FRASCE). Mestre em Ciências, Área de Atuação Saúde da Criança e do Adolescente, pelo Instituto Nacional de Saúde da Mulher, da Criança e do Adolescente Fernandes Figueira (IFF/FIOCRUZ). Doutoranda do Programa de Pós-graduação em Pesquisa Aplicada à Saúde da Criança e da Mulher do IFF/FIOCRUZ. Coordenadora do Ambulatório de Fonoaudiologia Especializado em Linguagem do IFF/FIOCRUZ.

Rosa Maria Tasmo Costa

Graduada em Medicina pela Universidade Federal do Estado do Rio de Janeiro (UNIRIO). Residência Médica em Oftalmologia no Hospital Regional de São José Dr. Homero de Miranda Gomes. *Fellowship* em Retina e Vítreo – Clínico e Cirúrgico pelo Hospital Regional de São José Dr. Homero de Miranda Gomes/ Universidade Federal de Santa Catarina (UFSC). Concursada pela Fundação Saúde do Rio de Janeiro, lotada no Hospital da Lagoa – RJ. Oftalmologista Concursada da Secretaria Municipal de Saúde do Rio de Janeiro. Médica Oftalmologista do Hospital Municipal Albert Schweitzer. Membro do Grupo de Trabalho de Oftalmologia da Sociedade de Pediatria do Estado do Rio de Janeiro (SOPERJ).

Sandra E. Staffieri

Doutora em Filosofia pela Universidade de Melbourne. Ortoptista Sênior/Coordenadora de Cuidados de Retinoblastoma/Líder de Pesquisa em Oftalmologia, Departamento de Oftalmologia, The Royal Children's Hospital, Melbourne. Assistente de Pesquisa na Universidade de Melbourne, Murdoch Children's Research Institute e Centre for Eye Research, Austrália. Membro da International Society for Genetic Eye Disease and Retinoblastoma, World Eye Cancer Hope, World Paediatric Ophthalmology Society, International Society of Paediatric Oncology (SIOP), Human Genetics Society Australia e Orthoptics Australia.

Susana Knupp

Graduada em Medicina pela Universidade Federal do Rio de Janeiro (UFRJ). Residência em Oftalmologia no Hospital Federal dos Servidores do Estado do Rio de Janeiro. Mestrado em Clínica Médica pela UFRJ. Membro do Grupo de Trabalho de Oftalmologia da Sociedade de Pediatria do Estado do Rio de Janeiro (SOPERJ). Membro Titular do Centro Brasileiro de Estrabismo (CBE). Membro Titular da Sociedade Brasileira de Oftalmologia Pediátrica (SBOP). Membro da Sociedade Brasileira de Pediatria (SBP). Oftalmologista concursada da Secretaria Municipal de Saúde do Rio de Janeiro.

Tânia Cristina de Mattos Barros Petraglia

Presidente do Departamento Científico (DC) de Infectologia da Sociedade de Pediatria do Estado do Rio de Janeiro (SOPERJ). Membro do DC de Imunizações da SOPERJ. Membro do Grupo de Trabalho de Imunizações do Conselho Regional de Medicina do Estado do Rio de Janeiro. Membro do Comitê Técnico Assessor de Imunizações do Programa Nacional de Imunizações do Ministério da Saúde e do Governo do Estado do Rio de Janeiro. Membro Titular da Academia de Medicina do Estado do Rio de Janeiro. Professora de Pediatria da Universidade Estácio de Sá – IDOMED.

Tania Regina Dias Saad Salles

Médica graduada pela Faculdade de Ciências Médicas da Universidade do Estado do Rio de Janeiro (FCM-UERJ). Doutorado em Clínica Médica, Área de Atuação Neuropediatria, pela Universidade Federal do Rio de Janeiro (UFRJ). Neurologista Infantil do Instituto Nacional de Saúde da Mulher, da Criança e do Adolescente Fernandes Figueira (IFF/FIOCRUZ). Coordenadora do Ambulatório de Neurodesenvolvimento do IFF/FIOCRUZ. Membro do Departamento Científico de Neurologia da Sociedade de Pediatria do Estado do Rio de Janeiro (SOPERJ). Membro Titular da Academia Brasileira de Neurologia (ABN) e da Sociedade Brasileira de Neurologia Infantil (SBNI).

Viviane Lanzelotte

Oftalmopediatra. Presidente do Grupo de Trabalho de Oftalmologia da Sociedade de Pediatria do Estado do Rio de Janeiro (SOPERJ). Mestre em Saúde Materno-Infantil pela Universidade Federal Fluminense (UFF) e doutoranda em Ciências Médicas pela UFF. Coordenadora do Programa de Retinopatia da Prematuridade da Secretaria Municipal de Saúde do Rio de Janeiro (SMS/RJ). Membro da Academia Americana de Oftalmologia (AAO) e do Conselho Brasileiro de Oftalmologia (CBO).

SUMÁRIO

SEÇÃO III OS ERROS REFRATIVOS E OS DISTÚRBIOS DA MOTILIDADE OCULAR

SEÇÃO IV PATOLOGIAS OCULARES FREQUENTES NA PRÁTICA PEDIÁTRICA

SEÇÃO V RETINA PEDIÁTRICA

APRESENTAÇÃO

Caros colegas pediatras,

Apresentamos o livro *Oftalmologia Pediátrica* da Série Pediatria SOPERJ, mantendo o compromisso de trazer obras atualizadas e de grande relevância para a prática pediátrica qualificada. Temos certeza de que este livro vai cair no gosto dos pediatras, oftalmologistas, residentes e alunos em formação e vai se juntar com sucesso aos demais volumes da Série. A atual Diretoria da SOPERJ renova o compromisso de ampliar a Série, encarando o desafio de manter sua qualidade em alto patamar.

Em tempos de mudanças rápidas e expressiva produção de conhecimento, é obrigatório manter-se atualizado e escolher as fontes adequadas de leitura. Todos os volumes da Série foram organizados pelos Departamentos Científicos ou Grupos de Trabalho da SOPERJ, contando com especialistas renomados nos temas abordados em cada capítulo. A cuidadosa revisão da literatura busca as melhores evidências científicas e as práticas mais atualizadas. O novo volume traz temas de Oftalmologia Pediátrica, em 29 capítulos, que fornecem uma visão abrangente da especialidade. Os capítulos abordam temas que todos os pediatras devem conhecer, como o desenvolvimento visual, principais causas de cegueira e baixa visão, erros refrativos e distúrbios da motilidade ocular, reabilitação visual, doenças oculares externas, patologias que acometem a retina, trauma ocular, e há uma seção dedicada aos aspectos oculares dos recém-nascidos.

A parceria com a Editora Manole proporciona avanços à publicação dos livros que representam a Série Pediatria SOPERJ, com cuidadosa diagramação, índice remissivo e outros detalhes editoriais que facilitarão sobremaneira a experiência da leitura. O conteúdo é apresentado de maneira agradável, com linguagem clara e organização de tópicos que permitem sua consulta fácil. Este é o décimo primeiro volume, revisado após intenso trabalho dos Autores, Organizadores e Editores. Essa conquista é resultado da iniciativa e dos esforços das Presidências e Diretorias da SOPERJ, desde o triênio que se iniciou em 2010.

Aos membros do Grupo de Trabalho de Oftalmologia, assim como aos autores membros de outros Departamentos Científicos e Grupos de Trabalho da SOPERJ e autores externos convidados, nossos agradecimentos pelo trabalho cuidadoso e dedicado. Também gostaríamos de mencionar a equipe da Editora Manole, que nos acompanhou com incentivo e profissionalismo exemplares.

Foi um prazer participar da construção coletiva desta obra, elaborada para ser fonte precisa e atualizada para os pediatras. Convidamos nossos colegas para esta leitura, na expectativa de que apresente temas tão importantes quanto complexos, em linguagem acessível, possibilitando conhecimento de qualidade e de grande utilidade para o dia a dia do pediatra.

Tenham todos uma excelente leitura!

Joel Bressa da Cunha
Adriana Rocha Brito
Organizadores da Série Pediatria SOPERJ

PREFÁCIO

Ao ser convidada para fazer o prefácio do livro *Oftalmologia Pediátrica* da Série Pediatria SOPERJ, a primeira lembrança que me veio à mente foi o livro *Ensaio sobre a Cegueira*, do português José Saramago, ganhador do Prêmio Nobel de Literatura de 1998. Na obra, em uma cidade fictícia, acontece, inexplicavelmente, um surto epidêmico de cegueira. Não se tratava de uma cegueira convencional, ou seja, escura, mas de uma cegueira branca, como se os personagens estivessem mergulhados em um mar de leite. Mas o que um romance tem a ver com um livro científico? No romance, a cegueira enquanto metáfora de adoecimento psíquico e a recuperação da visão como metáfora de cura. Pensando nessa cura pelo olhar, ao assumir a presidência da Sociedade de Pediatria do Estado do Rio de Janeiro (SOPERJ), no ano de 2019, uma de minhas primeiras medidas foi criar o Grupo de Trabalho de Oftalmologia. Essa missão, no entanto, exigia alguém que dominasse a Oftalmologia Pediátrica. Imediatamente pensei na Dra. Viviane Lanzelotte, um ícone da especialidade, para ser a presidente do grupo, e ela, prontamente, aceitou o convite e reuniu um grupo bastante motivado a contribuir com os pediatras do nosso estado.

Voltando aos olhos, eles são os órgãos responsáveis pelo sentido da visão. Existe uma grande preocupação das famílias se a criança nasce "perfeita", se ela enxerga. Entretanto, essa preocupação diminui à medida que as crianças vão crescendo. Cabe a nós, pediatras, alertar os pais, ou responsáveis, para essa concepção errônea a cada consulta de puericultura. Em nossa rotina de trabalho no exercício da Pediatria nos deparamos com questões oculares desde o nascimento até o final da adolescência. Tanto o neonatologista quanto o pediatra geral e o hebiatra têm um papel fundamental na detecção, orientação às famílias e encaminhamento ao profissional especialista. A maioria das doenças oftalmológicas no bebê pode ser tratada se houver diagnóstico precoce. Assim como o teste de triagem neonatal, o teste do reflexo vermelho é essencial para o diagnóstico da doença oftalmológica.

Este livro será uma grande ferramenta de trabalho para todos os pediatras, e seu conteúdo nos mostrará, através de cada capítulo, temas muito interessantes. Vejamos: crianças recém-nascidas estão sujeitas a uma infinidade de situações que podem causar danos à sua visão e prejudicar seu desenvolvimento. Entre essas patologias nós encontraremos a retinopatia da prematuridade, uma doença que, quando não identificada corretamente, pode provocar comprometimento permanente à visão da criança. Já o retinoblastoma é o tumor ocular mais comum na infância. Quanto mais cedo a doença for descoberta, melhores as chances de sobrevida e de que o bebê não venha a acumular prejuízos que afetem sua visão pelo resto da vida. Na Seção "Os erros refrativos e os distúrbios da motilidade ocular" podemos ver questões de grande importância para o pediatra, como estrabismo e refração. Outra seção que certamente será de grande interesse é a que trata das patologias oculares mais frequentes na prática pediátrica, como trauma ocular e corpo estranho, e as infecções, como as conjuntivites, que acometem nossas crianças e adolescentes em surtos durante os verões.

O livro nos contempla ainda com uma seção ultramoderna e prática sobre a retina pediátrica, com temas mais próximos dos especialistas, mas em uma linguagem acessível ao pediatra em geral.

O Grupo de Trabalho de Oftalmologia está de parabéns. O livro está impecável e de fácil leitura. Uma congratulação especial à organizadora do volume, Viviane Lanzelotte, que não mediu esforços para produzir esta obra de grande relevância para os pediatras de todo o Brasil.

Termino o prefácio desejando uma excelente leitura a todos e com um pouco da poesia de Tom Jobim, que, como a SOPERJ, nasceu no dia 25 de janeiro, sobre olhos e seus mistérios, que estamos sempre na busca de compreender:

Este seu olhar quando encontra o meu
Fala de umas coisas
Que eu não posso acreditar [...]
[...] Ah! se eu pudesse entender
O que dizem os seus olhos

Katia Telles Nogueira
Pediatra, especialista em Adolescentes e Alergia e Imunologia
Professora Adjunta de Emergências Pediátricas da FCM/Universidade do Estado do Rio de Janeiro (UERJ)
Professora Assistente de Pediatria da Universidade Estácio de Sá – IDOMED
Doutora em Epidemiologia pelo Instituto de Medicina Social (UERJ)
Membro dos Departamentos Científicos de Adolescência e de Emergências da Sociedade de Pediatria do Estado do Rio de Janeiro (SOPERJ) e do Grupo de Trabalho de Drogas e Violência na Adolescência da Sociedade Brasileira de Pediatria (SBP)
Ex-presidente da SOPERJ – 2019-2021

CONTEÚDO COMPLEMENTAR – PLATAFORMA DIGITAL

Esta obra possui conteúdo complementar disponibilizado em uma plataforma digital exclusiva. Nela, estão reunidas as versões coloridas das figuras do livro conforme indicado nas legendas dessas figuras.

Para ingressar no ambiente virtual, utilize o QR code abaixo, faça seu cadastro e digite o voucher:

oftalmologia

O prazo para acesso a esse material limita-se à vigência desta edição.

SEÇÃO I

O QUE TODO PEDIATRA DEVE SABER

1

NEURODESENVOLVIMENTO INFANTIL

Andreia de Santana S. Moreira

OBJETIVOS

- ✓ Conceituar neurodesenvolvimento infantil e apresentar os processos envolvidos nessa construção.
- ✓ Sumarizar aspectos do desenvolvimento cerebral no período pré e pós-natal.
- ✓ Enfatizar a importância do ambiente no neurodesenvolvimento infantil.

INTRODUÇÃO

Define-se como neurodesenvolvimento infantil o conjunto de competências através das quais a criança interage com o meio que a rodeia. Isso ocorre de acordo com a idade da criança e seu grau de maturação. Fazem parte dessas competências: motricidade, linguagem e comunicação, cognição, competências sensoriais com destaque para visão e audição, comportamentos, afetos e emoções. O desenvolvimento infantil significa o aumento da capacidade do indivíduo de realizar funções cada vez mais complexas e, para tal, necessita da maturação do sistema nervoso.[1]

O desenvolvimento do sistema nervoso humano ocorre, em sua maior parte, no período pré-natal, mas muitos eventos se prolongam por muitos anos após o nascimento. Fatores biológicos, especialmente genéticos e ambientais, interferem nesse desenvolvimento.[2]

DESENVOLVIMENTO DO SISTEMA NERVOSO NO PERÍODO PRÉ-NATAL

O desenvolvimento do sistema nervoso se inicia na terceira semana gestacional, a partir da camada embrionária mais externa, denominada ectoderma. Esse ectoderma se espessa e dará origem à placa neural, que se dobra, e suas bordas se fundem originando o tubo neural. A partir da fusão do tubo neural, algumas células neuroectodérmicas se deslocam lateralmente e formarão as cristas neurais. O tubo e as cristas neurais são as estruturas mais precoces do sistema nervoso. Do tubo neural se originarão as estruturas do sistema nervoso central, enquanto das cristas neurais se originarão as estruturas do sistema nervoso periférico. Todo esse desenvolvimento é altamente dependente de fatores genéticos com expressão de genes específicos.[2]

O fechamento do tubo neural não é uniforme e apresenta duas aberturas, denominadas neuroporos, sendo um mais rostral e outro mais caudal. Do neuroporo rostral, também denominado arquencéfalo, aparecem três dilatações que são as três vesículas primitivas do sistema nervoso central: prosencéfalo, mesencéfalo e rombencéfalo. Essas três vesículas se tornam cinco, uma vez que o prosencéfalo se divide em telencéfalo e diencéfalo; e o rombencéfalo se divide em metencéfalo e mielencéfalo (Quadro 1). Do neuroporo rostral terá origem a medula primitiva.[2]

Quadro 1 Origem embrionária das estruturas cerebrais

Vesículas primitivas	Estruturas anatômicas
Telencéfalo	Córtex cerebral Tratos de substância branca Núcleos da base
Diencéfalo	Tálamo Hipotálamo Subtálamo Epitálamo
Mesencéfalo	Mesencéfalo
Metencéfalo	Cerebelo Ponte
Mielencéfalo	Bulbo

Fonte: adaptado de Lent, 2018.[2]

No nível celular, o desenvolvimento do sistema nervoso se divide em etapas: neurogênese, proliferação, migração, diferenciação e organização. Apesar dessa divisão, as etapas se sobrepõem ao longo do desenvolvimento.[2]

Aparentemente, ao nascermos o nosso sistema nervoso encontra-se pronto, com todas as estruturas formadas, porém essas mesmas estruturas precisam ser amadurecidas. Esse amadurecimento é determinado por processos que se iniciam intraútero e que continuarão a acontecer de forma intensa e contínua no período pós-natal e ao longo da vida. Tais processos são denominados: mielinização, neuroplasticidade, poda neural e sinaptogênese.[2]

DESENVOLVIMENTO DO SISTEMA NERVOSO NO PERÍODO PÓS-NATAL

Os estágios finais de maturação do sistema nervoso ocorrem fora do útero materno e são altamente dependentes dos processos citados: mielinização, neuroplasticidade, poda neural e sinaptogênese.

Estudos de ressonância magnética funcional trouxeram grandes avanços no entendimento da maturação cerebral, especialmente em relação ao desenvolvimento da citoarquitetura cerebral e sua conectividade.[3]

Mielinização

A mielina é uma substância lipídica que irá recobrir os axônios dos neurônios, promovendo velocidade à condução nervosa. A mielinização começa intraútero e se estende além da terceira década de vida. As diferentes áreas do cérebro não sofrem uma mielinização homogênea. Os recém-nascidos têm apenas uma pequena parte do seu cérebro mielinizada e por isso seus atos motores são reflexos e involuntários. Logo após o nascimento, rapidamente inicia-se um processo de mielinização, que ocorre nos sentidos caudocranial (de baixo para cima), posteroanterior (do occipital para o pré-frontal) e da porção mais central para a mais periférica do cérebro. As regiões com mielinização precoce controlam movimentos relativamente simples ou análises sensoriais, enquanto áreas com mielinização tardia controlam as funções mentais elevadas. Sendo assim, pode-se afirmar que a mielinização funciona como um índice aproximado de maturação cerebral, especialmente nos primeiros anos de vida. Todo esse processo é determinado geneticamente, porém sofre influência de fatores ambientais.[2,3]

Influências ambientais positivas como aleitamento materno e boa nutrição nos primeiros meses de vida parecem promover uma mielinização mais rápida e melhor, enquanto fatores como exposição pré-natal ao álcool e privação de afeto são considerados negativos, com menor velocidade de mielinização.[3]

Recentemente, muito tem sido estudado sobre o uso de telas digitais e o desenvolvimento da microestrutura cerebral. Existem evidências de que pré-escolares que utilizam telas além do tempo preconizado pela Academia Americana de Pediatria têm a mielinização afetada especialmente nos tratos de linguagem e tratos importantes para o processo de alfabetização.[4]

Os malefícios do uso de telas levaram a Sociedade Brasileira de Pediatria a desencorajar, evitar e até mesmo proibir a exposição passiva às telas digitais para criança com menos de 2 anos de idade. Entre 2 e 5 anos de idade o tempo de exposição às telas deve ser limitado ao máximo de 1 hora por dia. Em crianças acima de 6 anos de idade esse tempo deve ser no máximo de 2 horas por dia e, em adolescentes, de 11 a 18 anos, no máximo de 3 horas diárias.[5]

Neuroplasticidade

Pode ser definida como a propriedade que todos os sistemas neurais têm de se modificar de forma dinâmica na interação com o ambiente. Mais uma vez, destaca-se a influência do ambiente sobre o desenvolvimento da microestrutura cerebral. A interação entre as informações genéticas e o ambiente resulta na plasticidade ontogenética e é extremamente importante para a variabilidade entre animais e muito significativa na espécie humana. Os primeiros anos de vida, quando o sistema nervoso é imaturo, são considerados críticos para essa plasticidade. Passado esse período crítico do desenvolvimento, é estabelecida a plasticidade adulta.[2]

A neuroplasticidade é considerada a raiz biológica da aprendizagem e tem sido amplamente estudada na Educação.

Sinaptogênese e poda neural

O sistema nervoso é um sistema integrativo e funciona como um todo. Para que isso ocorra de forma harmônica, suas estruturas celulares – neurônios e gliócitos – precisam se comunicar. Essa comunicação acontece por meio das sinapses nervosas. A sinaptogênese começa no período intraútero e persiste ao longo da vida, porém é intensa nos primeiros anos de vida. Assim como a mielinização, a sinaptogênese não é homogênea, ocorre primeiro no córtex sensorial e motor e posteriormente no córtex associativo. Mais uma vez, a influência do ambiente é observada nesse processo celular.[2]

Ao mesmo tempo em que novas sinapses são formadas, outras são perdidas. Esse processo de apoptose celular é denominado poda sináptica ou poda neural, que tem por objetivo eliminar sinapses redundantes e as pouco estimuladas e refinar a arquitetura cerebral. Sinapses estimuladas tendem a ser mantidas, fortalecendo os processos de aprendizagem e os circuitos neuronais.[2]

ORIENTAÇÕES AOS PAIS

O entendimento de que o neurodesenvolvimento infantil é construído a partir de fatores genéticos e altamente influenciado pelo ambiente mostra que o enriquecimento do ambiente pode ser benéfico para o desenvolvimento cognitivo, social e emocional da criança. Esse conhecimento é utilizado no conceito dos primeiros mil dias da infância, que vão desde a concepção até o fim do segundo ano de vida. Nesse período, ações e intervenções devem ser feitas para que a criança atinja o desenvolvimento pleno.[6]

Algumas questões precisam ser reforçadas pelo pediatra para o melhor neurodesenvolvimento infantil:

- Incentivar o aleitamento materno exclusivo até 6 meses e complementado até, pelo menos, 2 anos.
- Nutrição adequada orientada por pediatra ou nutricionista.
- Afeto, cuidado e ambiente tranquilo são fundamentais.
- Cuidados com a exposição a telas, visto que o malefício está comprovado nos desenvolvimentos cognitivo, da linguagem e visual.
- Estimular o brincar. É brincando que se aprende a conviver, a se organizar e a se colocar no mundo.

✓ CONCLUSÃO

O neurodesenvolvimento infantil é um processo evolutivo, contínuo e individual. Ao nascimento, a macroestrutura do sistema nervoso está pronta, porém a microestrutura continuará em construção nos primeiros anos de vida. Essa construção da arquitetura cerebral é norteada por fatores genéticos com a expressão de genes específicos, porém é altamente influenciada por fatores ambientais. Os primeiros anos de vida são críticos para o desenvolvimento cognitivo e social do ser humano.

Alguns fatores ambientais são comprovadamente positivos para o desenvolvimento, como aleitamento materno e boas condições de nutrição, ao passo que a privação de afeto e a exposição prolongada às telas podem ter efeitos negativos sobre o neurodesenvolvimento.

REFERÊNCIAS BIBLIOGRÁFICAS

1. American Psychiatric Association. Diagnostic and Statistical Manual of Mental Disorders. 5.ed. Washington, DC: American Psychiatric Association; 2013.

2. Lent R. Neurociência da mente e do comportamento. Rio de Janeiro: Guanabara Koogan; 2008.
3. Lebel C, Deoni S. The development of brain white matter microstructure. Neuroimage. 2018;182:207-18.
4. Hutton JS, Dudley J, Horowitz-Kraus T, DeWitt T, Holland SK. Associations between screen-based media use and brain white mater integrity in preschool-aged children. JAMA Pediatrics. 2020;174(1):e193869.
5. Sociedade Brasileira de Pediatria. Departamento de Adolescência. Manual de orientação – Saúde de crianças e adolescentes na era digital. Nº 1, outubro de 2016. Disponível em: https://www.sbp.com.br/fileadmin/user_upload/publicacoes/19166d-MOrient-Saude-Crian-e-Adolesc.pdf. Acessado em: 28/05/23.
6. Cunha AJLA, Leite AJM, Almeida IS. Atuação do pediatra nos primeiros mil dias da criança: a busca pela nutrição e desenvolvimento saudáveis. J. Pediatr. 2015;91:544-51.

2

O DESENVOLVIMENTO VISUAL SOB O OLHAR DO PEDIATRA

Letícia Duarte Villela
Tania Regina Dias Saad Salles
Maria Fernanda Vieira
Maria Luciana de Siqueira Mayrink
Maria Dalva Barbosa Baker Méio

OBJETIVOS

- ✓ Compreender a importância do conhecimento do pediatra sobre o desenvolvimento visual nos primeiros meses e anos de vida.
- ✓ Ressaltar os fatores fundamentais para o desenvolvimento visual adequado.
- ✓ Destacar a importância dos primeiros três meses de vida como período sensível para o desenvolvimento da visão.

INTRODUÇÃO

As consultas pediátricas possibilitam o acompanhamento integral do processo de desenvolvimento infantil, no qual a visão apresenta papel fundamental, pois se inter-relaciona com as habilidades motoras, da linguagem, cognitivas, acadêmicas e comportamentais.[1,2]

O conhecimento do desenvolvimento infantil possibilita a suspeita ou o diagnóstico dos desvios e alterações em diferentes fases da vida. Nesse sentido, é fundamental o entendimento da presença de uma sinalização temporal determinada geneticamente para a formação sequencial de circuitos neurais específicos, com diferentes funções se desenvolvendo em períodos sensíveis diferentes.[3,4] Apesar de ser essencial ressaltar que a realização dos processos neurais é determinada pelo código genético, são as experiências iniciais que irão determinar se os circuitos serão fortes, mais duradouros, permanentes ou frágeis e temporários.[4]

Observa-se expressivo aumento do número dessas conexões neurais nas vias sensoriais, tais como da visão e da audição, durante o primeiro ano de vida, sobretudo nos primeiros três meses, período de grandes mudanças fisiológicas no sistema nervoso, clinicamente percebidas pela instalação de muitos dos principais marcos do desenvolvimento e pelo aumento dinâmico do perímetro cefálico.[3,4] É durante esse período que o pediatra deve incentivar os estímulos favoráveis, incluir a família no processo de vigilância do desenvolvimento da criança, detectar algum desvio do desenvolvimento e encaminhá-la para tratamento especializado em tempo hábil.[5]

A IMPORTÂNCIA DAS EXPERIÊNCIAS VISUAIS NO INÍCIO DA VIDA

A vivência e as experimentações dos primeiros dois anos de vida, que integram os denominados primeiros mil dias, são fundamentais para o desenvolvimento saudável e individualizado do ser humano e são em grande parte dependentes da constituição de vias nervosas, do surgimento de áreas associativas e da qualidade e quantidade das trocas entre a criança e seu meio.[1,6]

As experiências visuais desde o início da vida são necessárias para o desenvolvimento adequado da visão e para que a criança alcance o maior potencial neuropsicomotor, passando progressivamente de uma postura motora passiva e dependente para outra de independência. Durante esse processo, ocorre o aprimoramento de diversos aspectos não só sensoriomotores, mas também cognitivos, que têm na linguagem seu principal marco evolutivo.[7] As crianças percorrem um caminho de imersão em estímulos ambientais e afetivos, onde serão expostas a estímulos sonoros e visuais primordiais para a emergência de suas primeiras habilidades comunicativas, fundamentais para o desempenho neuropsicomotor adequado.[8,9]

O bebê humano nasce com o sentido da audição praticamente completo, razão pela qual a voz da mãe é capaz de muito tranquilizar o recém-nascido; contudo, não nasce sabendo enxergar de forma nítida e a visão irá se desenvolver ao longo dos primeiros meses e anos de vida (Figura 1), como um componente vital do nosso sistema de sinalização social, revelando, através do olhar, muito sobre os objetos de nossa atenção, nossas emoções e intenções sociais.[1,2,8]

A criança necessita "ver", necessita de luz para desenvolver sua visão. Qualquer obstáculo, tanto anatômico ou ambiental, para a formação da imagem nítida em cada olho (alteração no alinhamento ocular, glaucoma congênito, retinocoroidite por toxoplasmose, catarata congênita, oclusões palpebrais, e mesmo a falta do contato olho no olho, dentre outras causas) pode ocasionar um desenvolvimen-

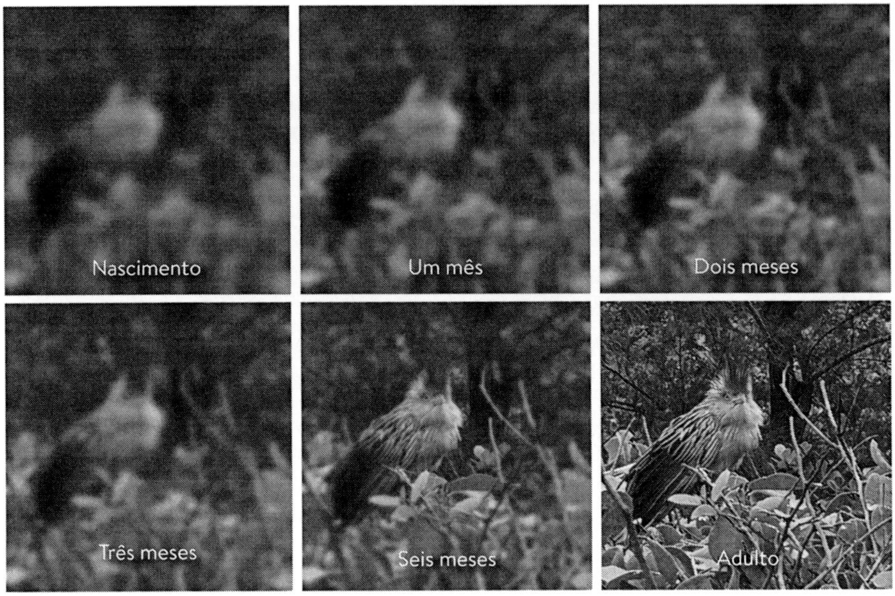

Figura 1 Aprimoramento da visão do nascimento à maioridade. Fonte: adaptada de Brasil – Ministério da Saúde, 2016.[2] Versão colorida da figura encontra-se na plataforma virtual do livro.

to visual alterado, por vezes irreversível, se não for diagnosticado e tratado em tempo hábil.[2]

Os fenômenos de neuroplasticidade são responsáveis pelo amadurecimento definitivo de vários sistemas neurais, tais como o motor, o sensitivo e o cognitivo. Para cada sistema, existe um intervalo de tempo após o nascimento em que os fenômenos plásticos são mais facilmente induzidos (período crítico ou fase sensível).[3,4,10] Nesse sentido, os primeiros três meses de vida são essenciais para o desenvolvimento visual, devendo ser interpretados como uma janela de oportunidade para estímulo ou tratamento, se necessário.

O DESENVOLVIMENTO DA FUNÇÃO VISUAL

Na década de 80 foi proposto um modelo para se compreender melhor a função visual, envolvendo duas vias diferentes: a via dorsal, que se relacionaria com o lobo parietal, admitindo a função de localizar um objeto no espaço ("onde"?), e a via ventral, localizada no lobo temporal, encarregada do reconhecimento da forma ("o quê?"). Essa teoria explicaria que localizar e reconhecer um determinado objeto são funções de controle cortical, enquanto as estruturas subcorticais seriam responsáveis, principalmente, pelas ações reflexas. Assim, fixar e seguir o alvo demonstra a função de estruturas subcorticais, enquanto localizar, alcançar e reconhecer um objeto são funções de controle cortical, que dependem de um tempo maior para o amadurecimento.[11,12]

O modelo mais recente sugere que a via ventral é utilizada para o processamento e a via dorsal, para o controle das ações. A via ventral contém áreas especializadas para a percepção da face e foi denominada sistema "Quem"; já a via dorsal foi denominada sistema "Como", pois inclui áreas responsáveis por controlar e gerenciar os movimentos dos olhos, alcançar e segurar o objeto. Assim, um sistema decide para o quê ou para quem estamos olhando e o outro define quais serão as ações e as respostas adequadas (Figura 2).[11,12]

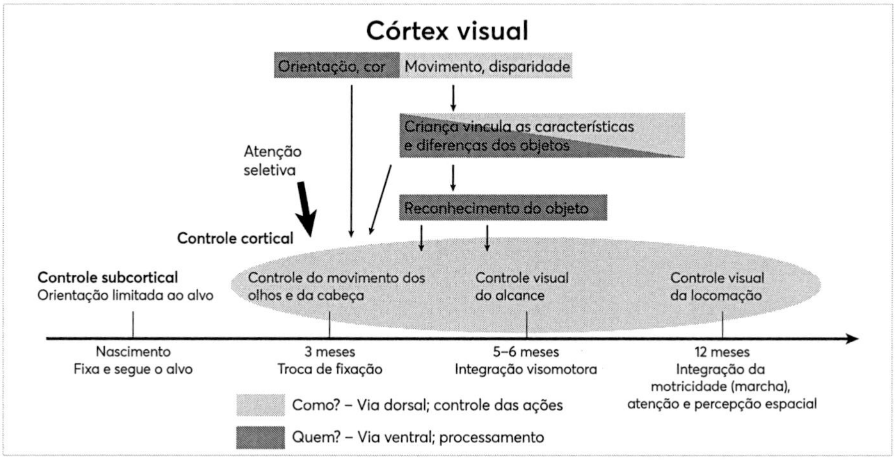

Figura 2 Modelo explicativo da função visual. Fonte: propriedade de Letícia Duarte Villela, com permissão. Ilustração de Mariana Pinto Cazorla, baseada no artigo de Mercuri et al. 2007 (permissão da prof. Janette Atkinson, London).[11,12]

Os sinais transmitidos pela via responsável pelo controle das ações (posição – forma – movimento) são originados principalmente das grandes fibras ópticas das células ganglionares Y da retina, que transmitem sinais rápidos, mas retratam somente o preto e branco. Por outro lado, a análise dos detalhes visuais e das cores, que ocorre em áreas dos lobos temporal e occipital (via ventral) permite identificar características como o detalhamento das cores de um objeto e do rosto humano, a determinação da textura, o reconhecimento de símbolos, a leitura e a análise de códigos que possibilitam conhecer e interpretar a informação (p. ex.: qual é e que significado tem o objeto).[13]

Portanto, a função visual é exercida por diferentes vias cerebrais responsáveis por aspectos específicos da informação visual e essas vias amadurecem em idades diferentes. Espera-se que, ao nascimento, o bebê seja capaz de fixar e seguir o alvo (controle subcortical); que, a partir dos três meses de idade, com a integração dos sistemas subcortical e cortical, o bebê conquiste progressivamente a atenção seletiva, a coordenação visomotora (ou coordenação óculo-manual), a percepção espacial e a instalação das transições posturais. Então, o controle cortical da visão estará pronto para iniciar aproximadamente aos três meses, mas serão necessários muitos meses ou anos para ser concluído.[11,12]

A visão é um sentido que depende do crescimento e do desenvolvimento cerebral harmonioso desde a vida intrauterina. É um fenômeno complexo que demanda a integridade dos dois olhos ou órgãos visuais periféricos, bem como da totalidade das vias ópticas que se estendem pela profundidade da base do cérebro, desde a parte posterior do globo ocular até o córtex occipital (córtex visual), para que se possa ver e interpretar o que está sendo enxergado. Assim, os olhos captam a imagem e o cérebro a interpreta. A maturação do sistema visual (olhos, vias ópticas e córtex occipital) continua ocorrendo por anos após o nascimento, tornando o período inicial da vida o mais importante para a detecção e correção dos desvios da normalidade da função visual; em alguns casos, é nos primeiros três meses de idade que o tratamento deve ser realizado.[13-15]

Os estímulos visuais são transmitidos por camadas celulares sucessivas da retina e se propagam pelas fibras do nervo óptico até o córtex visual no lobo occipital, áreas visuais associativas e outras regiões cerebrais. Considera-se, assim, a retina uma extensão do sistema nervoso central, e lesões aí sediadas, sejam congênitas ou adquiridas, poderão prejudicar o aprimoramento visual nos primeiros meses de idade e comprometer o sentido da visão durante toda a vida.[2,14] Além de as vias de transmissão dos estímulos estarem íntegras, é necessário o desenvolvimento adequado das funções cerebrais cognitivas e a existência de ambientes familiar e social favoráveis e estimulantes.[1,11,13]

Os estímulos ambientais que ocorrem após o nascimento contribuem para o desenvolvimento dos fotorreceptores da retina (bastonetes e cones) e para a acomodação visual entre três e quatro meses de idade. Esses estímulos favorecem ainda a diferenciação da fóvea aos quatro meses, permitindo a melhora progressiva da acuidade visual, a mielinização da porção intraocular do nervo óptico, que ocorre do nascimento aos dois a quatro meses de idade, e a mielinização do nervo óptico e do sistema nervoso central até aproximadamente dois anos de vida.[16,17]

Os sinais visuais saem da retina através dos nervos ópticos, cujas fibras da sua metade nasal se cruzam para o lado oposto no quiasma óptico e seguem juntas com as fibras da retina temporal oposta, formando os tratos ópticos. As fibras de cada trato óptico fazem sinapse no núcleo geniculado dorsolateral do tálamo. Daí, as fibras geniculocalcarinas passam a constituir as radiações ópticas até o córtex visual primário no lobo occipital medial (área da cisura calcarina) (Figura 3).[13] No córtex visual primário, há uma grande representação da mácula, região responsável pela acuidade visual central do indivíduo.[13] Assim, entende-se o motivo pelo qual as lesões próximas à mácula interferem muito na função visual.

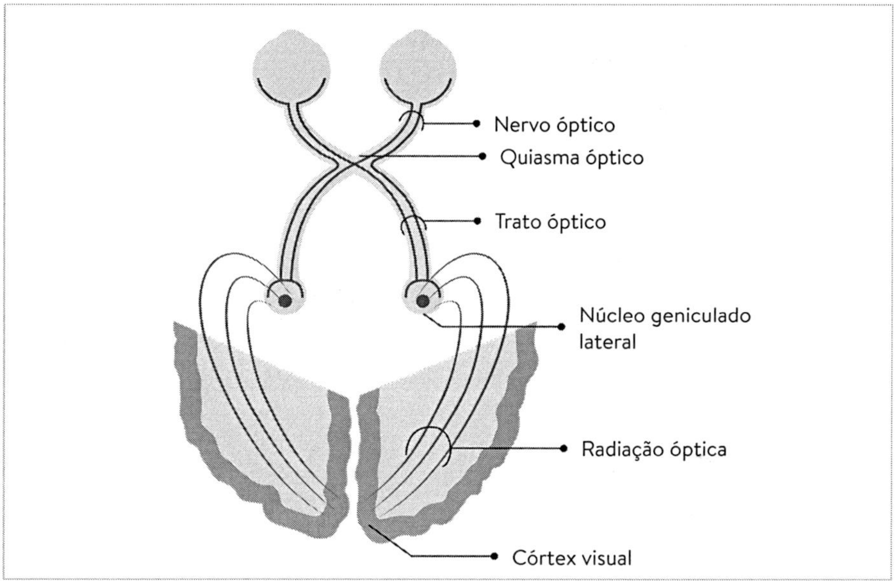

Figura 3 Principais vias visuais dos olhos para o córtex visual. Fonte: adaptada de Hall, 2011,[13] por Mariana Pinto Cazorla. Versão colorida da figura encontra-se na plataforma virtual do livro.

A incidência da luz e o contato visual, o desenvolvimento adequado das camadas da retina, das vias ópticas envolvidas na condução do estímulo até o córtex visual primário (cisura calcarina no lobo occipital) e das vias associativas no córtex "do lobo temporal" (via ventral) e "do lobo parietal" (via dorsal) são necessários para uma boa visão. Como essas estruturas admitem períodos de maturação diferentes ao longo do tempo, entende-se o motivo pelo qual o bebê humano não nasce enxergando de forma nítida e que a função sensorial visual só estará completamente concluída anos após o nascimento (Figura 4). Ressalta-se, então, que um alinhamento ocular que gere imagens congruentes, a chegada de imagens nítidas à retina e a integridade das vias ópticas são fundamentais para o desenvolvimento visual adequado.[11,13]

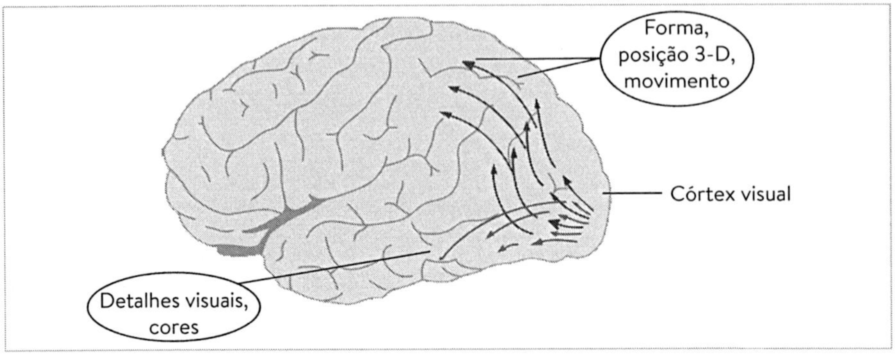

Figura 4 Áreas visuais secundárias ou áreas de associação visual para a análise dos significados visuais. Fonte: adaptada de Hall, 2011,[13] por Mariana Pinto Cazorla. Versão colorida da figura encontra-se na plataforma virtual do livro.

Além da transmissão de sinais visuais para o córtex visual primário e áreas visuais associativas, as fibras visuais também se projetam para outras regiões cerebrais, como: núcleos supraquiasmáticos do hipotálamo, com função de controlar os ritmos circadianos; núcleos pré-tectais (mesencéfalo), responsáveis por desencadear os movimentos reflexos dos olhos para focalizar objetos de importância e ativar o reflexo fotomotor; colículos superiores, que permitem controlar os movimentos conjugados e rápidos dos dois olhos; núcleo geniculado ventrolateral do tálamo e regiões adjacentes, responsáveis pelo sinergismo no controle de algumas funções comportamentais.[13]

Diante da complexidade do desenvolvimento da função visual, consideram-se o nascimento prematuro, a asfixia perinatal e o estrabismo como alguns dos fatores de risco para o desenvolvimento da função visual. O estudo de Groppo e colaboradores (2014) evidencia que o período entre 32 semanas de idade gestacional e a idade equivalente ao termo deve ser considerado de vulnerabilidade para o desenvolvimento do sistema visual, pois é nesse momento que ocorrerá o desenvolvimento microestrutural das radiações ópticas, necessário para a função visual normal.[18] Também é possível entender, dessa forma, por que agentes lesivos ao desenvolvimento cerebral do feto poderão igualmente acarretar prejuízos na formação das estruturas necessárias à função visual, conforme pôde ser estudado na síndrome congênita do vírus Zika.[19]

O COMPORTAMENTO VISUAL ESPERADO DA CRIANÇA

As conquistas do comportamento visual do bebê são bem evidentes no primeiro e segundo trimestres de vida. Os primeiros três a quatro meses de vida são o período crítico do desenvolvimento visual, onde qualquer obstáculo à formação da imagem causa grandes comprometimentos. Aos dois a três anos a criança atinge a visão próxima à do adulto, e ao redor dos oito a nove anos o sistema visual estará maduro e pouco se consegue modificar a partir desse período.[17]

No primeiro trimestre, o bebê é capaz de perceber o contraste e quanto maior a nitidez do contraste e maior a diferença de intensidade entre as áreas claras e escuras (p. ex.: alvo preto e branco), maior o grau de estimulação neuronal no córtex primário. As áreas de máxima excitação neuronal ocorrem ao longo das bordas nítidas do padrão visual.[13] No primeiro mês de vida, o bebê prefere contrastes e figuras geométricas simples; nesse período nota-se o alinhamento ocular mais estável.

O bebê já é capaz de fixar e de seguir objetos ao nascer e, possivelmente, o rosto humano, deslocados vagarosamente na horizontal, já olha para o rosto da mãe e imita o movimento dos lábios e percebe-se o contato visual. Aos dois meses a fixação ocular encontra-se bem desenvolvida e o bebê segue o objeto na vertical, percebe objetos periféricos, apresenta maior interesse pelo rosto humano e objetos novos. A imagem nesse período não é nítida; entre a terceira e quarta semanas inicia-se a estruturação da fóvea, uma região da retina que, ao final do desenvolvimento visual, tem a melhor resolução da imagem.[15-17,20]

No início do segundo trimestre observam-se acomodação e convergência semelhantes às do adulto. O bebê segue objetos e pessoas de forma coordenada, inicia a comunicação com o sorriso social, olha as mãos e apresenta o campo visual de 60 graus. Aos quatro meses, com a maturação da fóvea, a visão encontra-se mais nítida e são os movimentos de fixação visual que possibilitam a localização da imagem de um objeto com a maior precisão na fóvea. A partir dessa idade, durante o quinto e sexto mês, o bebê consegue associar a fixação visual com os movimentos manuais e alcançar objetos (coordenação visomotora).[15-17,20]

É necessário que, desde o nascimento, as imagens retinianas sejam semelhantes e corretamente localizadas em cada olho para que, no decorrer do segundo trimestre de vida, o bebê alcance a visão binocular (de profundidade ou estereopsia). Até os seis meses de vida, os desvios dos olhos ocasionais não representam estrabismo e, aos seis meses, o bebê já apresenta a acuidade visual próxima aos valores do adulto, convergência e estereopsia bem desenvolvidas, movimentos sacádicos dos olhos rápidos e exatos e o campo visual de 180 graus.[15,16]

O desenvolvimento da visão apresenta papel fundamental no desenvolvimento global do ser humano pois se inter-relaciona com as aquisições das habilidades motoras, da linguagem, cognição e comportamento socioemocional. É possível observar que, entre sete e dez meses, a criança reconhece características faciais e com doze meses pode-se perceber a integração da motricidade (início ou preparação da marcha) com a atenção e percepção espacial.[15,16,20]

O conhecimento do desenvolvimento visual adequado, pelo pediatra e pelos cuidadores da criança, torna possível a percepção de um desvio do desenvolvimento, especialmente nos primeiros três a quatro meses de vida. Na avaliação global do desenvolvimento neuropsicomotor, considera-se a idade gestacional corrigida até os 2 anos para os recém-nascidos pré-termo, incluindo o comportamento visual (Quadro 1).[17,20]

Quadro 1 Comportamento esperado da criança até 1 ano

Idade	Comportamento
0-1 mês	Reflexo pupilar à luz (desde 30 semanas de gestação) Gira a cabeça na direção da luz Contato visual entre 6 e 8 semanas Segue objetos
2-3 meses	Contato visual intenso Interesse na face humana, em objetos novos, em móbiles Comunicação com o sorriso social
3-6 meses	Descobre e brinca com as próprias mãos e, em seguida, com joelhos e pés Troca fixação Pega, alcança e explora o objeto/brinquedo Observa os brinquedos e o meio ao redor
7-10 meses	Percebe pequenos objetos Primeiro toca e depois pinça os objetos Reconhece objetos parcialmente escondidos Imita os gestos Reconhece características faciais
11-12 meses	Orientação visual em casa Reconhece pessoas e figuras Compartilha brincadeiras, brinca de esconder, aponta o que deseja

Fonte: adaptado de Graziano, 2017;[17] Hyvärinen et al., 2016.[20]

Hyvärinen et al.[20] descrevem cinco importantes marcos visuais durante o primeiro ano de vida e enfatizam a necessidade de encaminhamento para o oftalmologista pediátrico caso atraso de um dos marcos seja percebido, para que a má qualidade da visão seja diagnosticada e tratada em tempo adequado:

- Comunicação visual percebida pelo contato visual no neonato.
- Comunicação com sorriso social notada durante o terceiro mês.
- Percepção e o olhar para as mãos durante o terceiro mês.
- Movimentação dos membros superiores (mão-braço) direcionados para alcançar e segurar o objeto durante o quinto e sexto mês.
- Reconhecimento das características faciais observado entre o sétimo e décimo mês.

DESAFIOS ATUAIS

Os principais desafios, que se mantêm ao longo dos anos, consistem na divulgação de informações sobre a importância do conhecimento do desenvolvimento visual infantil e valorização de suas alterações, entendendo que o diagnóstico e tratamento precoces são muitas vezes essenciais para a preservação da função visual da criança.

ORIENTAÇÕES AOS PAIS

Durante as consultas de rotina, a família deve ser inserida no cuidado e ter esclarecimentos sobre os "marcos" do desenvolvimento infantil, incluindo o visual, e sobre a importância da estimulação e da forma de brincar com a criança. Dessa maneira, a família pode informar e discutir com o seu pediatra quaisquer possíveis preocupações, o que facilita e agiliza a investigação e tratamento, quando necessário.

✓ CONCLUSÃO

O desenvolvimento visual adequado depende da integridade de uma rede complexa que inclui a anatomia e o alinhamento dos olhos que possibilitam a chegada de imagens nítidas à retina e da integridade das vias ópticas, incluindo o nervo óptico, as radiações ópticas, córtex visual primário e áreas corticais e subcorticais.

Os primeiros três meses de vida são considerados como o período sensível para o desenvolvimento da visão, sendo essenciais o conhecimento do desenvolvimento visual normal pelo pediatra e a parceria da família no cuidado da criança. Dessa forma, são possíveis a detecção, o encaminhamento e o tratamento em tempo hábil das alterações visuais.

REFERÊNCIAS BIBLIOGRÁFICAS

1. Ribeiro CTM, Mayrink MLS, Molleri NA, Salles TRDS, Hamanaka T. Desenvolvimento infantil e uma perspectiva de cuidado ampliado na UBS. In: Calheiros M, Trevisan C, Siebra S, Pinto J. Atenção à criança. Atenção integral às crianças com alterações do crescimento e desenvolvimento relacionadas às infecções ZIKA e STORCH. Recife: Instituto Aggeu Magalhães; 2019. p.33-58.
2. Brasil. Ministério da Saúde, Secretaria de Atenção à Saúde. Diretrizes de Atenção à Saúde Ocular na Infância: detecção e intervenção precoce para prevenção de deficiências visuais. 2.ed. Brasília: Ministério da Saúde; 2016.

3. Bhutta ZA, Guerrant RL, Nelson CA. Neurodevelopment, nutrition, and inflammation: The Evolving Global Child Health Landscape. Pediatrics. 2017;139(Suppl 1):12-22.
4. Center on the Developing Child. The science of early childhood development (InBrief). 2007. Disponível em: https://developingchild.harvard.edu/resources/inbrief-science-of-ecd/. Acessado em: 28/05/23.
5. Brasil. Ministério da Saúde. Secretaria de Atenção Primária à Saúde. Departamento de Ações Programáticas Estratégicas. Coordenação de Saúde da Criança e Aleitamento Materno. Caderneta da criança: Passaporte para cidadania – menina(o). 2ª edição. 2020.
6. da Cunha AJ, Leite AJ, de Almeida IS. The pediatrician's role in the first thousand days of the child: the pursuit of healthy nutrition and development. J Pediatr. 2015;91(Suppl 1):44-51.
7. Castilho-Weinert CD, Forti-Bellani LV. Desenvolvimento motor típico, desenvolvimento motor atípico e correlações na paralisia cerebral. In: Castilho-Weinert CD, Forti-Bellani LV (eds.). Fisioterapia em Neuropediatria. Curitiba: Omnipax Editora; 2011. p.1-22.
8. Locke JL. Desenvolvimento da capacidade para a linguagem falada. In: Flet-Cher P, Macwhinney B. Compêndio da linguagem da criança. Porto Alegre: Artes Médicas; 1997. p.233-51.
9. Britto ATB, Britto DBO. Teorias de aquisição da linguagem: Reflexões acerca de diferentes estudos. In: Lamônica DAC, Britto DBO. Tratado de linguagem: perspectivas contemporâneas. São Paulo: Book Toy; 2017. p.19-29.
10. Langone F, Sartori CR, Gonçalves VMG. Neuroplasticidade. In: Moura-Ribeiro MVL, Gonçalves VMG. Neurologia do desenvolvimento da criança. 2.ed. Rio de Janeiro: Revinter; 2010. p.135-49.
11. Mercuri E, Baranello G, Romeo DMM, Cesarini L, Ricci D. The development of vision. Early Hum Dev. 2007;83(12):795-800.
12. Atkinson J, Braddick O. Visual and visuocognitive development of children born very prematurely. In: Preedy VR (ed.). Handbook of growth and growth monitoring in health and disease. New York: Springer; 2012. p.543-65.
13. Hall JE. O olho: Neurofisiologia central da visão. In: Guyton AC, Hall JE. Tratado de fisiologia médica. 12.ed. Rio de Janeiro: Elsevier; 2011. p.659-69.
14. Hall JE. O olho: Funções receptora e neural da retina. In: Guyton AC, Hall JE. Tratado de fisiologia médica. 12.ed. Rio de Janeiro: Elsevier; 2011. p.645-58.
15. Lanzelotte V. Detecção precoce de alterações visuais: papel do pediatra. Revista de Pediatria SOPERJ. 2011;12(Supl 1) (1):40-6.
16. Graziano RM, Leone CR. Problemas oftalmológicos mais frequentes e desenvolvimento visual do pré-termo extremo. J Pediatr. 2005;81(1 Supl):S95-100.
17. Graziano RM. Exame oftalmológico em crianças: quando e por quê? Sociedade de Pediatria de São Paulo, 2017. Disponível em: https://www.spsp.org.br/site/asp/recomendacoes/Rec81_Oftalmo.pdf. Acessado em: 28/05/23.
18. Groppo M, Ricci D, Bassi L, Merchant N, Doria V, Arichi T et al. Development of the optic radiations and visual function after premature birth. Cortex. 2014;56:30-7.
19. Ribeiro CTM, Freire IM, Mayrink MLS, Salles TRDS. Avaliação neuropsicomotora na Unidade Básica de Saúde. In: Calheiros M, Trevisan C, Siebra S, Pinto J. Atenção à criança. Atenção integral às crianças com alterações do crescimento e desenvolvimento relacionadas às infecções ZIKA e STORCH. Recife: Instituto Aggeu Magalhães; 2019. p.59-90.
20. American Academy of Ophthalmology, Hyvärinen L, Walthes R, Jacob N, Lawrence L, Chaplin PKN. Delayed visual development: Development of vision and visual delays. 2016. Disponível em: https://www.aao.org/disease-review/delayed-visual-development-development-of-vision-v. Acessado em: 28/05/23.

3

A VISÃO NO DESENVOLVIMENTO GLOBAL DA CRIANÇA

Letícia Duarte Villela
Tania Regina Dias Saad Salles
Maria Fernanda Vieira
Maria Luciana de Siqueira Mayrink
Maria Dalva Barbosa Baker Méio

OBJETIVOS

- ✓ Perceber a interligação do desenvolvimento visual com os domínios do desenvolvimento neuropsicomotor da criança.
- ✓ Ressaltar a importância da sistematização de um cronograma para avaliação da função visual na puericultura desde o período neonatal.
- ✓ Prevenir, detectar e encaminhar em tempo hábil possíveis alterações da função visual.

INTRODUÇÃO

O desenvolvimento neuropsicomotor da criança depende da integridade do sistema nervoso central e também da quantidade e qualidade das trocas que a criança experimenta com o meio ambiente, sendo os primeiros 1.000 dias de vida fundamentais para o seu desenvolvimento.[1] Assim, o acompanhamento periódico e sistematizado do desenvolvimento global da criança nos primeiros meses e anos de vida tem como objetivos a prevenção, a detecção em tempo hábil de possíveis alterações do desenvolvimento e o planejamento das intervenções apropriadas, considerando o período de maior neuroplasticidade cerebral.[1-4]

A avaliação clínica do desenvolvimento neuropsicomotor engloba as áreas motora, de coordenação, de linguagem, social e emocional e a visão se inter-relaciona com esses domínios.[1-4]

OS DOMÍNIOS DO DESENVOLVIMENTO NEUROPSICOMOTOR

O desenvolvimento neuropsicomotor é um processo contínuo e dinâmico que envolve harmonia e uma sequência de ocorrências fisiológicas no tecido cerebral que resultam em modificações evidenciadas no comportamento físico e cognitivo da criança, passível de ser acompanhado pela instalação dos marcos do desenvolvimento em cada faixa etária. Existe uma relação direta, mas nem por isso menos complexa, entre essas modificações nos vários domínios e o ambiente que cerca a criança, onde cada etapa anterior do desenvolvimento é pré-requisito para a próxima,[2] ou seja, crescer é como subir uma escada e cada degrau é ponte para chegar ao próximo e, assim, ao objetivo final. Como no quebra-cabeça, a falta de uma ou mais peças compromete a imagem do todo.

Define-se conduta como o modo de realizar determinada ação, de viver e de se comportar e, didaticamente, os domínios ou condutas do neurodesenvolvimento podem ser avaliados separadamente. Entretanto, esses domínios são interligados entre si e interdependentes; a alteração de um interfere no desenvolvimento dos demais.[2-4] O desenvolvimento do ser humano sofre influências tanto da genética como da inter-relação física dos domínios, bem como dos estímulos ambientais.

Nesse aspecto, a estimulação neurossensorial sobre os órgãos dos sentidos apresenta um papel fundamental no desenvolvimento neuropsicomotor, pois possibilita a percepção desses estímulos ambientais traduzindo-os como luz, som, temperatura, tato, odor e sabor. Assim, a partir de impulsos neurais, esses estímulos são transmitidos para áreas cerebrais específicas, através dos diversos nervos cranianos e demais vias neurais aferentes sensitivas. É no cérebro que o significado de determinado impulso é decodificado e obtém-se a percepção de claro e escuro, da paleta de cores que nos cercam, dos sons, do calor e do frio, dos cheiros e sabores com que lentamente entramos em contato ao longo da vida. Todas essas percepções passam a integrar o banco de memória que a todo instante é acessado e se classificam como estímulo bom ou ruim, nociceptivo ou agradável e, assim, a criança enriquece seu desenvolvimento e constrói sua cognição e seu aprendizado (Figura 1).[5]

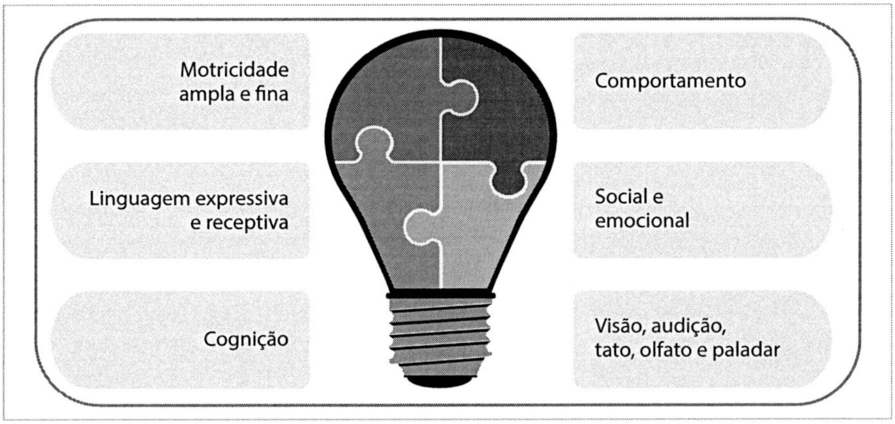

Figura 1 Inter-relação dos domínios do neurodesenvolvimento e das sensações. Fonte: adaptada de https://slidesgo.com/pt/.

A visão é responsável por aproximadamente 80% das informações que recebemos do meio ambiente. Sendo assim, o desenvolvimento da visão apresenta papel fundamental no desenvolvimento global do ser humano; se inter-relaciona com as aquisições das habilidades motoras, da linguagem, cognição e comportamento socioemocional.[6]

Ao nascimento, tanto o globo ocular como o sistema visual central ainda estão em desenvolvimento. Assim, tanto as experiências visuais extrauterinas que favorecem o desenvolvimento adequado das estruturas corticais, como o crescimento e a maturação do globo ocular são necessários para que, por volta dos 3 anos, a visão próxima àquela do adulto seja atingida.[6] Entretanto, vale ressaltar que o período sensível ou crítico para o desenvolvimento adequado da visão ocorre nos primeiros três meses de vida.[7]

Portanto, a pediatria e a puericultura têm papel essencial na avaliação do desenvolvimento da função visual no contexto do desenvolvimento neuropsicomotor global. Dessa forma, torna-se possível a detecção precoce para o encaminhamento ao especialista e tratamento em tempo hábil para favorecer o desenvolvimento do ser; como expresso pelo Ministério da Saúde:

> A visão é um dos mais importantes sentidos no desenvolvimento físico e cognitivo normal da criança. O desenvolvimento motor e a capacidade de comunicação são prejudicados na criança com deficiência visual porque gestos e condutas sociais são aprendidos pelo *feedback* visual.[8]

INTER-RELAÇÃO DA VISÃO COM O DESENVOLVIMENTO GLOBAL DA CRIANÇA

A interação da visão e motricidade

Através de algumas qualificações atribuídas à força muscular ou energia de um movimento (direção, intensidade, velocidade, pureza) define-se a coordenação, que consiste em adaptações sensoriomotoras diante de objetos e situações. Isso se aplica a todo músculo ou grupamento muscular com determinada função, por exemplo, como as crianças usam os olhos, dedos e mãos para interagir com o ambiente e para atingir um objetivo.[2,3] É um mecanismo complexo que envolve a interação de muitos domínios do desenvolvimento até, finalmente, alcançar um objeto. Por exemplo: ver e ter interesse pelo objeto, identificá-lo pela cor e forma, ter a noção da distância necessária para alcançá-lo, estender os braços ou rolar e conseguir atingir a meta de tocar ou até mesmo segurar o objeto.[2]

A coordenação motora pode ser ampla ou fina e se inter-relaciona muito com a visão. Observa-se a coordenação ampla na criança através da movimentação do corpo no controle de cabeça, nas transições posturais como o rolar, o sentar, o engatinhar, nas trocas posturais para se pôr de pé, andar, subir, correr, sentar e levantar, ao equilibrar-se em um só pé, ao pular alternando os pés e na habilidade para planejar e utilizar a motricidade ampla na solução de problemas mais e menos complexos ao longo da infância.[2-4]

A avaliação da coordenação motora fina abrange, entre outros, o controle dos músculos responsáveis pela motilidade dos globos oculares, a coordenação audiovisual (entre um e quatro meses), a coordenação óculo-manual ou visomotora (alcance de objeto longe do corpo entre três e seis meses), a capacidade de seguir um alvo no campo visual, o domínio da preensão voluntária até a preensão dígito-polegar e em pinça (a partir dos oito meses). Engloba, ainda, a possibilidade de empilhar blocos, o planejamento motor e a velocidade de execução do ato motor segundo seus objetivos (riscar em papel, alcance mais distante), as habilidades funcionais das mãos (cortar papel com tesoura) e informações táteis, além da habilidade para utilizar a motricidade fina na solução de problemas em que a precisão é necessária ou desejada.[2-4]

A transmissão direta dos impulsos visuais para o córtex visual é responsável pela visão consciente de cores, formas e noção de profundidade. O controle cortical da visão permite o reconhecimento do objeto, participa do controle dos movimentos tanto dos olhos como da cabeça a partir dos três meses de vida, do controle visual do alcance (cinco meses) e da locomoção (próximo de doze meses). Entretanto, logo após o nascimento, o bebê já é capaz de fixar e até seguir o alvo (controle subcortical). Então, desde o início da vida, percebe-se a influência da visão no domínio ou conduta motora.[9]

A interação da visão, linguagem e cognição

As habilidades de comunicação envolvem a linguagem receptiva e a expressiva, que podem se desenvolver de forma independente.[2]

A linguagem receptiva, também chamada compreensiva, envolve a recepção, percepção e compreensão das informações do ambiente. Os impulsos visuais e auditivos são avaliados pela capacidade de reconhecer sons, de identificar objetos, figuras, símbolos e do desenvolvimento morfológico.[2]

A linguagem expressiva avalia a comunicação pré-verbal incentivada por meio da imitação (olhar, sorrir, vocalizar, balbuciar, gesticular, esperar sua vez de falar), a magnitude do vocabulário para cada faixa etária (nomear os objetos e as suas cores e tamanhos) e o desenvolvimento morfossintático, como o uso de duas ou mais palavras e a correspondente flexão de número, gênero, tempo verbal, que, progressivamente, passam a acontecer de acordo com a idade.[2]

Desde o início da infância, os bebês humanos expressam um interesse grande nos olhos das pessoas mais do que em qualquer região do rosto e essa sinalização social demonstra como a visão é fundamental para a expressão de emoções, intenções sociais e de comunicação.[10] De fato, grande parte da nossa comunicação é transmitida por meio dos olhos e do rosto. No entanto, embora todo o rosto transmita emoções básicas, como felicidade, tristeza, raiva ou medo, é apenas através do modo como um indivíduo utiliza ou movimenta seus olhos e suas sobrancelhas que é possível transmitir emoções complexas. Os olhos também nos oferecem pistas sobre o tema da conversa.[1,10] Olhar na direção do foco de interesse do outro muitas vezes é necessário para determinar o significado das palavras que a pessoa está utilizando naquele determinado momento ou situação, favorecendo, assim, a possibilidade de se compartilhar referências e ideias durante uma conversação.

Dessa forma, a visão também é fundamental no desenvolvimento dos atos comunicativos não verbais, como olhar compartilhado, mostrar o brinquedo, acompanhar o outro com o olhar, alcançar o objeto a partir de uma ordem, seguir o apontar do outro e depois apontar com intenção comunicativa. Assim como o apontar, outros gestos comunicativos, como acenar "não" com a cabeça, estender os braços solicitando colo, dar tchau, jogar beijo e bater palmas são formas de exemplificar a interação da visão, linguagem e cognição.[1]

Durante o processo de aprendizagem, a repetição é fundamental e as crianças se beneficiam de ouvir, ver e fazer as mesmas coisas repetidas vezes. As crianças aprendem a linguagem que descreve os eventos em sua vida diária, como escovar os dentes, tomar banho, se vestir, o momento de se despedir etc. Como as rotinas geralmente acontecem da mesma maneira e de forma previsível, oferecem uma excelente oportunidade para a criança aprender coisas novas.[11]

Posteriormente, a visão irá favorecer o reconhecimento e a aquisição da linguagem escrita e de outros símbolos. Ela guia o movimento de escrever, ajuda a organizar e a dimensionar a escrita em uma página, em uma ou mais fileiras espacialmente, etapas essas necessárias para a realização de um cálculo ("armar" os primeiros cálculos matemáticos).[12] Portanto, a visão em muito facilita a memória, aprendizagem, aquisição de conhecimentos, habilidades e características que irão moldar o ser humano, a sua personalidade e cognição.

A visão também interfere na maneira como as crianças brincam e na formação de conceitos. Inicialmente a criança alcança os objetos que vão à boca; próximo ao primeiro aniversário, a criança consegue associar o objeto a uma determinada função, como empurrar um carrinho ou usar a colher para se alimentar e, mais adiante, surgem as brincadeiras imaginárias.[2] A memória e o aprendizado de uma criança se desenvolvem na dependência do modo de brincar e das repetições e armazenamentos diários dos significados.

A interação da visão e comportamento socioemocional

A avaliação socioemocional abrange as reações da criança diante da sociedade e da cultura em que vive; também engloba a interação da criança com os pais, familiares e com as pessoas ao seu redor.[2,4] Nesse contexto, a visão permite o compartilhamento da atenção com o outro, perceber o outro ser, a expressão através do olhar e entender ou apresentar curiosidade sobre o outro ("quem é você?" ou "o que é você?"). É fundamental observar a criança na sua atividade diária e em atividades em grupo, pois "ver inclui perceber e decodificar as emoções do outro e, assim, sorrir ou esboçar outras expressões faciais em reciprocidade".[12]

As habilidades emocionais das crianças, como o interesse pelo outro e pelo mundo, a capacidade de comunicar as necessidades, de autorregulação, de se relacionar e de usar as emoções para solucionar problemas são manifestações esperadas no desenvolvimento global da infância, que em muito são facilitadas pela visão.[2]

Ter certeza da integridade da função visual nesse contexto é importantíssimo, sobretudo ao observarmos o incontestável aumento do número de casos de autismo em nossa sociedade, o que não significa que crianças deficientes visuais sejam autistas, mas sim, ao contrário, antes de diagnosticar uma criança com manifestações autísticas pelo fato de ela não compartilhar o olhar, a atenção ou dar função aos brinquedos, esteja certo de que não há deficiências sensório-neurais que a impeçam de fazê-lo.[13]

A interação da visão e comportamento adaptativo

A visão facilita a independência da criança nas atividades do dia a dia, como a comunicação, a vida em sociedade e os cuidados com a saúde (hábito de se alimentar, de higiene, de se vestir, controle esfincteriano). Facilita também a segurança e os cuidados pessoais, o hábito de brincar e as formas de seguir as regras, as escolhas, as habilidades funcionais, como reconhecer letras, contar e desenhar formas, a divisão das tarefas domésticas, a forma de ajudar os outros e reconhecer emoções, as habilidades de locomoção e de exploração do meio.[2] Crianças com deficiência visual poderão alcançar todos os marcos descritos através da inserção em terapia multi ou interdisciplinar que contemple as especialidades de psicomotricidade, fonoaudiologia e terapia ocupacional. Elas estarão direcionadas ao desenvolvimento de estratégias que compensem a falta do estímulo visual, como ensinar, por exemplo, o que é o azul, o verde, ou seja, noções em que apenas a audição e o tato não conseguem formar o conceito por si só.[14]

AVALIAÇÃO VISUAL E FATORES DE RISCO

Anamnese e exame físico

A importância da anamnese na avaliação do desenvolvimento neuropsicomotor

A avaliação do desenvolvimento neuropsicomotor é uma avaliação global da criança, essencialmente clínica, e inclui os domínios do desenvolvimento no âmbito motor, da linguagem, motor adaptativo e pessoal-social e, assim sendo, a percepção da visão, audição, tato, olfato e paladar será avaliada em contextos variados.[1-4]

Ter conhecimento do desenvolvimento infantil adequado em conjunto com uma boa anamnese, exame físico detalhado dos sistemas corporais e o uso de instrumentos específicos é fundamental para que se conclua se o desenvolvimento de uma criança está dentro da normalidade.[1-4]

Em uma consulta sobre neurodesenvolvimento deve-se observar, desde a sala de espera, o comportamento e a interação da criança com os pais e com o meio e valorizar cada informação e preocupações dos pais ou cuidadores. Para um exame confiável, a criança deve estar bem-disposta para apresentar os seus ganhos, o que implica em não estar sonolenta, com fome, febril, ou com algum outro mal-estar físico ou emocional. Uma única consulta pode não ser suficiente, especialmente em crianças menores de dois anos, para se ter "certeza" do diagnóstico e para responder as preocupações e perguntas da mãe. Assim, uma única consulta pode ser considerada como um "retrato" ou registro de determinado momento e avaliações subsequentes e com outras especialidades (equipe multi ou interdisciplinar) são essenciais.[15]

É relevante ressaltar que a suspeita precoce de um desvio do desenvolvimento e o diagnóstico precoce de determinada alteração possibilitam que as terapias se iniciem em um período sensível do desenvolvimento, considerado um período de "janela de oportunidades" em que o cérebro é mais responsivo aos estímulos ambientais. Esse período sensível é muito precoce quando se pensa na função visual e envolve os primeiros meses de vida, especialmente os primeiros três meses.[7,16]

Na anamnese, devem ser consideradas as condições favoráveis e os fatores de risco para o neurodesenvolvimento em geral, como:[8,9,12,16-20]

- Idade cronológica e corrigida: considera-se a idade corrigida até os 2 anos, no caso de nascimento prematuro, para a avaliação do desenvolvimento neuropsicomotor. Em relação à avaliação visual, também há uma orientação recente para usar a idade corrigida.[17]
- Intercorrências na gestação: infecção congênita, doença materna ou alteração placentária que possam justificar o nascimento prematuro, por exemplo.
- Condições do nascimento: peso, tipo de parto, Apgar, necessidade de reanimação neonatal.
- Intercorrências no período neonatal/perinatal: asfixia, hipoglicemia, alteração difusa na maturação da substância branca (principalmente nos recém-nascidos com idade gestacional inferior a 32 semanas),[18] leucomalácia periventricular cística, encefalopatia hipóxico-isquêmica, hemorragia intracraniana; alterações dos sistemas respiratório e cardiovascular; insuficiência do crescimento intrauterino; anemia; sepse, enterocolite necrosante e respostas inflamatórias; retinopatia da prematuridade, entre outros.
- História familiar.
- Exames do período neonatal: reflexo vermelho com alterações que possam comprometer a transparência dos meios oculares, fundo de olho evidenciando a presença e gravidade da retinopatia da prematuridade, teste do pezinho, avaliação auditiva e exame de imagem cerebral.
- Registros na Caderneta da Criança: a presença dos registros das condições de nascimento, da história da amamentação; da trajetória da antropometria e do desenvolvimento; da realização das vacinas e de exames e das condições favoráveis e de fatores de risco, entre outros, torna a Caderneta da Criança um instrumento valioso de comunicação do cuidado entre as famílias e a equipe de saúde.[19]
- Diagnóstico prévio de doença crônica e tratamentos já em curso.

- História socioemocional, como a presença dos pais ou cuidadores no cuidado diário, existência de irmãos e atual conformação familiar (os meus, os seus, os nossos), a escolaridade dos pais, a renda familiar, início de creche ou escola e se faz esporte.
- As atividades de vida diária: relação com os pais, hábito de brincar, tempo do uso de telas, hábito de se vestir, de se alimentar, de dormir, de higiene e controle esfincteriano, atividades em grupo.[20]

Avaliação clínica da visão sob o olhar do pediatra na puericultura

A avaliação da função visual é parte integrante do exame neurológico em todos os ambulatórios e consultórios dedicados ao acompanhamento do desenvolvimento neuropsicomotor de crianças de todas as idades, estando incluída em exames padronizados, como no exame neurológico neonatal e infantil de Hammersmith [*Hammersmith Neonatal Neurological Examination* (HNNE), *Hammersmith Infant Neurological Examination* (HINE)], na avaliação neurológica de Amiel-Tison, e também em instrumentos psicométricos para identificar desvios do desenvolvimento neuropsicomotor, como nas Escalas Bayley. Essas avaliações incluem itens, exemplificados a seguir, para avaliação da função visual que podem ser observados desde os primeiros dias de vida:[15,21,22]

- Movimentos oculares espontâneos.
- Alerta visual em resposta ao alvo com contraste preto e branco ou à argola vermelha.
- Capacidade de fixar e seguir o alvo horizontalmente, verticalmente e em arco, assim como seguir o rosto humano.
- Interação com o olhar, contato olho no olho, vínculo com o cuidador e afeto, constituindo-se em uma das primeiras formas de comunicação entre o bebê e sua mãe ou cuidador(a).

O desenvolvimento neuropsicomotor do bebê está intimamente relacionado aos estímulos recebidos e ao que ele percebe ao seu redor; sua interação ocorre intensamente por meio da visão. Assim, mais adiante, durante os primeiros meses de vida, a avaliação da função visual inclui a observação da coordenação audiovisual, da atenção seletiva e reconhecimento do objeto, do alcance do objeto (coordenação visomotora ou óculo-manual), dos aspectos motores interligados com a visão, como a percepção espacial envolvida nas transições posturais e da habilidade para utilizar adequadamente a motricidade na solução de problemas.[1-3,9]

Ricci e colaboradores (2008) propuseram uma avaliação visual para ser realizada na unidade neonatal, com uma duração de aproximadamente cinco minutos e com uso de objetos simples, facilmente higienizados e que podem ser utilizados com o bebê na incubadora (Figura 2 e Quadro 1).[23] Dentre os objetos, essa avaliação utiliza oito alvos para estimar a acuidade visual, que correspondem às cartas propostas por Teller e colaboradores (1986).[24]

O Ministério da Saúde preconiza a realização do teste do reflexo vermelho antes da alta da maternidade e mais duas a três vezes ao ano, nos três primeiros anos. Se houver alteração, a família deve ser encaminhada para esclarecimento diagnóstico precoce em unidade especializada.[8] Entretanto, o teste normal não garante que a função visual esteja adequada, sendo considerado uma "ferramenta" de rastreamento para as alterações que possam comprometer a transparência dos meios oculares, como:

- Catarata (alteração da transparência do cristalino).
- Glaucoma (alteração da transparência da córnea).
- Toxoplasmose (alteração da transparência do vítreo pela inflamação).
- Retinoblastoma (alteração da transparência do vítreo pelo tumor intraocular).
- Descolamentos de retina tardios.

A avaliação da retinopatia da prematuridade pelo mapeamento de retina (oftalmoscopia binocular indireta) com oftalmologista especializado, entre a quarta e sexta semanas de vida em recém-nascidos com peso de nascimento

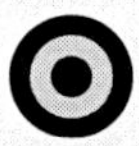	Alvo preto e branco*: observar movimentos oculares, a fixação visual e se a criança segue na horizontal, vertical e em círculo
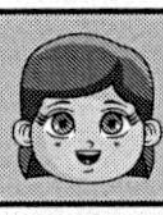	Alvo colorido com a representação de uma face com as cores vermelha e amarela**: capacidade de fixar e seguir o estímulo colorido
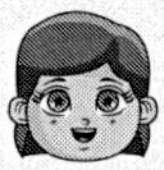	Alvo preto e branco com a representação de uma face**: atenção a distância (centímetros)
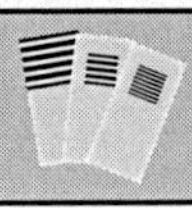	Correspondentes às cartas de acuidade propostas por Teller***: discriminação das listras

Figura 2 Objetos utilizados e funções na avaliação visual sistematizada de neonatos. *Feito por computador (Amiel-Tison com diâmetro de 10 cm e cada anel de 1,8 cm de largura em um cartão branco de 15 x 15 cm. ** Face com diâmetro de 10 cm, inserida em um cartão branco de 15 x 15 cm. ***Oito alvos com largura decrescente das listras (1,5; 1,2; 0,8; 0,55; 0,35; 0,25; 0,18 e 0,11 cm) impressos em um cartão de 12,5 cm x 12,5 cm. Fonte: adaptada de Ricci D et al., 2008;[23] Teller YA et al., 1986.[24] Versão colorida da figura encontra-se na plataforma virtual do livro.

Quadro 1 Sistematização da avaliação visual do neonato e lactente

1. Observar os movimentos oculares espontâneos e aqueles desencadeados pela apresentação do alvo no campo visual do bebê – se são conjugados e a presença ou não de nistagmo e/ou estrabismo. Utiliza-se o alvo com contraste preto e branco a uma distância de 20 a 30 cm e movido a uma velocidade de 3 graus/segundo.
2. Observar a fixação ocular espontânea em objetos usando o alvo com contraste preto e branco – observa-se o movimento sacádico para centralizar a imagem na fóvea; a fixação é definida como estável se for mantida por mais de 3 segundos, instável se por menos que 3 segundos ou ausente.
3. Avaliar se a criança segue o alvo com contraste preto e branco, na distância e com a velocidade descrita acima, começando com o alvo na linha média e movendo-o horizontalmente e depois verticalmente e em um arco (círculo). Observa-se a simetria e se segue o alvo de forma breve (poucos graus), incompleta (não atinge a posição extrema dos olhos) ou completa (atinge a posição extrema dos olhos) ou se não segue o alvo.
4. Reação ao alvo colorido com a representação de uma face: observa-se o movimento sacádico dos olhos e se o bebê fixa e segue em qualquer direção.
5. Atenção à distância com o alvo com contraste preto e branco ou colorido de contraste bem nítido com a representação de uma face: após a fixação na linha média, move-se o alvo em um pequeno ângulo em um arco horizontal e em seguida em uma linha vertical, se distanciando da criança. Observa-se a distância máxima em que a criança mantém o foco no alvo; ela deve ser anotada como o valor de atenção à distância.
6. Capacidade de discriminar listras: versão simplificada para se estimar a acuidade visual com oito alvos, que correspondem às cartas de acuidade propostas por Teller.

Fonte: adaptado de Ricci D et al., 2008;[23] Teller YA et al., 1986.[24]

menor que 1.500 g e/ou 35 semanas, possibilita a detecção precoce e a intervenção, se necessária, com o objetivo de diminuir a baixa visão e cegueira nesse grupo de recém-nascidos.[8] Esses pontos de corte no rastreamento devem ser adequados à epidemiologia da doença na região. Os recém-nascidos com história familiar de catarata congênita, retinoblastoma, doenças metabólicas ou sistêmicas, associadas com comprometimento ocular, também devem ser examinados por oftalmologista. Quando há história familiar positiva para ambliopia ou estrabismo, o pediatra deve encaminhar a criança ao oftalmologista, tão logo ela esteja apta a colaborar com o exame ou imediatamente, caso sinais e sintomas estejam presentes.[25]

O exame sistematizado e periódico com o pediatra é necessário durante o acompanhamento de rotina das crianças saudáveis. A anamnese, o exame físico das pálpebras, dos olhos e da pupila e o teste do reflexo vermelho devem ser realizados em todas as consultas, desde a puericultura até a idade escolar. A avaliação da motilidade ocular a partir de 6 meses de idade é necessária, mas, desde o período neonatal, o bebê deve ser capaz de fixar e seguir o objeto.[25] Na suspeita de alteração, o pediatra deve encaminhar ao oftalmologista e, em alguns casos, também ao neurologista.

A Academia Americana de Oftalmologia recomenda o uso de instrumentos de triagem pelo pediatra para a avaliação visual entre 6 e 12 meses de idade, quando possível, mesmo sendo o número de resultados falso-positivos elevado nessa faixa etária. Entre 1 e 5 anos de idade, o uso dos instrumentos de triagem visual é altamente recomendado, assim como após os 6 anos, caso não seja possível o teste de acuidade visual. O teste de acuidade visual, monocular, com tabela de optotipos adequada a cada faixa etária, deve ser realizado entre 1 e 3 anos se houver cooperação, e sempre, de 4 anos em diante.[25]

Portanto, a avaliação do sistema visual pelo pediatra contribui para a promoção da saúde ocular na infância. Para tal, a identificação de risco, a inspeção ocular (importante a observação do alinhamento ocular), o exame da pupila, o teste do reflexo vermelho, o uso de instrumentos de triagem, quando disponíveis, e a avaliação da função e acuidade visual devem fazer parte da avaliação clínica da criança, desde o período neonatal até a adolescência e a faixa etária de adulto jovem (Quadro 2).[8,25]

Quadro 2 Cronograma para a sistematização da avaliação visual em crianças e adolescentes

Avaliação visual	Pré-natal	0-3 anos	3-5 anos	5-10 anos	10-16 anos
Identificação de risco	X	X	X	X	X
Rastreio da retinopatia da prematuridade		X			
Exame físico: inspeção ocular e anexos		X	X	X	X
Teste do reflexo vermelho		X	X	X	
Avaliação funcional		X	X	X	X
Acuidade visual*				X	X

Fonte: adaptado de Ministério da Saúde, 2016.[8]
* Segundo a Academia Americana de Pediatria, 2016, a acuidade visual pode ser realizada a partir dos 3 anos de idade, se a criança cooperar.[25]

Na avaliação visual é importante ressaltar os sinais de alerta para alteração do desenvolvimento da visão, como:[8,17]

- Ausência do reflexo pupilar à luz desde o nascimento.
- Ausência do contato visual no período neonatal.
- Não olhar, fixar e seguir objeto após seis semanas.
- Não sorrir aos três meses.
- Não olhar para as mãos aos três meses.
- Ausência da coordenação visomotora que possibilita alcançar e segurar o objeto entre o quinto e o sexto mês de idade.

A prematuridade e o cérebro em desenvolvimento como fatores de risco para o desenvolvimento da visão

A disponibilidade de exames para a avaliação da função visual melhorou a compreensão da correlação entre a função visual e as lesões cerebrais neonatais, especialmente em um cérebro em desenvolvimento.[9]

Os recém-nascidos pré-termo, especialmente aqueles que nascem com a idade gestacional inferior a 32 semanas, apresentam maior risco de alteração difusa na maturação da substância branca, leucomalácia periventricular cística, encefalopatia hipóxico-isquêmica, hemorragia intracraniana e retinopatia da prematuridade, entre outras condições clínicas.[9,18] O recém-nascido pré-termo também apresenta um maior risco para erros refrativos, estrabismo, ambliopia (falha no processo central de desenvolvimento da acuidade visual), baixa visão e cegueira. Assim, a prematuridade é um importante fator de risco para o desenvolvimento adequado da função visual.[16]

O comprometimento visual cerebral é diagnosticado na presença da doença da substância branca periventricular, mais frequentemente observada nos recém-nascidos com idade gestacional inferior a 32 semanas.[12,18,26] O diagnóstico é difícil de ser realizado e engloba os tipos de deficiência visual decorrentes de lesões ou disfunções das vias ou áreas visuais cerebrais.[12] Cada criança pode apresentar uma manifestação clínica diferente, dependente da etiologia da lesão, bem como de sua localização, razão pela qual a abordagem terapêutica deve ser individualizada.

Na leucomalácia periventricular, a gravidade do comprometimento visual depende do envolvimento das áreas corticais e subcorticais, assim como da magnitude e extensão das lesões. O prejuízo da visão é mais significativo se houver acometimento extenso das radiações ópticas.[9] Quando ocorre acometimento dos núcleos da base decorrente da encefalopatia hipóxico-isquêmica, nota-se um pior prognóstico para a função visual, pois a integridade dos núcleos da base e de suas conexões (tálamo) com áreas corticais visuais é essencial para o desenvolvimento da função visual.[9]

Portanto, a sistematização da avaliação da função visual deve ser rotineira nos ambulatórios e consultórios pediátricos desde o nascimento, especialmente em recém-nascidos de risco egressos das Unidades de Terapia Intensiva Neonatais.[8,25]

PREVENÇÃO E TRATAMENTO

A avaliação visual de rotina contribui para a detecção precoce de possíveis alterações no sistema visual. Diante da suspeita, considerando-se que o período sensível do desenvolvimento da visão é muito breve, deve-se realizar com rapidez o encaminhamento para tratamento com oftalmologista e terapias especializadas.[8,25]

O tipo de tratamento, bem como a sua urgência, depende da etiologia da lesão e será abordado em outros capítulos. Por exemplo, é necessário tratar a criança que nasce com catarata logo nos primeiros meses de vida para que o desenvolvimento da visão seja adequado, pois a ausência da experiência visual nesse período resulta em alterações irreversíveis.[27]

Crianças com alteração da função visual requerem, muitas vezes, tratamento individualizado com terapia ocupacional, fonoaudiologia, fisioterapia e psicologia, uma vez que a função visual se correlaciona com todos os domínios do desenvolvimento neuropsicomotor e serão necessárias adaptações para muitas das atividades de vida diária da criança com deficiência visual, a fim de preservar sua qualidade de vida diante de tantas limitações.[12]

O comprometimento da visão, da percepção visual e da cognição devido à deficiência visual de causa central ou cerebral contribui para as alterações do aprendizado, da coordenação, do comportamento e da interação social dessas crianças.[12] Além disso, o comprometimento visual cerebral pode estar associado às desordens do desenvolvimento da coordenação motora e à encefalopatia crônica não progressiva da infância.

Conhecimento amplo sobre o desenvolvimento infantil, avaliação do sistema visual de rotina pelo pediatra e estabelecimento de um programa de reabilitação ainda são desafios na pediatria e puericultura. Tais atitudes têm como objetivos principais a detecção precoce dos desvios da normalidade, o tratamento adequado em tempo hábil e a promoção da saúde ocular.[8,25]

DESAFIOS ATUAIS

A sistematização da avaliação da função visual como rotina nos ambulatórios e consultórios pediátricos desde o nascimento, o melhor entendimento sobre o desenvolvimento visual pelos profissionais e a inclusão da família no cuidado e acompanhamento do desenvolvimento integral da criança são desafios para a pediatria e puericultura.

Muitas vezes o comprometimento visual cerebral passa despercebido, tornando o diagnóstico tardio e o tratamento muitas vezes ineficaz. Assim, torna-se necessário propor um programa de reabilitação individualizado com treinamento da percepção, linguagem, aprendizado e motricidade para essas crianças.[12]

ORIENTAÇÕES AOS PAIS

É necessário que nas consultas de puericultura os pais ou cuidadores sejam orientados e compreendam a evolução do desenvolvimento de seus filhos e a importância da diversidade de estímulos que auxiliem no desenvolvimento de um sistema visual saudável. A Caderneta da Criança bem preenchida e explicada é um instrumento para o envolvimento dos pais ou cuidadores nesse processo complexo do desenvolvimento infantil.[19]

Desde o nascimento ou na primeira consulta de puericultura algumas orientações são essenciais para promover o desenvolvimento saudável e o fortalecimento de vínculo, como:[19,20]

- O estímulo do contato olho no olho durante o aleitamento materno ou durante brincadeiras com conversas, sorrisos, cantos, mímicas faciais em uma distância de aproximadamente 20 a 30 centímetros do olhar do bebê.
- A orientação de não manter o bebê contido por períodos prolongados na mesma posição e o cuidado quanto ao alinhamento corporal de forma a evitar deformidades como a plagiocefalia.

Através do reconhecimento e do reforço junto aos cuidadores sobre a importância do brincar diário, da observação e fixação no rosto humano, da manipulação de chocalhos em diferentes direções, possibilitando a localização da fonte sonora, do incentivo para as vocalizações, das descobertas, do alcance, do rolar e demais conquistas sucessivas observadas na primeira infância, contribuiremos para o fortalecimento das sinapses e para que a criança alcance o maior potencial possível do seu neurodesenvolvimento.[1,3,7]

CONCLUSÃO

A visão não deve ser reduzida à capacidade de detectar e seguir o estímulo visual, pois engloba interação, linguagem, comunicação, memória, aprendizado e interfere na coordenação e na motricidade em geral. Sendo assim, a visão é necessária para a relação da criança com o mundo exterior e percorre e influencia todos os domínios do desenvolvimento neuropsicomotor.

Portanto, a sistematização da avaliação do sistema visual na puericultura, desde o período neonatal, contribui com a promoção da saúde ocular na infância, pois possibilita a detecção precoce de possíveis alterações na função visual e o planejamento imediato do encaminhamento ao oftalmologista especializado para o tratamento e intervenções apropriadas. Uma atenção especial inclui o grupo de recém-nascidos pré-termo e dos recém-nascidos com asfixia perinatal devido ao risco do comprometimento visual central, considerado frequente e ainda "subdiagnosticado".

REFERÊNCIAS BIBLIOGRÁFICAS

1. Ribeiro CTM, Mayrink MLS, Molleri NA, Salles TRDS, Hamanaka T. Desenvolvimento infantil e uma perspectiva de cuidado ampliado na UBS. In: Calheiros M, Trevisan C, Siebra S, Pinto J. Atenção à criança. Atenção integral às crianças com alterações do crescimento e desenvolvimento relacionadas às infecções ZIKA e STORCH. Recife: Instituto Aggeu Magalhães; 2019. p.33-58.
2. Piñon M. Base teórica e estrutura das escalas Bayley de desenvolvimento de bebês e crianças. In: Weiss LG, Oakland T, Aylward GP. Bayley-III: Uso clínico e interpretação. 3.ed. São Paulo: Pearson Clinical Brasil; 2017. p.1-23.
3. Fundação Oswaldo Cruz. Instituto Nacional de Saúde da Mulher, da Criança e do Adolescente Fernandes Figueira. Portal de Boas Práticas em Saúde da Mulher, da Criança e do Adolescente. Postagens: Avaliação clínica e prevenção de alterações do desenvolvimento neuropsicomotor no primeiro ano de vida. Rio de Janeiro; 2019. Disponível em: https://portaldeboaspraticas.iff.fiocruz.br/atencao-recem-nascido/avaliacao-clinica-e-prevencao-de-alteracoes-do-desenvolvimento-neuropsicomotor-no-1o-ano-de-vida. Acessado em: 28/05/23.
4. Frankenburg WK, Dodds J, Archer P, Shapiro H, Bresnick B. The Denver II: a major revision and restandardization of the Denver Developmental Screening Test. Pediatrics. 1992;89(1):91-7.
5. Ayres AJ. Sensory integration and the child. Understanding hidden sensory challenges. 25.ed. Los Angeles: Western Psycological Services; 2005.
6. Lanzelotte V. Detecção precoce de alterações visuais: papel do pediatra. Revista de Pediatria SOPERJ. 2011;12(Supl 1):40-6.
7. Center on the Developing Child. The science of early childhood development (InBrief). 2007. Disponível em: https://developingchild.harvard.edu/resources/inbrief-science-of-ecd/. Acessado em: 28/05/23.
8. Brasil. Ministério da Saúde. Secretaria de Atenção à Saúde. Diretrizes de atenção à saúde ocular na infância: detecção e intervenção precoce para prevenção de deficiências visuais. 2.ed. Brasília: Ministério da Saúde; 2016.
9. Mercuri E, Baranello G, Romeo DMM, Cesarini L, Ricci D. The development of vision. Early Hu Dev. 2007;83(12):795-800.
10. Locke JL. Desenvolvimento da capacidade para a linguagem falada. In: Flet-Cher P, Macwhinney B. Compêndio da Linguagem da Criança. Porto Alegre: Artes Médicas; 1997. p.233-51.
11. Lowry L. Make your daily routines R.O.C.K.! Toronto: The Hanen Centre – Helping you help children communicate. 2022. Disponível em: https://www.hanen.org/Helpful-Info/Articles/Make-Your-Routines-ROCK.aspx. Acessado em: 28/05/23.
12. Chokron S, Dutton GN. Impact of cerebral visual impairments on motor skills: Implications for developmental coordination disorders. Front Psychol. 2016;7:1471.
13. Maenner MJ, Shaw KA, Bakian AV, Bilder DA, Durkin MS, Esler A, et al. Prevalence and characteristics of autism spectrum disorder among children aged 8 years — Autism and Developmental Disabilities Monitoring Network, 11 Sites, United States, 2018. MMWR Surveill Summ. 2021;70(No. SS-11):1-16.
14. França-Freitas MLP, Gil MSCA. O desenvolvimento de crianças cegas e de crianças videntes. Relato de pesquisa. Rev Bras Educ Espec. 2012;18(3):507-26.

15. Gosselin J, Amiel-Tison C. Avaliação neurológica do nascimento aos 6 anos. 2.ed. Porto Alegre: Artmed; 2009.
16. Graziano RM, Leone CR. Problemas oftalmológicos mais frequentes e desenvolvimento visual do pré-termo extremo. J Pediatr. 2005;81(Supl 1):95-100.
17. Graziano RM. Exame oftalmológico em crianças: quando e por quê? São Paulo: Sociedade de Pediatria de São Paulo, 2017. Disponível em: https://www.spsp.org.br/site/asp/recomendacoes/Rec81_Oftalmo.pdf. Acessado em: 28/05/23.
18. Groppo M, Ricci D, Bassi L, Merchant N, Doria V, Arichi T et al. Development of the optic radiations and visual function after premature birth. Cortex. 2014;56:30-7.
19. Brasil. Ministério da Saúde. Secretaria de Atenção Primária à Saúde. Departamento de Ações Programáticas Estratégicas. Coordenação de Saúde da Criança e Aleitamento Materno. Caderneta da Criança: Passaporte para Cidadania – Menina(o). 2.ed. Brasília: Ministério da Saúde; 2020.
20. Canadian Society for Exercise Physiology. CSEP Guidelines. Canadian 24-Hour Movement Guidelines for the Early Years (0-4 years): An integration of physical activity, sedentary behaviour and sleep. Disponível em: www.csepguidelines.ca/early-years/. Acessado em: 28/05/23.
21. Hammersmith Neonatal and Infant Neurological Examinations. Disponível em: https://www.mackeith.co.uk/hammersmith-neurological-examinations/. Acessado em: 28/05/23.
22. Bayley N. Bayley scales of infant and toddler development. Screening Test. 3.ed. United States of America: PsychCorp; 2006.
23. Ricci D, Cesarini L, Groppo M, De Carli A, Gallini F , Serrao F, et al. Early assessment of visual function in full term newborns. Early Hum Dev. 2008;84(2):107-13.
24. Teller YA, McDonald MA, Preston K, Sebris SL, Dobson V. Assessment of visual acuity in infants and children: the acuity card procedure. Dev Med Child Neurol. 1986;28(6):779-89.
25. Donahue SP, Nixon CN; Section on Ophthamology, American Academy of Pediatrics; Committee on Practice and Ambulatory Medicine, American Academy of Pediatrics; American Academy of Ophthalmology; American Association for Pediatric Ophthalmology and Strabismus; American Association of Certified Orthoptists. Visual system assessment in infants, children, and young adults by pediatricians. Pediatrics. 2016;137(1):28-30.
26. Ortibus E, Laenen A, Verhoeven J, De Cock P, Casteels I, Schoolmeesters B, et al. Screening for cerebral visual impairment: Value of a CVI Questionnaire. Neuropediatrics. 2011;42(4):138-47.
27. Bhutta ZA, Guerrant RL, Nelson CA. Neurodevelopment, nutrition, and inflammation: The evolving global child health landscape. Pediatrics. 2017;139(Suppl 1):S12-22.

4

PRINCIPAIS CAUSAS DE CEGUEIRA E BAIXA VISÃO NA INFÂNCIA

José Eduardo da Silva

OBJETIVOS

- ✓ Discorrer sobre as principais causas de cegueira e baixa visão na infância.
- ✓ Evidenciar a prevalência e a incidência das causas de cegueira e baixa visão na infância.
- ✓ Identificar estratégias para prevenção da cegueira e baixa visão na infância.

INTRODUÇÃO

A visão é responsável por 80% dos estímulos que recebemos do ambiente. Logo, desde o período neonatal até a idade adulta, é um facilitador de interação pessoal, desenvolvimento cognitivo e motor, até a vida independente. O Relatório Mundial sobre a Visão de 2019 da Organização Mundial da Saúde (OMS) refere que globalmente existem pelo menos 2,2 bilhões de pessoas com deficiência visual. Uma grande parcela desses casos poderia ter sido evitada ou não recebeu qualquer tipo de assistência.[1]

A criança que nasce cega ou torna-se cega na infância terá toda uma vida de cegueira pela frente, com implicações socioeconômicas e emocionais para ela, seus familiares e a sociedade, tornando essa questão de extrema relevância.

Para a abordagem do tema cegueira e baixa visão na infância é importante a definição de alguns conceitos utilizados, como:[2,3]

- O Fundo das Nações Unidas para a Infância (UNICEF) estabelece como crianças os indivíduos até 16 anos de idade.

- A OMS define como portador de cegueira infantil a criança que apresenta acuidade visual (AV) corrigida no melhor olho < 20/400 ou campo visual < 10° e, como portador de baixa visão grave, aquela que apresenta acuidade visual corrigida < 20/200 no melhor olho.

As principais causas de cegueira infantil variam amplamente nas diversas regiões do mundo, sendo determinadas, principalmente, pelo nível de desenvolvimento socioeconômico e pelos cuidados primários de saúde associados à assistência oftalmológica do país.

Calcula-se que quase um terço do custo econômico global da cegueira se deva à cegueira infantil.[3]

Estima-se que no Brasil haja 32.000 crianças cegas e de 3 a 4 vezes esse número de portadores de baixa visão. Em 2019, segundo o Instituto Brasileiro de Geografia e Estatística (IBGE), a expectativa de vida do brasileiro era de 76,6 anos. Quando aplicamos o conceito de cegueira por anos de vida (número de cegos multiplicado pelo tempo médio esperado de vida), as crianças cegas no Brasil representam aproximadamente 2,451 milhões de anos de cegueira, reforçando a realidade de que crianças sofrem um impacto maior quando submetidas a uma condição de vida inteira de perda visual.[4]

A maioria das causas de cegueira infantil é prevenível e/ou tratável e por vários motivos essa condição é considerada como alta prioridade pela OMS. Dentre esses motivos destacamos o fato de várias doenças associadas com a cegueira em crianças serem também causas de mortalidade infantil, como, por exemplo, a rubéola congênita, o sarampo, a prematuridade, a deficiência de vitamina A e a meningite, vinculando a prevenção da cegueira infantil com a redução da mortalidade na infância.[2]

Observa-se também que a redução da cegueira infantil apresenta particularidades diferentes quando comparada com o manejo das causas de cegueira no adulto. A criança nasce com sistema visual imaturo e, para o desenvolvimento da visão, precisa focar claramente as imagens que serão transmitidas ao córtex visual primário na área calcarina do lobo occipital. Falhas na maturação visual da criança não podem ser corrigidas na vida adulta e, portanto, a urgência na atuação da prevenção de cegueira na infância é maior do que no adulto.

EPIDEMIOLOGIA

Há uma associação entre a prevalência de cegueira e a taxa de mortalidade infantil em crianças abaixo de 5 anos de idade. Em países industrializados, onde as taxas de mortalidade infantil estão abaixo de 20/1.000 nascidos vivos, a prevalência de cegueira infantil é de aproximadamente 3-4/10.000 crianças; em países com taxa de mortalidade > 250/1.000 nascidos vivos (p. ex., África subsaariana), a prevalência de cegueira é próxima de 12-15/10.000 crianças.[5]

Isso reflete três fatores:

1. Exposição a condições com potencial risco de cegueira, não encontradas em países desenvolvidos (p. ex.: deficiência de vitamina A, malária cerebral).
2. Baixo controle de doenças infecciosas (p. ex.: cobertura vacinal inadequada para o sarampo, rubéola etc.).
3. Dificuldade de acesso a serviços e tratamentos, levando ao aumento dos danos provocados por determinadas doenças (p. ex.: retinopatia da prematuridade, cirurgia de catarata infantil etc.).

No Brasil, a prevalência de cegueira é de aproximadamente 0,6/10.000 pessoas, estimando-se haver 32.000 crianças cegas e entre 96.000 e 128.000 com baixa visão.[4]

Estimativas de incidência das causas de cegueira infantil estão disponíveis em poucos países. Um estudo colaborativo em cinco países nórdicos registrou a incidência anual de 0,8/10.000 em crianças menores de 9 anos de idade em 1993.[6] Estudo da Inglaterra demonstra incidência de 4/10.000 no primeiro ano de vida, 5,3/10.000 até 5 anos de idade e 5,9/10.000 até os 16 anos de idade.[5]

Em 1999, o programa Visão 20/20 da OMS, o qual tinha a meta de reduzir a cegueira infantil de um nível de 0,75/1.000 crianças para 0,4/1.000 crianças até 2020, estimou que havia 1,4 milhão de crianças cegas no mundo, sendo 25% dos casos provocados por doenças da retina, 20% por doenças corneanas, 13% por catarata, 6% por glaucoma e 17% por anomalias que afetam o globo ocular por completo.[3]

Mais de 40% dos casos de cegueira na infância são causados por condições preveníveis e/ou tratáveis, o que torna o papel do profissional da assistência primária especialmente importante.[7]

No Brasil há uma carência de dados nacionais, todavia, estudos em escolas de cegos citam como principais causas a catarata infantil, coriorretinite por toxoplasmose, glaucoma congênito, retinopatia da prematuridade, alterações do nervo óptico e deficiência visual de origem cortical (p. ex.: cegueira cortical secundária à asfixia perinatal).[8]

Como importantes causas de baixa visão ou cegueira monocular tratáveis não se pode esquecer das ametropias ou erros refrativos (miopia, hipermetropia e astigmatismo) não corrigidos. No Brasil estima-se que de 20 a 25% de crianças em idade escolar apresentem algum tipo de deficiência visual, com importante destaque para essas condições. A ambliopia, causada pela falta de tratamento do estrabismo ou de erros refrativos com lentes corretivas, é uma importante causa de baixa visão unilateral.[9]

Embora o retinoblastoma (1:18.000 nascidos vivos) não seja uma importante causa de cegueira infantil, é primordial sua detecção precoce, considerando o impacto na sobrevida da criança.[10]

DESAFIOS ATUAIS

Para enfrentamento das condições que levam à cegueira infantil é mister o envolvimento de equipe multidisciplinar, formada não somente por médicos (pediatras, obstetras, oftalmologistas, geneticistas), como também por profissionais de enfermagem, agentes comunitários, assistentes sociais e professores.

Dentre os profissionais da equipe multidisciplinar destaca-se o papel do médico pediatra como importante elo entre os pais, a criança e o oftalmologista, contribuindo para o encaminhamento precoce das possíveis causas de cegueira infantil.

No Brasil, um país de dimensão continental, com desigualdades regionais de atenção à saúde e onde aproximadamente 70% da população depende de assistência do Sistema Único de Saúde (SUS),[11] o papel das políticas governamentais é fundamental na prevenção da cegueira infantil, com necessidade constante de aprimoramento das seguintes ações:

1. Assistência pré-natal (prevenção de toxoplasmose, rubéola, prematuridade).
2. Realização universal do teste do reflexo vermelho neonatal (detecção precoce da catarata congênita, leucomas, glaucoma, retinoblastoma etc.).
3. Cuidados neonatais (retinopatia da prematuridade).
4. Cuidados primários (cobertura vacinal, triagem de acuidade visual, teste do reflexo vermelho).
5. Correção dos erros de refração de crianças em idade escolar.

✓ CONCLUSÃO

É necessário reforçar as estratégias de cuidados de saúde, primárias e secundárias, com a ajuda de uma abordagem abrangente e sistemática que envolva todas as partes interessadas para a prevenção e o tratamento da cegueira infantil.

REFERÊNCIAS BIBLIOGRÁFICAS

1. Organização Mundial da Saúde. Relatório mundial sobre a visão. Genebra: OMS; 2019. Disponível em: https://iris.who.int/bitstream/handle/10665/328717/9789241516570-por.pdf. Acessado em 04/10/23.
2. Gilbert C, Foster A. Childhood blindness in the context of VISION 2020 – the right to sight. Bull World Health Organ. 2001;79(3):227-32.

3. Yorston D. The global initiative vison 2020: the right to sight childhood blindness. Community Eye Health. 1999;12(31):44-5.
4. Zin AA, Verçosa I, Ventura LMVO, Graziano R. Causas de baixa visão e cegueira durante a gestação, parto e no recém-nascido. In: Kara-Jose N, Rodrigues MLV. Saúde ocular e prevenção da cegueira. Rio de Janeiro: Cultura Médica; 2009. p.38-54.
5. Rahi J, Gilbert CE. Epidemiology and the world wide impact of visual impairment in children. In: Hoyt GS, Taylor D. Pediatric ophthalmology and strabismus. 4.ed. Edinburgh: Saunders-Elsevier; 2013. p.1-8.
6. Rosenberg T, Flage T, Hansen E, Riise R, Rudanko SL, Viggosson G, et al. Incidence of registered visual impairment in the Nordic child population. Br J Ophthalmol. 1996;80(1):49-53.
7. Gilbert C, Foster A. Blindness in children: control priorities and research opportunities. Br J Ophthalmol. 2001;85(9):1025-7.
8. Brasil. Ministério da Saúde. Secretaria de Atenção à Saúde. Departamento de Ações Programáticas Estratégicas. Diretrizes de Atenção à Saúde Ocular na Infância: detecção e intervenção precoce para prevenção de deficiências visuais. Brasília; Ministério da Saúde: 2013.
9. Portes AFR. Causas de cegueira e baixa visão no pré-escolar e escolar. In: Kara-Jose N, Rodrigues MLV. Saúde ocular e prevenção da cegueira. Rio de Janeiro: Cultura Médica; 2009. p.55-65.
10. Kivelä T. The epidemiological challenge of the most frequent eye cancer: retinoblastoma, an issue of birth and death. Br J Ophthalmol. 2009;93(9):1129-31.
11. Brasil. Ministério da Saúde. Biblioteca Virtual em Saúde (Fonte: Patrícia de Paula/Agência Saúde). 71% dos brasileiros têm os serviços públicos de saúde como referência. Disponível em: https://bvsms.saude.gov.br/71-dos-brasileiros-tem-os-servicos-publicos-de-saude-como-referencia/. Acessado em: 28/05/23.

5

HABILITAÇÃO E REABILITAÇÃO VISUAL

Karla M. Ribeiro Mitoso

OBJETIVOS

- ✓ Enfatizar a importância da habilitação e reabilitação visual nas crianças e adolescentes com baixa visão e cegueira.
- ✓ Esclarecer sobre o período crítico do desenvolvimento visual.
- ✓ Divulgar a terapia ocupacional como instrumento de tratamento para as crianças com deficiência visual.

INTRODUÇÃO

Habilitar e/ou reabilitar tem como propósito tornar o paciente independente em suas ações cotidianas (no caso da criança, o "brincar"), tendo uma vida funcional e promovendo sua integração à sociedade.[1,2]

A habilitação de uma criança acontece de 0 a 7 anos, fase do período crítico do desenvolvimento visual. Para obtermos melhores resultados, devemos estimular a criança o mais precocemente possível, aproveitando esse período. Após essa fase, teremos ganhos menos expressivos na acuidade visual, na visão de cores, contrastes e coordenação visomotora.[1,2]

No processo de reabilitação visual serão treinadas habilidades compensatórias, desenvolvendo novas formas para realizar as atividades de vida diária, através da utilização de auxílios ópticos (lupas manuais, lupas de apoio, lupas eletrônicas, telelupas, telescópios) e auxílios não ópticos (iluminação, ampliação, pistas visuais, lápis 6B, prancha de inclinação, tiposcópio), com o objetivo de aumentar a eficiência da visão residual, estimulando também os sentidos remanescentes.[1,2]

A TERAPIA OCUPACIONAL

A terapia ocupacional é um processo de tratamento no qual o terapeuta ocupacional utiliza a atividade como recurso técnico. A atividade é considerada nesse processo como um instrumento que pode viabilizar a expressão, a espontaneidade, o conhecimento das potencialidades e das limitações do paciente. Através das realizações dos diferentes tipos de atividades, sejam elas lúdicas, pedagógicas, psicomotoras ou de automanutenção, as crianças se percebem, percebem o outro e suas relações, levando a uma compreensão de si e do meio.[3,4]

As atividades lúdicas favorecem a estimulação visual quando são adequadamente selecionadas de acordo com a idade e o perfil psicomotor da criança. Ao propor as atividades, o terapeuta ocupacional analisa-as previamente, em seu aspecto técnico, ao considerar os movimentos, as habilidades, as capacidades visuais e cognitivas. A abordagem da terapia ocupacional no atendimento de crianças com baixa visão ou cegueira visa a tornar o momento da terapia mais prazeroso, funcional e terapêutico.[5]

Abordagens

A avaliação tem três propósitos: identificar a alteração visual, vincular o comprometimento funcional e determinar a intervenção de tratamento mais adequada com base nos resultados da avaliação. O foco da intervenção é modificar o resultado nas categorias de deficiência visual (baixa visão ou cegueira) e para isso três abordagens de tratamento são usadas:[5]

- Abordagem ativa: na qual o tratamento tenta modificar a capacidade do paciente de executar o processamento visual, melhorando aspectos do desempenho visual, aumentando a eficiência da busca visual ou atenção visual.
- Abordagem passiva: na qual a ênfase do tratamento está na modificação do ambiente (utilizar brinquedos com contrastes, trocar posição dos móveis) e adaptação do espaço para melhor eficiência visual.
- Compreensão da família a respeito da mudança do processo visual e de como isso afeta o desempenho funcional.

Avaliações

A avaliação "funcional" da criança é um processo de observação informal do comportamento visual da criança em relação ao nível da consciência visual, da qualidade da recepção/assimilação/integração e elaboração dos estímulos visuais em termos perceptivos; a maneira como a criança utiliza a visão no "brinquedo", na "mobilidade", na "escola" e nas "atividades de vida diária".[6] Estrutura-se a avaliação funcional em termos de funções visuais básicas, visomotoras e visoperceptivas. Nas funções visuais básicas, verifica-se o nível da consciência e atenção visual mediante a reação à luz, a adaptação ao escuro e ao brilho. Observa-se a reação e padrões de alto e baixo contraste, a cores e formas. Para isso, são utilizados diferentes tipos de iluminação, luzes coloridas, painéis, desenhos, luvas coloridas, brinquedos com padrões de alto contraste, materiais com brilho e movimento.[6]

As funções oculomotoras são avaliadas pela fixação e seguimento de luzes, rosto, objetos em movimento, partindo do ponto focal e distâncias variadas. Os esquemas de coordenação olho/mão e olho/objeto são avaliados durante a manipulação do brinquedo e nas atividades de vida diária. Uma criança mal posturada, desorganizada, terá dificuldades para fixar e seguir objetos. Sentar adequadamente facilita o controle cefálico, o controle de tronco e apoio dos pés, melhorando consideravelmente as respostas visuais.[6]

As funções visoperceptivas estão relacionadas ao nível de assimilação, integração, decodificação e elaboração dos estímulos visuais presentes, bem como à capacidade de generalizar e associar às experiências passadas. Deve-se conhecer as etapas de desenvolvimento cognitivo e visual para que se possa adaptar as atividades às possibilidades da criança. É de fundamental importância que se certifique da "quantidade" e "qualidade" de experiências visuais que essa criança possui, da qualidade e tamanho do material a ser apresentado, do nível de interesse e motivação, e dos aspectos psicoafetivos que possam interferir nas funções perceptivas.[6]

A organização do ambiente, a interferência de ruídos e movimentos podem prejudicar muito a avaliação funcional. Essa avaliação não será concluída em apenas um dia, é um processo demorado e cuidadoso, de observação da criança em todas as suas atividades, em casa, na escola e no brincar.[6]

Intervenções

Estimulação visual

É um procedimento terapêutico utilizado com crianças de baixa visão que, por meio de atividades específicas, viabiliza a máxima utilização da visão residual, facilitando sua integração com o meio, prevenindo ou minimizando desvios em seu desenvolvimento neuropsicomotor, cognitivo e social.[6]

Ao nascimento, os bebês não apresentam a função visual totalmente desenvolvida. A visão é uma função aprendida e sua qualidade pode ser melhorada, principalmente durante os primeiros anos de vida, quando a plasticidade do sistema nervoso central é máxima.[6,7]

A criança sem déficit visual envia estímulos para a retina, as vias ópticas e o córtex visual. Esses estímulos fazem com que essas estruturas desenvolvam contatos celulares e sinapses sejam realizadas pelas células neurais, favorecendo a função visual.[6,7] Já a criança com alterações visuais terá escassas oportunidades de recolher informações de forma natural por meio da visão. A informação que ela recebe é inferior em qualidade e quantidade e necessita ser estimulada no processo de discriminação de formas, contornos e figuras, ou seja, precisa de uma sequência ordenada de experiências visuais.[6]

O programa de estimulação precoce com a estimulação visual auxilia a criança a atribuir sentido ao que vê, utilizando seu resíduo visual nas diferentes atividades da vida diária (Figuras 1 a 3). A visão residual deve ser explorada, de modo a atingir a sua máxima potencialidade.[6] Se a luz consegue entrar no olho e estimular algumas células da retina, a mensagem visual pode ser enviada ao cérebro. Esse é um processo gradual, que se desenvolve por etapas: usar a visão, ver e compreender o que se é capaz de ver.[6]

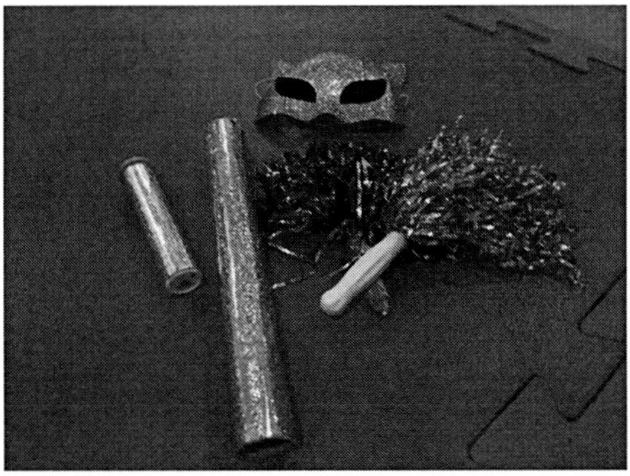

Figura 1 Objetos com brilho. Fonte: arquivo pessoal da autora, com permissão. Versão colorida da figura encontra-se na plataforma virtual do livro.

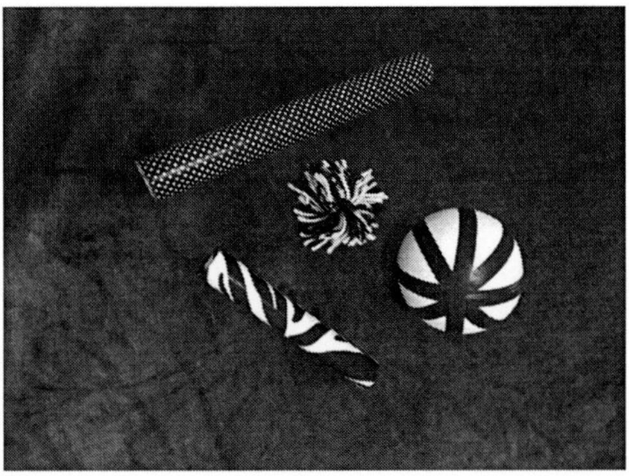

Figura 2 Objetos com contraste. Fonte: arquivo pessoal da autora, com permissão.

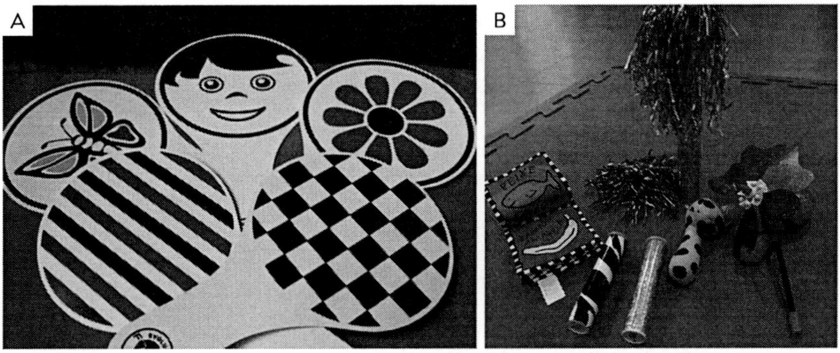

Figuras 3A e B Objetos com contrastes e brilhos. Fonte: arquivo pessoal da autora, com permissão. Versão colorida das figuras encontra-se na plataforma virtual do livro.

É importante potencializar as capacidades da criança, ensinando-a a conviver com as dificuldades manifestadas e adotar estratégias que minimizem o déficit da sua função visual. Elaborar um programa de habilitação/reabilitação para melhorar as respostas visuais promove o desenvolvimento global da criança.[6]

Perfil da criança com deficiência visual (baixa visão e cegueira)

- Insegurança.
- Tendência ao isolamento.
- Falta de motivação para a mobilidade.
- Dificuldade na aquisição de conceitos básicos: tamanho, forma, distância, posição, permanência dos objetos.
- Maneirismos (estereotipias).
- Dificuldades de dar "função" aos brinquedos.
- Ecolalia.
- Dependência que pode ser observada, por exemplo, por dificuldades nas atividades de vida diária (AVDs).

Algumas crianças com deficiência visual têm seu foco de atenção dirigido apenas para as suas próprias ações e movimentos. Não conseguem dirigir sua atenção para outras pessoas e objetos, desorganizam-se e podem até mesmo entrar em pânico ao contato com objetos diferentes. Apresentam movimentos rítmicos, próprios e particulares, como balançar o corpo e a cabeça, agitar os braços, movimentar as mãos diante dos olhos, apertar os olhos como forma de autoestimulação. Às vezes rejeitam objetos e situações novas, por medo e insegurança. Essas crianças necessitam de mais atenção devido à grande dificuldade de interagir com o ambiente e as pessoas, buscando prazer no próprio corpo. Outras, entretanto, apenas necessitam ter acesso aos objetos para brincar espontaneamente e criar novas possibilidades para o brinquedo. É importante criar um ambiente lúdico e situações de vivências diárias (Figura 4) nas quais as crianças possam utilizar ao máximo sua visão residual ou os sentidos remanescentes no seu cotidiano.[1,6,7]

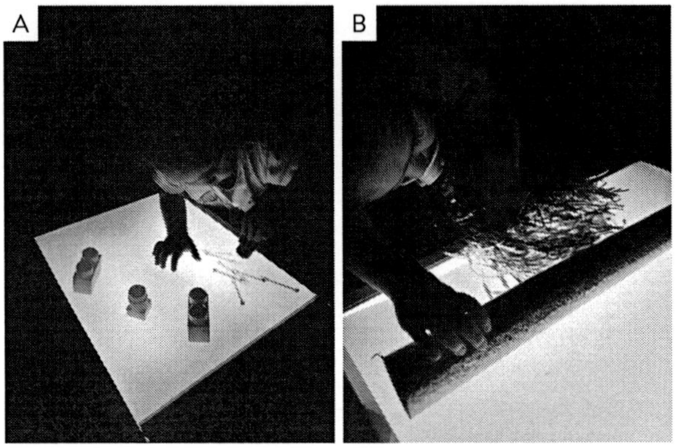

Figuras 4A e B Estimulação visual com foco luminoso. Fonte: arquivo pessoal da autora, com permissão. Versão colorida das figuras encontra-se na plataforma virtual do livro.

Características do trabalho

- Deve ser lúdico – os brinquedos e os jogos são largamente utilizados no processo de estimulação (Figuras 5 e 6). "Para a criança cega, o brincar é uma atividade vital, ação preventiva que evita o encapsulamento", segundo as palavras da pesquisadora Marilda Bruno.[6]
- Deve ser repetitivo (necessidade de reforço) – as ações precisam ser repetidas inúmeras vezes até que a criança perceba como realizá-las sozinha.

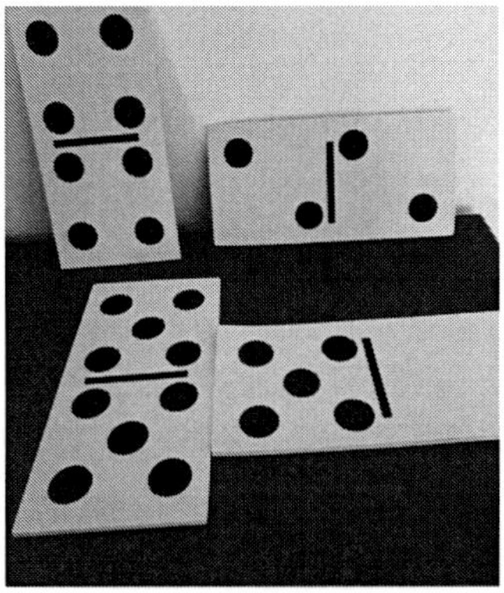

Figura 5 Dominó ampliado. Fonte: arquivo pessoal da autora, com permissão. Versão colorida da figura encontra-se na plataforma virtual do livro.

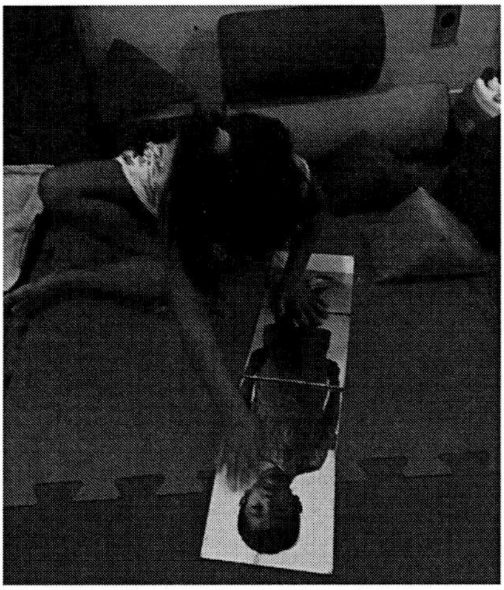

Figura 6 Quebra-cabeça ampliado. Fonte: arquivo pessoal da autora, com permissão. Versão colorida da figura encontra-se na plataforma virtual do livro.

O brincar é fundamental para a criança com baixa visão/cegueira, por favorecer e despertar seu interesse em conhecer e explorar. Os brinquedos e jogos desenvolvem as percepções táteis e auditivas (Figura 7), enriquecendo e aprimorando os sentidos para compensar o déficit visual.[6]

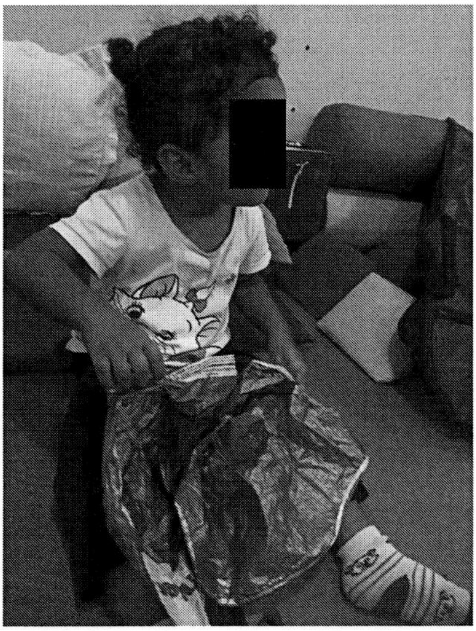

Figura 7 Estimulação sensorial. Fonte: arquivo pessoal da autora, com permissão. Versão colorida da figura encontra-se na plataforma virtual do livro.

Auxílios ópticos e não ópticos[8,9,10]

Auxílios não ópticos (no ambiente escolar):

- Bonés, viseiras, folha de acetato amarela (para diminuir a luz refletida).
- Cadernos com pautas ampliadas (Figura 8).
- Lápis 6B (proporciona maior contraste).
- Pranchas inclinadas (para usar apoiadas na na mesa: Figura 9).
- Tiposcópio (guia de leitura: Figura 10).
- Guia de escrita.
- Guia de assinatura.

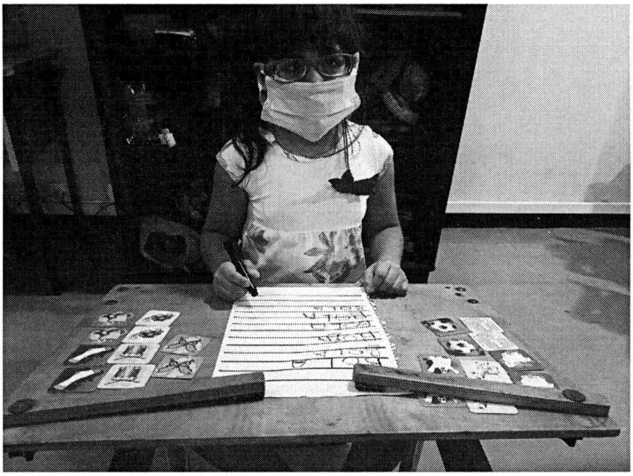

Figura 8 Escrita em pautas ampliadas. Fonte: arquivo pessoal da autora, com permissão. Versão colorida da figura encontra-se na plataforma virtual do livro.

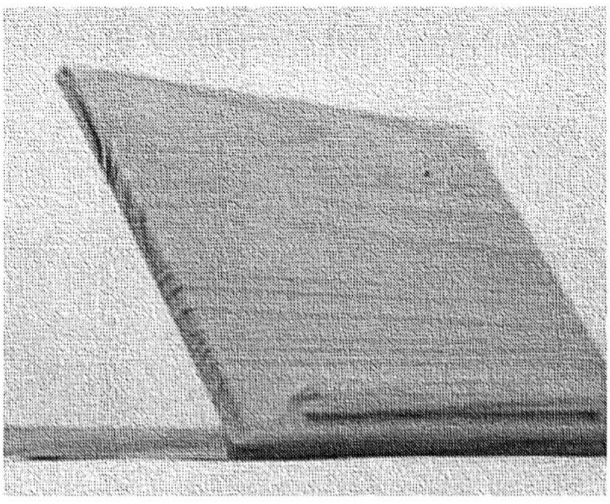

Figura 9 Prancha de inclinação. Fonte: arquivo pessoal da autora, com permissão.

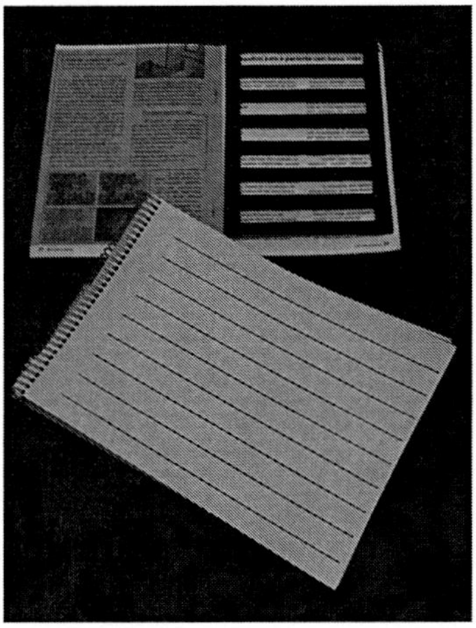

Figura 10 Guia de leitura (tiposcópio), acetato amarelo e caderno com pautas ampliadas. Fonte: arquivo pessoal da autora, com permissão. Versão colorida da figura encontra-se na plataforma virtual do livro.

Auxílios ópticos:

- Telescópios (auxílio para longe).
- Óculos lupa (Max TV).
- Lupas manuais.
- Lupas de apoio.
- Telescópio para perto.

OBJETIVOS DA ESTIMULAÇÃO VISUAL[6,8,9]

- Avaliar as funções visuais básicas, oculomotoras e visoperceptivas, a fim de elaborar um programa específico e individualizado que atenda às necessidades da criança.
- Possibilitar o desenvolvimento da qualidade do resíduo visual por meio da utilização de estímulos visuais adequados, em atividades compatíveis com o desenvolvimento global da criança.
- Planejar atividades que desenvolvam a visão funcional, respeitando as etapas do processo evolutivo visual e global da criança.
- Estimular a criança quanto à utilização do seu resíduo visual para:
  - Exploração do ambiente;
  - Aquisição de habilidades básicas;
  - Desenvolvimento cognitivo;
  - Orientação e mobilidade.

- Criar condições que favoreçam a melhoria da qualidade da informação visual (contrastes, ampliação, adaptação de brinquedos e utensílios da vida diária).
- Estimular o resíduo visual de forma integrada aos sentidos remanescentes, sempre que necessário (olfato, paladar, tato e audição).
- Orientar a família quanto aos procedimentos adequados que estimulem o resíduo visual no cotidiano da criança (lazer, escola, alimentação, vestuário e higiene).

DESAFIOS ATUAIS

A visão assume importância primordial na localização, compreensão e domínio do espaço; na mobilidade independente; na comunicação não verbal que se estabelece desde as primeiras semanas na dinâmica interativa mãe/bebê; na relação consigo, com os outros e com o mundo. Quando ocorre uma lesão ou impedimento dessa função sensorial, o mundo da criança fica restrito, diminuindo suas possibilidades de trocas com o meio, causando alterações em seu desenvolvimento nos mais variados aspectos. A possibilidade de atendimento especializado e no momento adequado é fundamental para o favorecimento do melhor desenvolvimento possível, visual e global, dessas crianças.[1,6,8,9]

ORIENTAÇÕES AOS PAIS

É fundamental que a família seja orientada e os pais façam parte do tratamento, pois é de extrema importância dar continuidade às "atividades" (estímulos) em casa.[8,9,10]

- Colocar a criança em cima do seu corpo (pai, mãe, família) para que perceba os movimentos, batidas do coração, respiração, estabelecendo também a relação de afeto.
- Colocar pulseiras com guizos nos punhos ou tornozelos da criança, para que perceba seus movimentos e facilite o processo de consciência corporal.
- Massagear a criança estimula a sensibilidade tátil.
- Pendurar móbiles com contrastes (branco/preto/amarelo).
- Usar capas de mamadeira de alto contraste (Figura 11).
- Usar fita isolante nas grades do berço para estabelecer um contraste.
- Uso da lanterna (foco de luz) no corpo, na parede e objetos.
- Usar meias com listras (branca/preto).
- Oferecer à criança brinquedos de variadas texturas, com alto contraste, luz e sons.
- As variações posturais (no berço, no tapete, no carrinho) são importantes para percepção visual e para que a criança explore seu corpo e suas possibilidades.

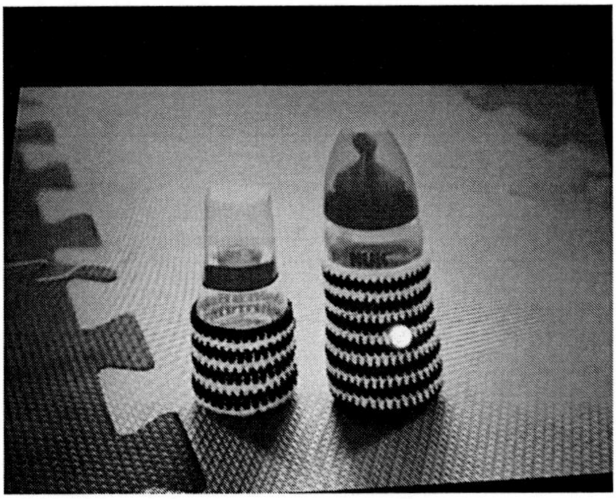

Figura 11 Capa de mamadeira com contraste. Fonte: arquivo pessoal da autora, com permissão. Versão colorida da figura encontra-se na plataforma virtual do livro.

- Segurar a criança no colo de modo que fique voltada para o mundo que a cerca.
- Antecipar fatos cotidianos para prevenir situações inesperadas, pois movimentos repentinos e barulhos podem desorganizar a criança.

Em crianças maiores, devemos investir para que ganhe mais autonomia em sua rotina diária. Um ambiente organizado será sempre funcional: [8,9,10]

- Guardar sempre seus brinquedos, roupas, calçados e outros pertences no mesmo lugar.
- Evitar mudar a disposição dos móveis.
- Criar um código visual para colocar nas portas, facilitando a identificação do quarto, banheiro, etc. (podem ser quadros, adesivos e outros marcadores, sempre com alto contraste).
- Cama baixa.
- Tapetes de borracha.
- Almofadas com estampas em contraste.
- Espelho acrílico ou espelho adesivo.
- Barra de apoio com cano de PVC ou varão de cortina com fita isolante para fazer contraste.
- Etiquetas termocolantes para roupas (facilitam a identificação).
- Etiquetas adesivas em vinil (copo, escova de dente, mochila, colher, potes).
- Prato/copo/talheres de cor clara sobre jogo americano de cor escura, de forma a criar contraste (Figura 12).

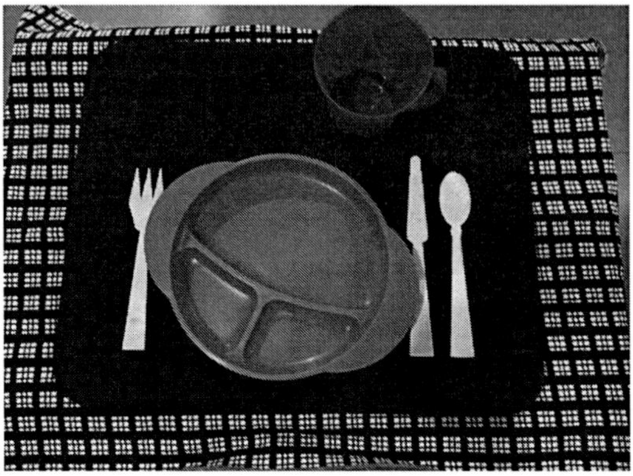

Figura 12 Kit alimentação com contrastes. Fonte: arquivo pessoal da autora, com permissão. Versão colorida da figura encontra-se na plataforma virtual do livro.

✓ CONCLUSÃO

Habilitação e reabilitação visual são serviços que têm por objetivo reduzir as limitações existentes e promover a qualidade de vida. A visão é um dos sentidos mais importantes para a criança. Olhando, ela observa suas ações, suas atitudes, as pessoas e os objetos, possibilitando interação com o meio que a cerca, formando assim significados. A criança que tem a visão é motivada a agir e a explorar, percebe seu meio e entende estímulos que levam à ação. O sentido visual recolhe informações do ambiente, estimulando a criança à ação motora através da experimentação, na busca de satisfazer seus instintos, necessidades e desejos.[1,6]

Conclui-se que essa intervenção lúdica é adequada, pois proporciona a relação terapêutica, a adesão e incorporação eficiente ao tratamento com a conscientização de seus familiares. A participação da família é fator fundamental nesse processo, porque dará continuidade aos estímulos necessários, visando a resultados mais efetivos para o desenvolvimento global da criança.

REFERÊNCIAS BIBLIOGRÁFICAS

1. Haddad MAO, Sampaio MW, Kara-José N. Baixa visão na infância. Manual básico para oftalmologistas. São Paulo: Laramara; 2001.
2. Veitzman S. Visão subnormal. Rio de Janeiro: Cultura Médica. São Paulo: CBO: CIBA Vision; 2000.
3. Kudo AM, Marcondes E, Lins MLF, Moriyama LT, Guimaraes MLLG, Juliani RCTP, et al. Fisioterapia, fonoaudiologia e terapia ocupacional em pediatria. 2.ed. São Paulo: Sarvier; 1990.

4. Parham LD, Fazio SL. A recreação na terapia ocupacional pediátrica. São Paulo: Santos; 2000.
5. Pedretti LW, Early MB. Terapia ocupacional: capacidades práticas para disfunções físicas. São Paulo: Roca; 2004.
6. Bruno MMG. O desenvolvimento integral do portador de deficiência visual: da intervenção precoce à integração escolar. São Paulo: Newswork; 1993.
7. Min HY, Sampaio MW, Haddad MAO. Baixa visão: conhecendo mais para ajudar melhor. São Paulo: Laramara; 2001.
8. Kara-José N, Sampaio MW. Entendendo a baixa visão (orientação aos professores). Brasilia, DF: Ministério da Educação: Secretaria de Educação Especial (MEC); 2000.
9. Gasparetto MERF, Kara-José N. Entendendo a baixa visão: orientação aos pais. Brasília: Ministério da Educação: Secretaria de Educação Especial; 2000.
10. Siaulys MOC. Brincar para todos. São Paulo: Laramara; 2005.

6

A SAÚDE OCULAR INFANTIL EM PARCERIA COM OS RESPONSÁVEIS

Sandra E. Staffieri
Tradução: Rosane Cristina Lanzelotte Ceccarelli e Viviane Lanzelotte

OBJETIVOS

- ✓ Informar que o estrabismo e a leucocoria tanto podem estar presentes em doenças apenas oftalmológicas quanto em condições com potencial risco à vida.
- ✓ Revisar as técnicas de avaliação de estrabismo e leucocoria.
- ✓ Informar aos pediatras e outros profissionais de saúde sobre a importância de os pais serem capazes de reconhecer sinais precoces importantes de doenças oculares.
- ✓ Apoiar os pediatras e outros profissionais de saúde para educar os pais sobre a visão e o desenvolvimento dos olhos de seus filhos.

INTRODUÇÃO

É preciso uma aldeia para criar uma criança.

A saúde infantil é uma responsabilidade mútua. Assim como em outros aspectos da saúde na infância, os resultados da visão ideal são alcançados estabelecendo-se uma parceria entre os profissionais de saúde, incluindo pediatras, enfermeiras de saúde materno-infantil, médicos generalistas e profissionais do cuidado à saúde ocular, como os ortoptistas e oftalmologistas. Os pais ou o cuidador principal da criança são de suma importância nessa equipe e parceria.

Uma vez tendo os pais nessa parceria, nossa responsabilidade como clínicos é permanecer alertas a informações importantes e fornecer aos responsáveis informações úteis e relevantes.

QUEM PRECISA SABER O QUÊ?

Os pais

Os pais precisam:

- Saber como é a aparência dos olhos normais.
- Descrever suas observações de forma adequada.
- Sentir-se empoderados a conversar com profissionais da saúde sobre suas preocupações.
- Ser encorajados a procurar aconselhamento e não devem ser ignorados quando estão preocupados com algum problema que notaram a respeito da saúde de seus filhos ou, neste caso, com a saúde ocular deles.

O profissional da saúde

De forma similar, o profissional da saúde tem a responsabilidade de:

- Conhecer informações importantes, mesmo que o caso seja raro.
- Saber reconhecer os sinais precoces da doença ocular: no mínimo, saber como são os olhos normais.
- Saber examinar o olho da criança em resposta à preocupação dos pais.
- Saber como e quando se dirigir ao profissional da saúde com mais conhecimento, expertise ou ferramentas de acesso para fornecer segurança no diagnóstico.

ESCUTE OS PAIS!

Os pais geralmente estão corretos!

- Sempre escute os pais e não os tranquilize ou descarte suas preocupações, a menos que você tenha realizado um exame adequado do olho da criança para excluir qualquer patologia.
- Ocorrem mais erros devido ao não olhar do que ao não saber. Em especial, condições como leucocoria e estrabismo: use seu oftalmoscópio e examine o reflexo vermelho em todas as crianças.

EDUCANDO OS PAIS

Geralmente os pais estão sobrecarregados de informações sobre a saúde e o desenvolvimento de seus filhos.

- Eles podem se sentir inseguros e ansiosos e se sentem "tolos" quando estão preocupados com os problemas de saúde de seus filhos.
- Os pais, quando observam o exame dos olhos ser finalizado pelos profissionais da saúde e são indagados sobre sinais específicos de doença ocular, são fortemente alertados sobre a importância de observar o desenvolvimento visual, estando atentos ao comportamento visual de seus filhos. Exemplo dessa atenção é a possibilidade de suspeitar de estrabismo ou leucocoria, que podem ser observados em fotos ou em ambientes com pouca iluminação.
- Fornecer e discutir com os pais os pôsteres em centros comunitários e em clínicas de saúde, assim como os panfletos com informações, são estratégias úteis para aumentar a atenção ao estrabismo e à leucocoria e melhorar os resultados de saúde.[1]
- Pesquisas mostraram que a informação sobre saúde que é discutida entre pais e profissionais da saúde tem maior chance de ser lembrada.[2]

AVALIANDO OS BEBÊS E AS CRIANÇAS

Nem todas as doenças oculares pediátricas serão óbvias ou até mesmo presentes ao nascimento.

Muitas condições são evolutivas, portanto, o rastreamento de doença ocular ao nascimento, como o teste do reflexo vermelho, somente irá detectar as condições presentes naquele exato momento. Considere refazer o reflexo vermelho nas crianças como rotina nos primeiros cinco anos de vida para detectar doenças oculares com desenvolvimento posterior, como o retinoblastoma e a catarata infantil.

Teste do reflexo vermelho

- É um excelente teste para detectar quaisquer doenças do segmento anterior, como: catarata, coloboma de íris ou defeitos na córnea (p. ex.: opacidade da córnea devido ao glaucoma).[3-5]
- É menos sensível para detectar retinoblastoma em neonatos.[5,6]
- É possível não detectar retinoblastoma pequeno ou na área periférica da retina quando o reflexo vermelho é realizado somente na posição primária.[7]

- O teste do reflexo vermelho pode ser útil para identificar patologia intraocular significativa no polo posterior ou que preencha quase todo o globo ocular (p. ex., retinoblastoma, doença de Coats), particularmente quando o responsável relatou ter observado leucocoria a olho nu ou em uma fotografia ("fotoleucocoria" – Figura 1A).
- A "fotoleucocoria" pode aparecer como um artefato quando o *flash* da câmera é refletido fora da cabeça do nervo óptico (Figura 1B).
- "Fotoleucocoria" causada por patologia intraocular pode ter a mesma aparência daquela causada por um artefato fotográfico. Portanto, qualquer "fotoleucocoria" deve ser examinada com a realização do reflexo vermelho.
- A avaliação com o reflexo vermelho de toda criança com estrabismo é crucial para excluir qualquer doença intraocular que necessite de uma referência urgente.[8]
- Comparar o reflexo vermelho entre os dois olhos (reflexo de Brückner) também pode alertar o examinador quanto à presença de erro refrativo,[9] ambliopia[10,11] e estrabismo.[12]

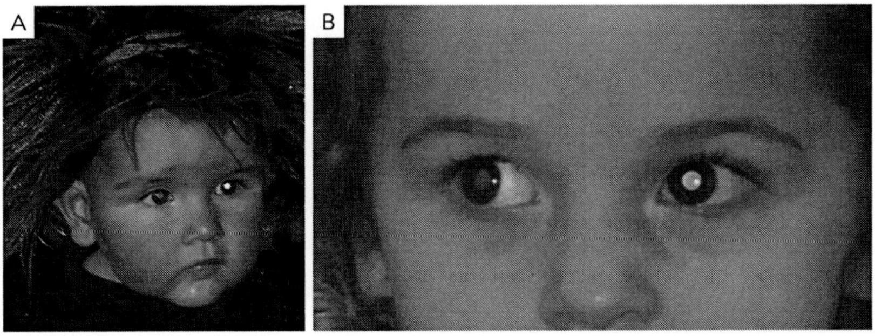

Figuras 1A e B "Fotoleucocoria". (A) Retinoblastoma. (B) Artefato. Fonte: arquivo pessoal da autora, usado com consentimento parental. Versão colorida da figura encontra-se na plataforma virtual do livro.

Dicas e truques

- Reduza a luz da sala e permita que as pupilas dilatem naturalmente.
- Atraia a atenção da criança com um brinquedo brilhante e barulhento: isso vai encorajá-la a olhar na direção do oftalmoscópio.
- Nós sabemos que nem todas as doenças intraoculares estarão no polo posterior, mas sim na retina periférica. Tente posicionar o oftalmoscópio em ângulo oblíquo (todos os quatro quadrantes), para visualizar a retina periférica quando possível. Isso é particularmente importante no retinoblastoma.
- Não há necessidade de tocar a criança no teste do reflexo vermelho, uma vez que elas irão naturalmente olhar para o brinquedo que você está mostrando.

- Mesmo a criança menos cooperativa pode ser encorajada a participar.[13]
- Assim como em qualquer avaliação médica, quanto mais você conduzir esse exame em crianças de idades variadas, mais proficiência você vai obter (vídeo demonstrando o exame: https://www.youtube.com/watch?v=UO_pez7H8js).
- Esteja atento às variações do reflexo vermelho quando comparar crianças de etnias diferentes. O fundo mais fortemente pigmentado irá sempre parecer muito mais escuro em crianças asiáticas e africanas quando comparadas às caucasianas.[14]

AVALIANDO O ESTRABISMO NO BEBÊ E NA CRIANÇA PEQUENA

Observar o reflexo de luz na córnea pode determinar/distinguir entre pseudoestrabismo (ilusão ótica) (Figura 2) ou estrabismo verdadeiro (Figura 3).

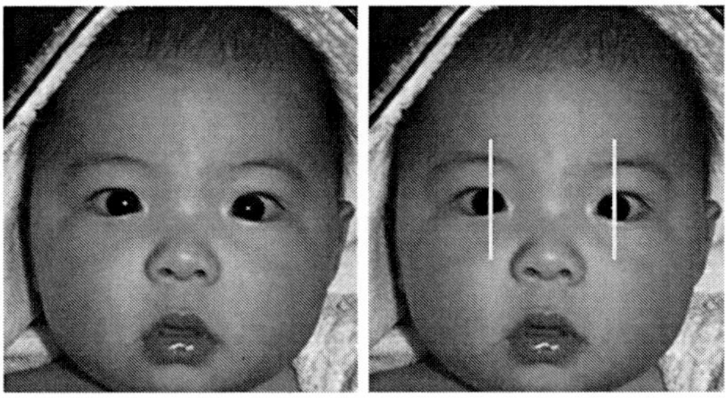

Figura 2 Pseudoestrabismo (reflexo luminoso na córnea simétrico). Fonte: arquivo pessoal da autora, usado com consentimento parental. Versão colorida da figura encontra-se na plataforma virtual do livro.

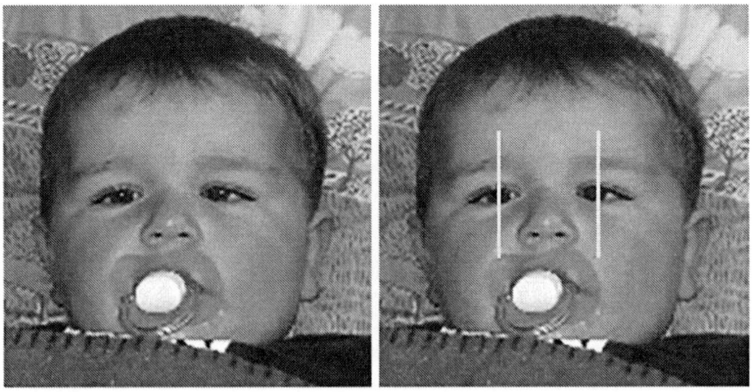

Figura 3 Estrabismo primário (esotropia: reflexo luminoso assimétrico). Fonte: arquivo pessoal da autora, usado com consentimento parental. Versão colorida da figura encontra-se na plataforma virtual do livro.

Dicas e truques

- Tenha vários brinquedos pequenos que você possa mostrar às crianças e que vão atrair o interesse delas.
- "Um brinquedo, um olhar".
- Use o brinquedo para atrair a atenção da criança e segure uma pequena lanterna ao mesmo tempo para observar o reflexo da luz na córnea:
  1. Verifique se o reflexo de luz é simétrico.
  2. Cubra o olho fixador primeiro e observe o movimento do outro olho.
  3. Se o outro olho parecer desviado devido a reflexos de luz assimétricos e não consegue recuperar a fixação, é possível que a visão já esteja baixa.
- Se os reflexos da luz na córnea estiverem assimétricos, encaminhe para a avaliação de um especialista.

Alinhamento ocular e estrabismo

O estrabismo pode aparecer nas seguintes situações:

Estrabismo transitório neonatal (Figura 4)

- Estrabismo transitório é muito comum em recém-nascidos.[15,16]
- O olho irá desviar brevemente para dentro (esotropia) ou para fora (exotropia).
- Isso ocorre enquanto a função binocular da criança ainda está em desenvolvimento.
- Por volta dos 4 meses de idade, a função binocular já deve estar bem estabelecida e ter alcançado o alinhamento ocular normal.[15,16]
- Mesmo que haja suspeita de estrabismo transitório neonatal, verifique novamente o reflexo vermelho para pesquisar qualquer patologia. O estrabismo intermitente pode ocorrer como consequência de patologias do polo posterior, como catarata congênita/infantil ou retinoblastoma neonatal.[8]

Pseudoestrabismo (Figura 2)

- A dobra epicântica ampla pode facilmente dar a impressão de estrabismo.
- Conforme a dobra epicântica desaparece, o mesmo acontece com a aparência de estrabismo.
- Os pais podem ter fotos para demonstrar sua observação; ao ver as fotos, assegure que ambas as orelhas da criança estão igualmente visíveis. A mais leve rotação do rosto pode dar a impressão de estrabismo.
- No pseudoestrabismo, o reflexo da luz na córnea aparecerá central e simétrico (Figura 2).

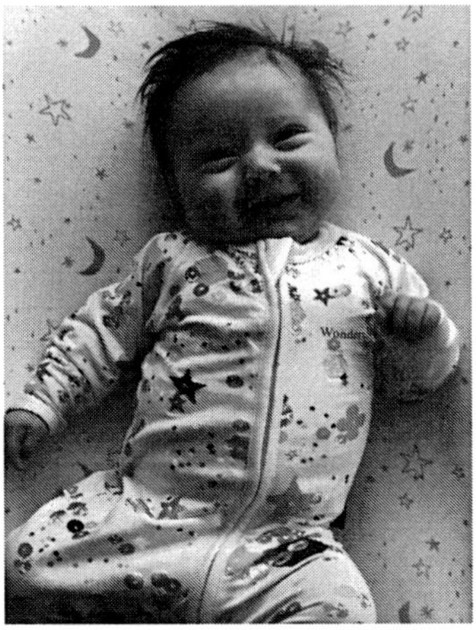

Figura 4 Estrabismo transitório neonatal. Fonte: arquivo pessoal da autora, usado com consentimento parental. Versão colorida da figura encontra-se na plataforma virtual do livro.

- Você pode demonstrar isso aos pais para tranquilizá-los.
- Mesmo com suspeita de pseudoestrabismo, verifique novamente o reflexo vermelho para afastar qualquer patologia.

Estrabismo verdadeiro (Figura 3)

- Em qualquer estrabismo, é crucial diferenciar entre uma etiologia primária e uma secundária.
- O estrabismo deveria ser considerado uma emergência médica até provado o contrário!
- O estrabismo primário é uma causa importante de ambliopia.[17]
- Quanto mais precoces forem o diagnóstico e o tratamento do estrabismo primário, melhores serão os resultados visuais e a probabilidade de restaurar a função binocular.
- Na infância, a esotropia é comumente associada a graus de hipermetropia de moderados a altos.
- O estrabismo secundário é incomum, porém é importante que seja diagnosticado e encaminhado prontamente.
- As causas mais comuns de estrabismo secundário são patologia intraocular (p. ex.: retinoblastoma), patologia intracraniana e baixa visão.[8]
- Nem o tamanho, a direção ou a frequência dos desvios são indicativos de suas etiologias subjacentes.

- Para cada criança com estrabismo, verifique novamente o reflexo vermelho para afastar qualquer patologia intraocular. Examine o fundo de olho/nervo óptico para afastar qualquer sinal de papiledema.
- Considere rever o sistema neurológico para excluir patologia compressiva intracraniana.

ACUIDADE VISUAL

A avaliação da acuidade visual depende da idade da criança e da experiência do examinador.

Lembre-se: é improvável que a perda unilateral da visão se apresente como um sintoma em uma criança pequena; somente quando medimos formalmente a acuidade visual é que podemos identificar o problema.

Muitas crianças terão comportamento visual normal mesmo na presença de baixa visão: a avaliação formal é importante.

Dicas e truques

- Fixar e acompanhar um brinquedo pode ser muito útil na avaliação da visão.
- Não utilize brinquedos com estímulo auditivo, já que uma criança cega seguirá prontamente um brinquedo barulhento.
- Observe a presença/ausência de nistagmo, particularmente pendular, uma vez que pode ser frequentemente um sinal de baixa visão.
- A objeção consistente para oclusão de um olho em particular é uma boa indicação de visão reduzida no olho contralateral. A maioria das crianças com baixa visão em um dos olhos fará objeção a cobrir o olho que enxerga melhor.
- Objeção à cobertura dos dois olhos não significa nada.
- Peça aos pais para cobrir o olho enquanto você mostra o brinquedo à criança. Eles podem se sentir mais felizes com os pais ocluindo o olho do que um estranho.

Testes formais de acuidade visual estão disponíveis usando gravuras ou fazendo a correspondência com formas/letras.

Não subestime a habilidade de uma criança de fazer esses testes, principalmente com um pouco de prática em casa com seus pais, em ambiente familiar.

Não menospreze a habilidade de avaliar de forma confiável a visão em qualquer criança, de qualquer idade.

DESAFIOS ATUAIS

O diagnóstico precoce de doenças oculares em crianças é fundamental para alcançar resultados visuais ideais ou mesmo de sobrevivência. O estrabismo e a leucocoria devem ser prontamente identificados se são doenças com potencial de gravidade e risco à vida. Educar os pais e apoiar o conhecimento e as habilidades dos profissionais de saúde é importante para o diagnóstico e tratamento oportuno das doenças oculares.

ORIENTAÇÕES AOS PAIS[18]

Se não for conversado, não será pensado.

- Quando os pais observam o profissional avaliando a visão/função ocular, cresce a atenção na busca por mudanças na aparência dos olhos das crianças e na procura de resolução.
- Descrever aos pais o que está sendo avaliado e o que eles podem fazer para permanecer alertas a qualquer anormalidade.
- Orientar aos pais para atuarem prontamente, caso observem leucocoria ou estrabismo na criança, irá encorajar a confiança deles em procurar orientação quando estiverem preocupados.

✓ CONCLUSÃO

Informar aos pais sobre a importância de estar alerta aos primeiros sinais de doenças oculares e encorajar a consulta com um médico é o primeiro passo para uma boa saúde ocular nas crianças. Os profissionais de saúde precisam permanecer alertas aos sinais de estrabismo e leucocoria e encorajar os pais a relatar a observação desses sinais.

REFERÊNCIAS BIBLIOGRÁFICAS

1. Leander C, Fu LC, Pena A, Howard SC, Rodriguez-Galindo C, Wilimas JÁ, et al. Impact of an education program on late diagnosis of retinoblastoma in Honduras. Pediatr Blood Cancer. 2007;49(6):817-9.
2. Thompson K. Parents and pamphlets: Unraveling the mysteries of parent responses to pediatric handouts. In: Kuhl M, Knoll M, Surendonk S, Brott M, Teske A. Oshkosh Scholar – University of Wisconsin. Vol.IX. Oshkosh: University of Wisconsin Board of Regents; 2014. p.54-67.
3. Cagini C, Tosi G, Stracci F, Rinaldi VE, Verrotti A. Red reflex examination in neonates: evaluation of 3 years of screening. Int Ophthalmol. 2017;37(5):1199-204.
4. Yazgan H YA, Keles E, Gebesçi A, Demirdöven M, Baştürk B, Genç S et al. Assessing the effectiveness of the red reflex test (Brückner) in early diagnosis of congenital eye disorders. Turk Arch Pediatr. 2012;47(3):163-4.
5. Sun M, Ma A, Li F, Cheng K, Zhang M, Yang H, et al. Sensitivity and specificity of red reflex test in newborn eye screening. Pediatr. 2016;179:192-6.

6. Ludwig CA, Callaway NF, Blumenkranz MS, Fredrick DR, Moshfeghi DM. Validity of the red reflex exam in the newborn eye screening test cohort. Ophthalmic Surg, Lasers Imaging Retina. 2018;49(2):103-10.
7. Li J, Coats DK, Fung D, Smith EO, Paysse E. The detection of simulated retinoblastoma by using red-reflex testing. Pediatrics. 2010;126(1):e202-7.
8. Berk TA, Oner HF, Saatci OA. Underlying pathologies in secondary strabismus. Strabismus. 2000;8(2):69-75.
9. Jalis M, Ashfaq M, Imdad A. Use of Bruckner test for the detection of significant refractive errors in children. Journal of Rawalpindi Medical College. 2015;19(3):200-3.
10. Tongue AC, Cibis GW. Bruckner test. Ophthalmology. 1981;88(10):1041-4.
11. Gole GA, Douglas LM. Validity of the Bruckner reflex in the detection of amblyopia. Aust N Z J Ophthalmol. 1995;23(4):281-5.
12. Miller JM, Hall HL, Greivenkamp JE, Guyton DL. Quantification of the Bruckner test for strabismus. Invest Ophthalmol Vis Sci. 1995;36(5):897-905.
13. How to test for the red reflex in a child. Community Eye Health. 2014;27(86):36. Disponível em: https://www.ncbi.nlm.nih.gov/pmc/articles/PMC4194850/. Acessado em: 28/05/23.
14. Donahue SP, Baker CN, Committee on Practice and Ambulatory Medicine, Section on Ophthalmology, American Association of Certified Orthoptists, Strabismus. American Association for Pediatric Ophthalmology and Strabismus, American Academy of Ophthalmology. Procedures for the evaluation of the visual system by pediatricians. Pediatrics. 2016;137(1):1-9.
15. Sondhi N, Archer SM, Helveston EM. Development of normal ocular alignment. J Pediatr Ophthalmol Strabismus. 1988;25(5):210-1.
16. Horwood AM. Maternal observations of ocular alignment in infants. J Pediatr Ophthalmol Strabismus. 1993;30(2):100-5.
17. Birch EE, Holmes JM. The clinical profile of amblyopia in children younger than 3 years of ag. JAAPOS. 2010;14(6):494-7
18. Staffieri SE, Rees G, Sanfilippo PG, Cole S, Mackey DA, Hewitt AW. Improving parents' knowledge of early signs of paediatric eye disease: A double-blind randomized controlled trial. Clin Exp Ophthalmol. 2020;48(9):1250-60.

SEÇÃO II

ASPECTOS OCULARES DO RECÉM-NASCIDO

7

INFECÇÕES CONGÊNITAS 1: STORCH+Z

Bárbara Gonet

OBJETIVOS

- ✓ Orientar sobre as doenças infecciosas com potencial risco de cegueira para o recém-nascido.
- ✓ Enfatizar a importância do acompanhamento oftalmológico contínuo dos pacientes expostos à infecção intrauterina deste grupo de doenças.
- ✓ Informar sobre as medidas de prevenção para evitar as infecções congênitas e suas sequelas oftalmológicas.

INTRODUÇÃO

O acrônimo **T.O.R.C.H.** foi usado pela primeira vez em 1971 e surgiu da fusão de toxoplasmose (TO) – rubéola (R) – citomegalovírus (C) – herpes (H). Indica uma série de infecções que podem provocar malformações fetais, caso a mãe contraia uma ou mais delas durante a gestação. Um tempo depois, a sífilis foi acrescentada a esse grupo por também causar infecção congênita com potencial de provocar danos ao bebê, surgindo a sigla **STORCH**. Após a epidemia do vírus Zika que afetou gravemente o nordeste do Brasil no primeiro semestre de 2015, o acrônimo STORCH foi ampliado para **STORCH+Z**, uma vez que o vírus Zika apresenta forte associação com malformações congênitas e condições neurológicas, semelhante às outras infecções.[1]

A seguir serão descritas cada uma dessas doenças em particular e suas repercussões na formação ocular e no desenvolvimento visual. A toxoplasmose será abordada em um capítulo à parte, devido à sua complexidade.[1]

RUBÉOLA

A rubéola é uma doença infecciosa causada por um vírus RNA pertencente ao gênero *Rubivirus*, família *Togaviridae*. Geralmente é autolimitada, de evolução benigna e pode ser assintomática em 25% a 50% dos pacientes. Entretanto, quando a infecção ocorre em gestantes, principalmente no primeiro trimestre da gravidez, pode causar a síndrome da rubéola congênita (SRC), provocando graves lesões ao feto, abortamentos ou morte fetal.[2,3]

Transmissão

O vírus da rubéola infecta apenas o ser humano. É facilmente inativado pelo calor, pH baixo e raios ultravioleta. A transmissão ocorre pelo contato com as secreções respiratórias dos pacientes infectados. O período de incubação varia de 14 a 21 dias.[3]

A SRC ocorre por via transplacentária após viremia materna. A taxa de transmissão vertical pode ser de até 90% nas primeiras 12 semanas de gestação, cai no segundo trimestre e chega a 100% no final da gestação. Não são frequentes as manifestações clínicas da rubéola congênita nas infecções maternas contraídas após o quarto mês de gestação, apesar de a maior taxa de transmissão ocorrer no terceiro trimestre.[2-4]

Em 80% dos recém-nascidos (RN) o vírus pode ser detectado nas secreções nasofaríngeas, sangue, urina e fezes no primeiro mês de vida e em até 3% no segundo ano de vida.[2,3]

Diagnóstico

A tríade clássica da SRC é composta por surdez, catarata e cardiopatia, sendo a perda auditiva a manifestação clínica mais frequente. Pode haver alterações neurológicas como microcefalia e deficiência intelectual. Sinais e sintomas sistêmicos como trombocitopenia, púrpura, icterícia, hepatoesplenomegalia, meningoencefalite, pneumonia intersticial e osteopatia, quando presentes ao nascimento, auxiliam no diagnóstico.[2,5]

As alterações oculares manifestam-se em 78-88% dos casos de SRC. A catarata congênita afeta 27-34% das crianças e é caracterizada por opacidade central geralmente bilateral. Em 25-50% dos casos de rubéola congênita, a retina apresenta alterações pigmentares uni ou bilaterais, geralmente puntiformes, com aspecto em "sal e pimenta". Esses achados retinianos geralmente não provocam alteração da acuidade visual ou de testes eletrofisiológicos. A opacidade causada pela catarata pode interferir no diagnóstico da retinite, uma vez que impede a avaliação do fundo de olho. Atrofia do nervo óptico com palidez do disco e microftalmia podem ser observadas em alguns pacientes. Outras alterações do segmento anterior, além da catarata, incluem ceratite, edema e opacidade corneana, atrofia de íris e sinéquias. Manifestações secundárias como glaucoma, nistagmo, estrabismo e ceratocone podem se desenvolver em uma fase mais tardia.[4,6,7]

A comprovação sorológica da infecção congênita é feita pela presença do anticorpo IgM específico para rubéola no sangue do RN, uma vez que este não ultrapassa a barreira placentária. O IgM está presente em 100% das crianças infectadas até o quinto mês de vida e é praticamente indetectável após os 18 meses de vida. O IgG ultrapassa a barreira placentária, logo só é útil para o diagnóstico se seus níveis persistirem altos após o sexto mês de vida. Outro método diagnóstico utilizado é o isolamento do vírus por reação em cadeia da polimerase (PCR) – RNA em secreção nasofaríngea, urina, líquido cefalorraquidiano e sangue até 1 ano de vida.[2-4,6]

Diagnóstico diferencial

O diagnóstico diferencial inclui outras infecções congênitas como citomegalovírus, herpes simples, sífilis e toxoplasmose.[2,4]

Tratamento

Não há tratamento específico para SRC, mas, quando necessário, a intervenção é direcionada para os sintomas apresentados pela criança. No caso da catarata congênita, quanto mais precoces o diagnóstico e a intervenção cirúrgica, melhor será o prognóstico visual. O período ideal para sua realização é até o terceiro mês de vida. Após a cirurgia deve-se prescrever precocemente a correção óptica, associada à estimulação visual, com o objetivo de otimizar o desenvolvimento visual.[2,8]

Prevenção

A prevenção efetiva é feita por meio da vacina de vírus vivo atenuado em todas as crianças a partir de um ano de idade e em todas as mulheres em idade fértil que sabidamente não estejam grávidas e não pretendam engravidar nos três meses que se seguem à administração da vacina. Não há comprovação quanto à infecção do feto pela vacina, porém é uma recomendação.[2,3,5]

SÍFILIS

A sífilis congênita é uma doença de notificação compulsória no Brasil desde 1986 e tem como agente infeccioso o *Treponema pallidum*. Pode ser detectada e tratada, entretanto o acesso difícil ao cuidado pré-natal ou o acompanhamento inadequado favorecem o aparecimento da sífilis congênita. É considerada uma infecção perinatal de grande importância, pois sua morbimortalidade causa grande impacto social.[9]

No Brasil, como em todo o mundo, houve um aumento do número de casos de infecção materna e de infecções congênitas. No Brasil, comparando-se os anos de 2017 e 2018, esse aumento foi de 25,7% nas infecções maternas e 5,2% nas infecções congênitas. A taxa de transmissão no Sudeste é de 24,4/1.000 nascidos vivos, enquanto no Rio de Janeiro essa taxa sobe para 41,4/1.000 nascidos vivos, um aumento de 16,3% em relação ao ano de 2017. Estima-se que a cada ano a infecção materna cause 200.000 mortes fetais ou neonatais e 150.000 partos prematuros, RN com baixo peso e doença congênita.[10]

Fisiopatologia

A transmissão da sífilis ao feto acontece por via transplacentária em qualquer fase da gestação e pode ocorrer em qualquer estágio da doença materna. Nas fases primária e secundária, a taxa de transmissão para o feto pode chegar a 100% e, na sífilis latente precoce ou latente tardia, a 30%. A gestante não tratada pode transmitir a doença ao feto em 70% a 100% dos casos.[10,11]

Diagnóstico

Estima-se que 60-90% das crianças infectadas sejam assintomáticas ao nascer e só vão desenvolver sintomas em uma fase posterior. A sífilis congênita precoce é definida quando as manifestações clínicas aparecem nos dois primeiros anos de vida e a forma tardia quando ocorre após os dois anos de vida.[9,11]

Os principais achados na forma precoce são: lesões maculopapulares, pênfigo palmoplantar, periostite, osteocondrite, rinorreia persistente, hepatoesplenomegalia, condiloma plano, anemia, fissura peribucal, petéquias, pseudoparalisia de Parrot, pneumonia, síndrome nefrótica e meningite. As manifestações da sífilis tardia geralmente são resultantes da doença sistêmica precoce e incluem a tríade clássica da sífilis congênita: surdez neurossensorial, dentes incisivos anômalos (dentes de Hutchinson) e ceratite intersticial. Outros sinais e sintomas são o nariz em sela, tíbia em lâmina de sabre, hidrocefalia, deficiência intelectual e fibrose hepática.[4,9,12]

O comprometimento ocular do RN na sífilis congênita pode ocorrer em qualquer estágio da doença apresentado pela gestante. Dentre os achados oftalmológicos, os mais importantes na forma precoce são a retinite necrosante com pigmentação periférica em "sal e pimenta", a atrofia de nervo óptico e a uveíte anterior (granulomatosa ou não granulomatosa) que pode levar à catarata. A alteração mais frequente da fase tardia é a ceratite intersticial com edema corneano difuso e bilateral em 80% dos casos. Mais de 40% dos pacientes com sífilis congênita não tratada desenvolvem ceratite intersticial bilateral entre os 5-20 anos de idade. O glaucoma, quando presente, é secundário ao fechamento mecânico do ângulo iridocorneano por subluxação do cristalino ou associado a iridociclite ou ceratite intersticial neovascular.[4,6,7,13]

Ocorrem ainda manifestações oculares em consequência das lesões neurológicas, como: a pupila de Argyll Robertson (irregularidade pupilar, miose e anisocoria), midríase fixa bilateral na neurossífilis avançada, além de paresia ou paralisia dos nervos oculomotores, hemianopsia e cegueira cortical.[7]

O diagnóstico da sífilis congênita é basicamente sorológico com os testes não treponêmicos (TNT) e testes treponêmicos (TT). Dentre os TNT, o mais empregado é o VDRL (*Veneral Disease Research Laboratory*), que pode ser qualitativo ou quantitativo e é utilizado como teste de triagem e acompanhamento de cura. A titulação duas vezes maior que a da mãe indica sífilis congênita. Outros métodos incluem o RPR (*Rapid plasm reagin*), o TRUST (*Toluidine red unheated serum test*) e o USR (*Unheated-serum reagin*).[11]

Os TT são mais específicos e têm boa sensibilidade, sendo frequentemente usados para confirmação diagnóstica. São eles: teste rápido, exame direto do treponema, FTA Abs, TP-PA, TPHA, Elisa IgM, Imunoblot IgM e PCR.[11]

Será considerado diagnóstico de sífilis congênita se: [11]

- Mãe inadequadamente tratada ou não tratada, independentemente do quadro clínico ou de exames complementares do RN.
- O RN apresentar manifestação clínica ou alteração no líquor, no exame radiológico ou TNT reagente, independentemente do histórico de tratamento da mãe ou da titulação do TNT materno.
- TNT do RN com titulação duas vezes maior que a materna, independentemente do histórico de tratamento materno.
- TNT do RN persistentemente reagente após 6 meses de idade ou TT reagente após 18 meses de vida sem tratamento prévio.

Todo RN com sífilis congênita deve ser submetido a investigação completa com exame radiológico para avaliação dos ossos longos e punção lombar para análise do líquor.[11]

Diagnóstico diferencial

Deve ser feito com infecções congênitas como toxoplasmose, rubéola, herpes simples e citomegalovírus, que podem provocar alterações oculares semelhantes às encontradas na sífilis congênita.[12]

Tratamento

É fundamental ressaltar que o que determinará o protocolo de tratamento a ser utilizado será a presença ou não de acometimento do sistema nervoso central.[11]

O tratamento é realizado com penicilina G cristalina ou procaína por 10 dias. No caso de lesão ocular, o tratamento deve ser o mesmo realizado para a neurossífilis, sendo exclusivamente com penicilina G cristalina.[4,11]

Prevenção

A prevenção começa pela educação e orientação das mulheres em idade fértil quanto aos cuidados necessários para se evitar as infecções sexualmente transmissíveis (ISTs). No caso das gestantes, a investigação deve incluir um bom acompanhamento pré-natal e a realização de sorologia de triagem no primeiro e terceiro trimestres e no momento do parto. Se a doença for diagnosticada na gestante, deve-se realizar imediatamente o tratamento com penicilina benzatina da paciente. A partir de 2017, o tratamento do parceiro deixou de ser considerado critério para definição de tratamento materno adequado. O RN de mãe soropositiva para sífilis deve ser investigado ainda na maternidade e iniciado tratamento o mais precocemente possível, quando indicado. É recomendado acompanhamento oftalmológico, neurológico e audiológico semestral nas crianças até os 2 anos.[9,11]

ZIKA

A síndrome da Zika congênita é uma doença potencialmente grave causada pela transmissão do vírus Zika durante a gestação. Foi responsável por um surto de microcefalia no ano de 2015, principalmente no nordeste brasileiro. Além da microcefalia, pode cursar com outras anormalidades no cérebro, na audição e visão.[14,15]

Fisiopatologia

A transmissão do vírus Zika ocorre principalmente pela picada do mosquito *Aedes aegypti* (mesmo transmissor da dengue, chikungunya e febre amarela), pela relação sexual ou por transfusão de sangue. O vírus já foi isolado no sêmen, sangue, urina, líquido amniótico, saliva e no líquor.[14]

A síndrome da Zika congênita acontece quando o vírus atravessa a barreira placentária e provoca graves danos ao feto. A transmissão vertical ocorre tanto na gestante sintomática quanto na assintomática e estima-se que a taxa de transmissão seja de 26%. O feto ou RN positivo (IgM e IgG) para o vírus Zika tem chance sete vezes maior de ter complicações graves do que os que testaram negativo para o vírus.[14]

Diagnóstico

A doença adquirida apresenta tempo de evolução de aproximadamente 4 a 7 dias. Cursa com exantema maculopapular, prurido, febre baixa ou ausência de febre, cefaleia, hiperemia conjuntival, dor e edema de punhos e tornozelos. Porém, até 80% dos casos são assintomáticos.[14]

Na infecção congênita pelo vírus da Zika a manifestação clínica mais frequente é a microcefalia. Outros achados neurológicos incluem desproporção craniofacial, espasticidade, convulsão, irritabilidade, disfunção do tronco encefálico, hipertonia, atrofia cortical e subcortical, calcificações cerebrais, ventriculomegalia, hipoplasia do cerebelo, estreitamento ou hipoplasia do corpo caloso e perda auditiva neurossensorial.[16]

As manifestações oculares estão mais presentes nas infecções contraídas no primeiro trimestre, chegando a acometer 34-55% dos RN, sendo mais frequentes as alterações do nervo óptico e da mácula. Esses bebês geralmente apresentam aumento da escavação do nervo óptico, hipoplasia (com sinal de duplo anel) ou atrofia (palidez) do nervo óptico, atrofia coriorretiniana e lesão macular com pigmentação focal ou perda do brilho foveal. Outros achados incluem hemorragia retiniana, microftalmia e coloboma do nervo óptico ou de retina periférica. Nistagmo pode estar presente nos RN com malformações oculares, como atrofia do nervo óptico ou atrofia coriorretiniana. É importante ressaltar que muitas vezes a alteração ocular é o primeiro sinal a levantar suspeita de infecção congênita pelo vírus Zika.[16-18]

O diagnóstico laboratorial padrão-ouro é a detecção do RNA viral através do teste da transcriptase reversa seguida da PCR, que pode ser realizado no sangue, urina ou saliva. Outros exames que também podem ser usados para o diagnóstico são isolamento viral e sorologia específica IgM e IgG para o vírus Zika.[14,16]

Diagnóstico diferencial

É feito principalmente com as outras arboviroses como a dengue, a chikungunya e a febre do Nilo Ocidental. As doenças do grupo STORCH (sífilis, toxoplasmose, rubéola, citomegalovírus e herpes) também fazem parte do diagnóstico diferencial.[16,17]

Tratamento

Não existe tratamento específico, ele é direcionado para o controle dos sintomas. O tratamento das complicações será orientado para estimulação neuropsicomotora e estimulação visual. No caso das alterações oculares, a estimulação visual precoce e o uso de correção visual, quando necessária, é fundamental, uma vez que a visão da criança está em desenvolvimento.[14]

Prevenção

A principal prevenção consiste no controle do vetor, o *Aedes aegypti*.[14]

CITOMEGALOVÍRUS

O citomegalovírus (CMV) é um DNA vírus que pertence à família *Herpesviridae*, altamente prevalente em todo o mundo. A contaminação pode ocorrer na fase adulta, na infância ou intraútero, por transmissão vertical. A forma congênita acomete de 0,3% a 2% dos nascimentos no mundo, 10-15% desses RN são sintomáticos e, desses, 20-30% vão a óbito.[6,19]

A infecção materna primária é a principal causa da infecção congênita (30% a 50%), mas a infecção por reativação também pode acontecer (1% a 3%), porém com menor chance de sequelas ao RN. O risco de transmissão vertical é maior quando a infecção acontece no terceiro trimestre, entretanto as lesões congênitas mais graves ocorrem na infecção contraída no primeiro trimestre.[6,7,20]

Fisiopatologia

O CMV é um agente altamente contagioso e pode ser excretado na urina, saliva, lágrima, sêmen e secreções cervicais por anos. O compartilhamento de seringas, a transfusão de sangue e o transplante de órgãos são outras formas de transmissão. No caso da infecção congênita, a via é transplacentária.[21-23]

A infecção perinatal ocorre intraparto pelo contato com as secreções cervicais na passagem pelo canal do parto ou pelo leite materno, sem indicação de suspensão do aleitamento materno da mãe soropositiva para o citomegalovírus.[21-23]

Diagnóstico

Os principais sinais e sintomas da infecção congênita são: crescimento intrauterino restrito, prematuridade, microcefalia, hidrocefalia, calcificações cerebrais, hepatoesplenomegalia, trombocitopenia, anemia, icterícia e coriorretinite. Manifestações tardias como atraso no desenvolvimento psicomotor, alterações neurológicas, perda auditiva e coriorretinite podem ser encontradas em mais de 90% das crianças com citomegalovírus congênito assintomático ao nascimento.[6,7,19,21]

A perda visual frequentemente ocorre por coriorretinite, que está presente em 15 a 22% dos RN sintomáticos, neuropatia óptica ou lesão cortical. A coriorretinite provoca uma cicatriz retiniana pigmentada que pode estar associada a vitreíte focal e está presente em mais de 20% dos RN sintomáticos (Figuras 1 e

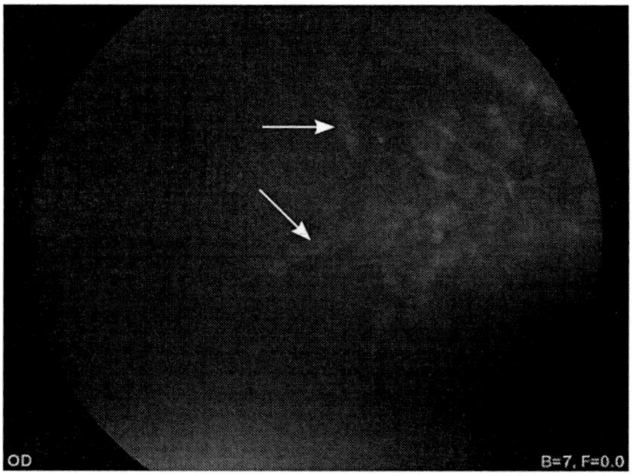

Figura 1 Coriorretinite cicatrizada. Fonte: arquivo pessoal da autora, com permissão. Versão colorida da figura encontra-se na plataforma virtual do livro.

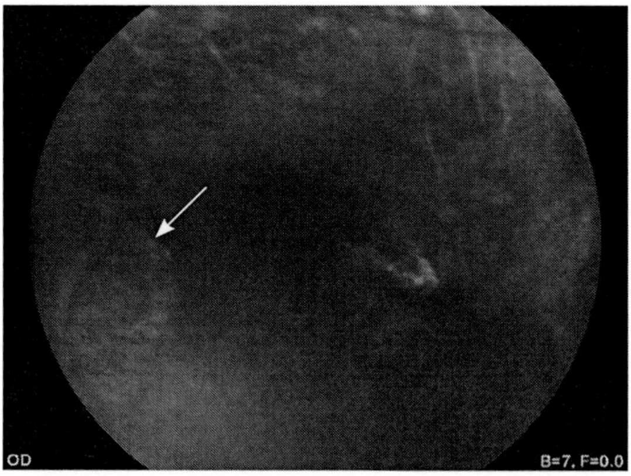

Figura 2 Coriorretinite e aumento difuso da pigmentação. Fonte: arquivo pessoal da autora, com permissão. Versão colorida da figura encontra-se na plataforma virtual do livro.

2). Outras manifestações oculares podem estar presentes com menos frequência, como ceratopatias, catarata, microftalmia e estrabismo.[6,7]

O diagnóstico sorológico da primoinfecção materna é feito pela presença de IgM e IgG no sangue da paciente previamente negativa. O aumento da sua titulação no intervalo de quatro semanas pode ocorrer por infecção recente ou devido a infecção recorrente. Uma única dosagem do IgM não fecha diagnóstico, uma vez que pode persistir por até 6 meses no sangue. Podem ser realizados também o isolamento viral ou a detecção do DNA viral por PCR na urina ou saliva. O diagnóstico fetal é feito pela detecção do DNA viral no líquido amniótico por PCR ou cultura.[6,19]

O diagnóstico perinatal definitivo é feito por PCR na urina ou saliva nas primeiras 3 semanas de vida, pois praticamente 100% das crianças infectadas excretam grande quantidade do vírus. Pode ser realizada também a pesquisa do IgM no sangue do RN, uma vez que ele não ultrapassa a barreira placentária. A detecção do vírus na urina ou sangue por PCR entre 4 e 12 semanas de vida indica infecção no período perinatal ou pós-natal recente.[6,20]

Diagnóstico diferencial

O diagnóstico diferencial é basicamente feito com as outras infecções congênitas, como toxoplasmose, sífilis e herpes.[2,4,19]

Tratamento

Na gestante, o tratamento da infecção adquirida pode ser realizado pela administração de foscarnet, ganciclovir ou valganciclovir, porém não está associado à diminuição na taxa de transmissão e geralmente os medicamentos não são indicados pelo risco de toxicidade fetal. O tratamento da infecção neonatal com ganciclovir venoso, ou com sua pró-droga valganciclovir, está indicado se houver alteração do sistema nervoso central, coriorretinite ou pneumonite. A administração intravítrea de ganciclovir ou foscarnet pode ser indicada nos casos resistentes ao tratamento convencional. O início do tratamento deve ser decidido de forma criteriosa, pois o ganciclovir é uma droga com alto potencial tóxico, podendo causar perda auditiva e neutropenia.[6,7,23]

Prevenção

As principais medidas preventivas consistem na higiene das mãos com água e sabão após contato com saliva e urina, além de melhora do saneamento básico nas regiões mais pobres.[21,23]

HERPES SIMPLES

As infecções pelo vírus herpes simples (HSV) são endêmicas em todo o mundo e são causadas por dois tipos de DNA-vírus pertencentes à família *Herpesviridae*: tipo 1 (HSV-1) e tipo 2 (HSV-2). O HSV-1 está mais relacionado às lesões periorais e oculares, porém nos últimos anos também tem aumentado sua incidência nas lesões genitais. Já o tipo 2 (HSV-2) é o responsável pelas lesões genitais. As infecções congênitas pelo HSV apresentam grande prevalência e são responsáveis por alta morbimortalidade em RN.[7,19]

Fisiopatologia

A transmissão do vírus ocorre tanto por pessoas sintomáticas quanto assintomáticas. A transmissão materno-infantil pode acontecer durante a gestação (5%), o parto (85%) ou no período neonatal (10%). A primoinfecção pelo HSV-2 é o principal responsável pela infecção congênita, chegando a atingir taxa de transmissão de 33-50% nas crianças expostas e, entre os infectados, a taxa de RN sintomáticos é de 12%. A infecção congênita pode levar a sérios danos como óbito fetal, lesões de pele, malformação do sistema nervoso central e alterações oculares no RN.[6]

Diagnóstico

As manifestações clínicas frequentemente relacionadas à infecção congênita pelo HSV são restrição do crescimento intrauterino, prematuridade, vesículas cutâneas agrupadas e recorrentes. As lesões neurológicas mais comuns são microcefalia, calcificação intracraniana, encefalite, convulsão e retardo psicomotor.[6,7,24,25]

Na infecção perinatal foi relatada a incidência de 17% de alterações oculares, como blefaroconjuntivite com vesículas palpebrais, ceratite dendrítica, lesões hiperpigmentadas na retina periférica que evoluem para cicatriz coriorretiniana, vitreíte e microftalmia. A lesão mais frequente no herpes congênito é a retinite bilateral. Dentre as manifestações tardias podem ser observadas a neurite e a atrofia do disco óptico, cicatriz corneana e catarata. A retinite fulminante aguda é rara em crianças. Nistagmo e estrabismo podem estar presentes no lactente, principalmente se houver lesão neurológica associada.[4,6,7]

A infecção pós-natal recorrente geralmente cursa com necrose retiniana aguda. Inicia-se com áreas de necrose focal periférica com propagação rápida, oclusão vascular, vitreíte e inflamação da câmara anterior (espaço entre a íris e a córnea). O acometimento da córnea pode ser definido por ceratite epitelial, ceratopatia neurotrófica, ceratite estromal e endotelite. A doença recorrente geralmente está relacionada à reativação da infecção congênita ou perinatal pelo HSV-2.[6,26]

A criança maior pode apresentar uveíte com sintomas intensos, com dor, congestão, hiperemia, fotofobia, lacrimejamento e hipertensão ocular.[4]

O diagnóstico da infecção pelo HSV pode ser feito por cultura do vírus ou por PCR, que é o mais utilizado. A cultura é feita na urina, em fragmentos de pele ou mucosa, da conjuntiva, orofaringe ou reto. O PCR pode ser realizado em amostras de secreção nasofaríngea, líquor, sangue e pele. O RN deve ser acompanhado por 7 a 14 dias, que é o período de incubação do vírus.[6,7,19,25]

Diagnóstico diferencial

É principalmente feito com as outras infecções congênitas do chamado grupo STORCH+Z.[4]

Tratamento

A infecção neonatal é tratada com aciclovir venoso por 14 a 21 dias. Na presença de uveíte herpética, associa-se corticoide tópico ou oral. Porém, na presença de lesão epitelial corneana, deve-se evitar o uso de corticoide e muitas vezes é necessária a associação de terapia tópica com anti-herpético em pomada. O uso prolongado da terapia antiviral diminui a chance de recorrência, porém pode provocar neutropenia.[4,6]

Prevenção

O pré-natal bem realizado é a melhor estratégia para prevenção do herpes congênito. No caso de gestante com lesão vaginal no momento do parto, indica-se a cesariana.[7]

DESAFIOS ATUAIS

A realização de um bom pré-natal com rastreamento adequado das infecções na gestante é primordial. Campanhas educativas para orientação e conscientização, principalmente da população jovem, quanto ao uso de preservativos para evitar as ISTs, diminuiria muito, por exemplo, a probabilidade de ocorrência do herpes e da sífilis congênita.

Investimento financeiro, pesquisas para produção de vacinas e estudos buscando tratamentos eficazes são essenciais, assim como o controle do vetor do vírus Zika. A rubéola é uma doença prevenível de forma simples, uma vez que a vacina faz parte do calendário de vacinação da criança e do adolescente, e campanhas de vacinação ajudam na atualização das vacinas pendentes, diminuindo assim a chance de contrair rubéola na gestação.

ORIENTAÇÕES AOS PAIS

Os pais devem ser esclarecidos que a prevenção da doença congênita é sempre a melhor conduta e que isso começa antes mesmo da concepção. Deve-se enfatizar nas consultas de pré-natal a rotina de exames e sua importância. Quando for diagnosticada alguma doença, orientar como deve ser o tratamento e a necessidade de realizá-lo adequadamente, de forma a minimizar possíveis danos ao bebê que está sendo gerado.

Outro ponto relevante é o acompanhamento clínico em longo prazo, mesmo que o RN seja assintomático ao nascimento, pelo risco de sequelas com aparecimento tardio.

✓ CONCLUSÃO

As infecções congênitas consistem em um grupo de doenças que causam imenso impacto familiar e na sociedade, pois podem provocar no RN graves problemas de saúde que poderão se perpetuar por toda a vida, exigindo demanda emocional e financeira da família nos cuidados desse paciente. A participação do setor público é fundamental na conscientização da população por meio de campanhas educativas, estruturação de pré-natal de qualidade e disponibilização de tratamento e vacinação para os centros de saúde.

REFERÊNCIAS BIBLIOGRÁFICAS

1. Brasil. Ministério da Saúde. Secretaria de Vigilância em Saúde. Secretaria de Atenção à Saúde. Orientações integradas de vigilância e atenção à saúde no âmbito da Emergência de Saúde Pública de Importância Nacional: procedimentos para o monitoramento das alterações no crescimento e desenvolvimento a partir da gestação até a primeira infância, relacionadas à infecção pelo vírus Zika e outras etiologias infeciosas dentro da capacidade operacional do SUS. 2017. Disponível em: https://bvsms.saude.gov.br/bvs/publicacoes/orientacoes_integradas_vigilancia_atencao_emergencia_saude_publica.pdf. Acessado em: 28/05/23.
2. Brasil. Ministério da Saúde. Secretaria de Vigilância em Saúde. Guia de vigilância epidemiológica. 6.ed. Brasília: Ministério da Saúde; 2005. Disponível em: https://bvsms.saude.gov.br/bvs/publicacoes/Guia_Vig_Epid_novo2.pdf. Acessado em: 28/05/23.
3. Lima LAC, Linhares LPC, Araújo SS, Teixeira AB, Monteiro CG. Síndrome da rubéola congênita. RBAC. 2019;51(2):107-10.

4. Belfort Junior R, Muccioli C. Uveítes de causas não reumáticas na infância. In: Nakanami CR, Zin A, Belfort Junior R. Oftalmopediatria. São Paulo: Roca; 2010. p. 451-76.
5. Granzotti JA, Amaral FTV, Sassamoto CA, Nunes MA, Grellet MA. Síndrome da rubéola congênita e a ocorrência de cardiopatias congênitas. J Pediatr. 1996;72(4):242-4.
6. Shakoor A, Sy A, Acharya N. Ocular manifestation of intrauterine infections. In: Hoyt CS, Taylor D. Pediatric: ophthalmology and strabismus. 4.ed. Philadelphia: Elsevier Saunders; 2013. p. 79-84.
7. Morais LNA. Infecções neonatais. In: CBO – Oftalmologia pediátrica e estrabismo. 4.ed. v.2. Rio de Janeiro: Cultura Médica; 2017. p. 97-107.
8. Oliveira MLS, Di Giovanni ME, Neto Jr FP, Tartarella MB. Catarata congênita: aspectos diagnósticos, clínicos e cirúrgicos em pacientes submetidos a lensectomia. Arq Bras Oftalmol. 2004;67(6):921-6.
9. Serviço de Vigilância Epidemiológica. Coordenação do Programa Estadual DST/Aids-SP. Coordenadoria de Controle de Doenças CCD. Secretaria de Estado da Saúde SES-SP. Sífilis congênita e sífilis na gestação. Rev Saude Publica. 2008;42(4):768-72.
10. Moura MSS, Figueiredo Junior I, Pinheiro FMC, Lima DA. Congenital infections (syphilis and human immunodeficiency virus) in a federal hospital in Rio de Janeiro. DST – J Bras Doenças Sex Transm. 2021;33:e213308:1-5.
11. Domingues CSB, Duarte G, Passos MRL, Sztajnbok DCN, Menezes MLB. Protocolo Brasileiro para Infecções Sexualmente Transmissíveis 2020: sífilis congênita e criança exposta à sífilis. Epidemiol Serv Saúde. 2021;30(esp1):e2020597.
12. Sociedade de Pediatria de São Paulo; Graziano RM. Sífilis congênita: Comprometimento ocular. 11/10/2016. Disponível em: https://www.spsp.org.br/2016/10/11/sifilis_congenita_comprometimento_ocular. Acessado em: 28/05/23.
13. Acácio RS, Silva AF, Carvalho FSM, Santana MA, Ferreira RC, Nobre TZ, et al. Sífilis congênita diagnosticada através do reflexo vermelho. Residência Pediátrica. 2020;10(01):23-6.
14. Gustavino AB. Alterações neurológicas, visuais e auditivas em crianças com exposição intrauterina ao vírus zika [dissertação]. Rio de Janeiro: Maternidade Escola da Universidade Federal do Rio de Janeiro; 2020.
15. Martins RS, Fróes MH, Saad LdC, Ignácio Junior SM, Prado WDA, Figueiredo EM, et al. Descrição dos casos de síndrome congênita associada à infecção pelo ZIKV no estado de São Paulo, no período 2015 a 2017. Epidemiol Serv Saúde. 2018;27(3):e2017382.
16. Peloggia A, Ali M, Nanda K, Bahamondes L. Zika virus exposures in pregnancy and its association with newborn visual anomalies and hearing loss. Int J Gynecol Obstet. 2008;143:277-81.
17. Ventura CV, Maia M, Ventura BV, Linden VVD, Araújo EB, Ramos RC, et al. Achados oftalmológicos em lactentes com microcefalia e infecção presumida pelo vírus Zika. Arq Bras Oftalmol. 2016;79(1): 1-3.
18. Zin AA, Tsui I, Rossetto J, Vasconcelos Z, Adachi K, Valderramos S, et al. Screening criteria for ophthalmic manifestations of congenital Zika virus infection. JAMA Pediatr. 2017;171(9):847-54.
19. Casanovas AF, Cardellá VC. Manejo de las infecciones por citomegalovirus y virus herpes simple en gestantes y recién nacidos. Rev Cubana Obstet Ginecol. 2016;42(1):21-5.
20. Crismatt CE, Bueno A, Quintães MDS, Lozoya C. A placenta pode auxiliar no diagnóstico da citomegalovirose congênita? Rev Ped SOPERJ. 2020;20(2):67-70.

21. Lobato-Silva DF. Citomegalovírus: epidemiologia baseada em dados de soroprevalência. Rev Pan-Amaz Saude. 2016;7(esp):213-9. Disponível em: http://scielo.iec.gov.br/scielo.php?script=sci_arttext&pid=S2176-62232016000500213&lng=pt. Acessado em: 28/05/23.
22. Maternidade Escola da Universidade Federal do Rio de Janeiro. Infecção pelo citomegalovírus. Rotinas assistenciais. Disponível em: http://www.me.ufrj.br/images/pdfs/protocolos/neonatologia/infeccao_por_citomegalovirus.pdf. Acessado em: 28/05/23.
23. Rawlinson WD, Hamilton ST, van Zuylen WJ. Update on treatment of cytomegalovirus infection in pregnancy and of the newborn with congenital cytomegalovirus. Curr Opin Infect Dis. 2016;29(6):615-24.
24. Avila EC, Finger-Jardim F, Gonçalves CV, Hora VP, Soares MA, Martinez AMB. Alta incidência do vírus herpes simplex 1 em sangue de cordão e infecção na placenta de mulheres no sul do Brasil. Rev Bras Ginecol Obstet. 2020;42(1):5-11.
25. Carvalho AL, Anchieta LM, Romanelli RMC. Infecções congênitas por herpes-vírus. Rev Med Minas Gerais. 2014;24(2):217-26.
26. Freitas D, Gomes JAP. Ceratites infecciosas em crianças. In: Nakanami CR, Zin A, Belfort Junior. Oftalmopediatria. São Paulo: Roca; 2010. p. 253-74.

8

INFECÇÕES CONGÊNITAS 2: TOXOPLASMOSE

Ana Cristina Cisne Frota
Bárbara Gonet
Charbell Miguel Haddad Kury
Tânia Cristina de Mattos Barros Petraglia

OBJETIVOS

- ✓ Identificar as variadas formas de apresentação clínica e laboratorial da toxoplasmose.
- ✓ Informar sobre a possível gravidade dos casos de toxoplasmose congênita.
- ✓ Alertar sobre o risco de cegueira na infecção por toxoplasmose.
- ✓ Esclarecer sobre as melhores práticas de investigação e conduta de tratamento.

INTRODUÇÃO

A toxoplasmose é uma doença infecciosa causada pelo protozoário *Toxoplasma gondii*. O oocisto (estágio infectante) pode se manter viável por mais de um ano no solo, na água doce ou salgada. Seu diagnóstico é de extrema importância, pois, apesar de ser assintomática na maioria dos casos, quando adquirida na gestação pode causar danos irreversíveis ao feto e ao recém-nascido (RN). A gravidade da infecção depende da idade gestacional em que a transmissão materno-fetal ocorre. Além disso, gestantes que têm alguma situação associada à imunodepressão, como HIV, linfomas e uso de medicações imunossupressoras, podem ter reativação da doença, levando à toxoplasmose congênita.[1]

EPIDEMIOLOGIA

Após a infecção aguda materna no período gestacional, o risco médio de transmissão para o feto é de 30%. A taxa de infecção congênita no primeiro trimestre varia entre 15% e 25%; no 2º trimestre, entre 30% e 54%; e no 3º trimestre, entre 60% e 71%.[2] A evidência sorológica de transmissão vertical no primeiro trimestre ocorre em apenas 10-15% dos casos, entretanto, esses RN apresentam doença neonatal mais grave. Quando a transmissão ocorre no terceiro trimestre, a taxa de infecção no RN é maior, porém os sinais e sintomas são mais leves.[1]

A maioria dos RN com toxoplasmose congênita (85%) não apresenta sinais ou sintomas ao nascimento, mas 50% apresentarão alterações neurológicas e até 85% apresentarão coriorretinite nos primeiros anos de vida.[3]

FISIOPATOLOGIA

A infecção no homem ocorre geralmente pela via oral-fecal, por meio do contato com fezes de gato, água ou solo contaminados, que contêm oocistos infectantes. A infecção também pode ocorrer por meio da ingestão de carne crua ou mal cozida de animais que tenham cistos em seu organismo (boi, galinha, porco etc.). Mais raramente, foi descrita infecção por transfusão de sangue ou derivados, em indivíduos transplantados e após acidente com material biológico. Não há evidências de transmissão homem-homem, exceto pela transmissão vertical durante a gestação.[4]

DIAGNÓSTICO

O Ministério da Saúde recomenda a investigação da toxoplasmose na gestante suscetível, com triagem em áreas de elevada prevalência, já na primeira consulta do pré-natal, para possibilitar o tratamento precoce, caso seja necessário.[3]

A toxoplasmose congênita tem como manifestação clínica clássica a presença de calcificação cerebral, coriorretinite e hidrocefalia, o que configura a tríade de Sabin. A lesão retiniana mais frequente é a macular ou peripapilar (em torno do nervo óptico), podendo também ser observada na periferia. Podem coexistir lesões em estágios diferentes. Caracteristicamente é uma retinite focal, granulomatosa e exsudativa (Figuras 1 e 2). Está presente em 75-80% dos casos e 85% das manifestações são bilaterais.

A doença pode não estar presente ao nascimento, se manifestar durante os primeiros meses de vida ou apresentar manifestação tardia associada à recaída da infecção congênita não diagnosticada. Em cerca de 50% dos casos haverá prejuízo importante da visão por lesão na mácula. O segmento anterior do olho geralmente não é afetado no início da doença. Já na doença recorrente, pode haver inflamação (uveíte anterior) e aumento da pressão intraocular.[1,5,6]

Outros achados oftalmológicos incluem microftalmia, estrabismo, catarata, nistagmo, panuveíte e atrofia óptica. A toxoplasmose ocular é a causa mais comum

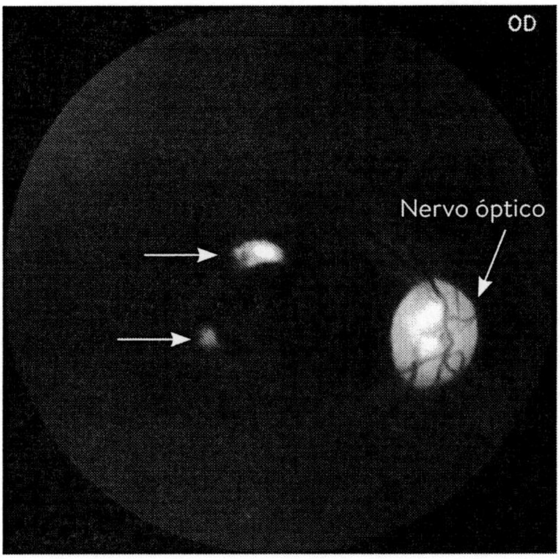

Figura 1 Coriorretinite macular cicatrizada. Fonte: cortesia da Dra. Viviane Lanzelotte, com permissão. Versão colorida da figura encontra-se na plataforma virtual do livro.

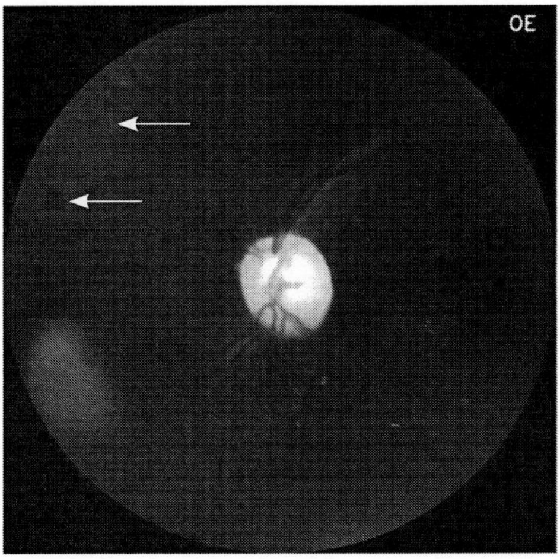

Figura 2 Coriorretinite periférica cicatrizada. Fonte: cortesia da Dra. Viviane Lanzelotte, com permissão. Versão colorida da figura encontra-se na plataforma virtual do livro.

de uveíte no Brasil. Os sintomas sistêmicos mais comuns nas formas congênitas são convulsão, febre, icterícia, anemia e hepatoesplenomegalia.[4,5]

A investigação sorológica materna é feita pela pesquisa dos anticorpos IgM e IgG para toxoplasmose já na primeira consulta do pré-natal. Sorologias negativas excluem infecção. IgG positivo com IgM negativo significa infecção antiga. Na presença de IgM positivo, com ou sem titulação positiva para IgG é necessária confirmação diagnóstica com o teste de avidez do IgG (exame que mede a capacidade de ligação do anticorpo ao antígeno). Alta avidez significa que os anticorpos foram produzidos há mais de 12-16 semanas; com isso estima-se o momento da infecção.[3]

O diagnóstico da transmissão materno-fetal é feito pelo teste de reação em cadeia da polimerase (PCR) realizado no líquido amniótico. Quando for possível realizar PCR, a amniocentese deve ser realizada quatro semanas após a infecção materna ou entre 18 e 21 semanas de gestação. O método tem valor preditivo positivo de 100% e valor preditivo negativo de 99,7% na 18ª semana, portanto, nesse período, o resultado negativo praticamente exclui a infecção fetal.[3,7]

O diagnóstico da toxoplasmose congênita ocular é feito pela presença de coriorretinite característica no fundo de olho e exame sorológico para toxoplasmose. A avaliação sorológica do RN e do lactente impõe desafios, já que o diagnóstico sorológico no RN pode ser feito pela dosagem de IgM, IgA e IgG. Os anticorpos IgM e IgA, coletados após o 5º dia de vida, apresentam sensibilidade semelhante e quando presentes no lactente menor que 6 meses confirmam o diagnóstico, pois não ultrapassam a barreira placentária.[3]

Entretanto, quando a IgM e/ou a IgA não foram dosadas ao nascimento, o diagnóstico pode ser feito pelo acompanhamento periódico dos títulos de IgG antitoxoplasma ao longo do primeiro ano de vida. A exclusão da infecção congênita no lactente ocorre quando há negativação dos títulos de IgG antes de 1 ano de idade com dosagens mensais ou a cada 2 meses.[3]

Os anticorpos IgG podem resultar da transferência de anticorpos maternos por via transplacentária ou da produção do anticorpo pela criança. Dessa forma, em uma criança com lesão ocular com história de toxoplasmose aguda materna na gestação e que apresente somente IgG antitoxoplásmica detectável, a realização de sorologias periódicas (a cada 1 a 3 meses) é necessária para acompanhar os níveis de IgG para confirmar a presença de infecção. Níveis persistentemente aumentados ou ausência de declínio de IgG na criança após o 4º mês de vida podem ser indicativos de infecção congênita. Nessa situação, o tratamento não deve ser postergado, mesmo enquanto ocorre o acompanhamento sorológico.[8]

Todo RN com suspeita de toxoplasmose congênita deve realizar: exame clínico e neurológico, avaliação oftalmológica com mapeamento de retina, ultrassonografia transfontanela ou tomografia computadorizada de crânio, avaliação da acuidade auditiva, hemograma completo, investigação da função hepática e análise liquórica (em casos selecionados). O PCR para toxoplasmose pode ser realizado no sangue ou líquor.[3,9]

No Quadro 1, em material publicado pelo Ministério da Saúde, estão resumidos os critérios para definição de caso de toxoplasmose congênita em crianças.[10]

No Brasil, os casos suspeitos, prováveis ou confirmados de toxoplasmose gestacional devem ser notificados.[3]

Quadro 1 Critérios para definição de casos de toxoplasmose congênita em crianças

- Presença de IgM antitoxoplasma positiva em crianças entre cinco dias e seis meses de idade.
- Persistência de positividade de IgG após 12 meses de vida, independentemente da presença de sinais ou sintomas da doença.
- Presença de sinais e/ou sintomas sugestivos de toxoplasmose congênita em crianças nascidas de mães com IgG positiva para toxoplasmose, após exclusão de outras possíveis etiologias.
- Presença de PCR positiva para toxoplasmose no exame do líquido amniótico.

Fonte: adaptado de Brasil, 2014.[10]

Acompanhamento oftalmológico

A primeira avaliação oftalmológica do RN com doença suspeita ou confirmada é realizada logo após o nascimento, preferencialmente por um oftalmologista com experiência em mapeamento de retina no RN. Os bebês que apresentam coriorretinite são acompanhados com maior frequência, a cada uma ou duas semanas, para avaliar a evolução da doença e definir o momento de redução e suspensão do corticoide, o que ocorrerá após a cicatrização total das lesões retinianas.[9,11]

Em caso de suspeita ou confirmação do diagnóstico de toxoplasmose congênita e com o exame de fundo de olho normal ao nascimento, deve-se seguir a seguinte orientação:[9,11]

- Primeiro ano de vida: exames a cada 3-4 meses.
- Segundo ano de vida: exames a cada 4-6 meses.
- Após o terceiro ano de vida: exames a cada 6 meses até 6 anos de idade.

No caso de exclusão total do diagnóstico, suspende-se o acompanhamento.

DIAGNÓSTICO DIFERENCIAL

Deve ser realizado com as infecções que causam lesões necrosantes na retina, como citomegalovírus, sífilis, Zika e mononucleose.[5]

TRATAMENTO

O tratamento da toxoplasmose congênita começa no momento da confirmação do diagnóstico de doença materna. É prescrita para a gestante espiramicina, um macrolídeo que não atravessa a barreira placentária, mas está associada a menor sequela no feto, apesar de não diminuir a taxa de transmissão materno-fetal. O fármaco é administrado no primeiro trimestre (antes de 18 semanas de gestação) e no último mês de gestação.[4,8]

Se caracterizada a infecção fetal (PCR do líquido amniótico positiva ou alterações ultrassonográficas sugestivas) e a gestante estiver com mais de 18 semanas de idade gestacional, o tratamento deverá ser direcionado para medicamentos que penetrem a placenta, em especial a associação entre sulfadiazina e pirimetamina, acrescida do ácido folínico.[8]

Após a confirmação diagnóstica, inicia-se o tratamento do RN com sulfadiazina e pirimetamina durante um ano. Deve-se associar o ácido folínico para prevenção da leucopenia e trombocitopenia causadas pela pirimetamina. O uso de corticoide está indicado quando houver lesão macular, do nervo óptico ou vitreíte grave, e só deve ser iniciado quando o paciente já estiver em uso do tratamento específico. O corticoide mais utilizado é a prednisona ou prednisolona, na dose de 1 a 2 mg/kg/dia, VO, a cada 12 ou 24 horas, por 4 semanas, ou enquanto persistirem os sinais inflamatórios. Uma vez observada a melhora do processo inflamatório das lesões, inicia-se a redução gradual semanal da dose até a suspensão. As famílias devem ser orientadas para postergar a aplicação de vacinas à base de micro-organismos vivos, como a BCG e rotavírus, durante o período em uso de corticoide.[5,8]

Atualmente, estudos mostram que o tratamento profilático com sulfametoxazol + trimetropim diminuiu a gravidade e a frequência das recidivas oculares.[5]

O fator primordial é iniciar a terapêutica dos RN sintomáticos ou assintomáticos, com exames confirmatórios de infecção pelo *Toxoplasma*, logo na primeira semana. No Quadro 2 está descrito um esquema terapêutico preferencial para a toxoplasmose congênita, proposto pela Sociedade Brasileira de Pediatria (o uso do corticoide já foi descrito anteriormente no texto).[11]

Uma vez decidido pelo início do tratamento, deve-se proceder ao acompanhamento laboratorial com hemograma completo e dosagem de transaminases. Realizam-se tais exames, minimamente, ao início do tratamento, após 14 dias e mensalmente (até 15-30 dias após o término), a fim de identificar os principais eventos adversos: neutropenia e hepatite. Contagem de neutrófilos abaixo de 1.000 deve ser confirmada e, se mantida, as doses dos medicamentos devem ser ajustadas para dosagens menores, mas ainda terapêuticas: sulfadiazina (80 a 100 mg/kg/dia) e pirimetamina (0,8 a 1 mg/kg/dia).[8]

PREVENÇÃO

A profilaxia da doença congênita depende basicamente da detecção precoce e do tratamento adequado da gestante. O ideal é efetuar o rastreamento

Quadro 2 Esquema preferencial de tratamento de toxoplasmose congênita

Antiparasitário	Dose	Observações
Sulfadiazina	100 mg/kg/dia VO 12 em 12 h	▪ Utilizada diariamente por 1 ano. Pode causar reações de hipersensibilidade ▪ Manipulação da medicação para bebês
Pirimetamina	2 mg/kg/dia VO 12 em 12 h por 2 dias e depois 1 mg/kg/dia em dose única diária	▪ Utilizada diariamente nos primeiros 6 meses. No segundo semestre, fazer em dias alternados (3x na semana) ▪ Em casos de leucócitos menores que 500/mm^3, interrompe-se temporariamente a pirimetamina ▪ Manipulação da medicação para bebês
Ácido folínico	5-10 mg 3x na semana	▪ Em caso de neutropenia aumenta-se a dose de ácido folínico para 10 mg diariamente
Observações	1. Para pacientes com HIV, o tempo de tratamento da toxoplasmose congênita pode ser superior a 1 ano. 2. O tratamento atual tem como alvo terapêutico apenas os taquizoítos em replicação. A pesquisa de novos fármacos é necessária para que também os cistos de bradizoítos sejam alvos terapêuticos, uma vez que cistos teciduais não são eliminados pelos tratamentos atuais e podem ser uma janela de oportunidades futuras para pacientes em risco de reativação da toxoplasmose[6]	

Fonte: Sociedade Brasileira de Pediatria, 2020.[11]

sorológico antes da gestação e realizar um bom acompanhamento pré-natal. No caso das gestantes soronegativas (suscetíveis), a coleta de exames sorológicos deverá ser mensal.

Todas as gestantes devem ser orientadas sobre o controle alimentar, evitando a ingestão de água não filtrada, de frutas e verduras mal lavadas e carne crua. Recomenda-se higienizar muito bem as mãos e utensílios após manipular alimentos e terra. Durante atividades como jardinagem ou que envolvam contato com o solo, sempre usar luvas (se essa atividade não puder ser suspensa). Além disso, sinalizar a necessidade de cuidados com relação ao contato com fezes de gato.[2]

DESAFIOS ATUAIS

Em muitas regiões, a realidade de saúde pública dificulta a realização de um pré-natal adequado, com medicina preventiva eficiente. O Brasil é um país continental e apresenta uma diversidade de padrões econômicos e sociais muito grande. Campanhas de conscientização e educação da população em geral são necessárias para evitar casos de toxoplasmose na gestação e assim diminuir a morbimortalidade neonatal.

ORIENTAÇÕES AOS PAIS

A participação do profissional de saúde, seja ele obstetra ou pediatra, é de extrema importância para o cuidado da gestante e do RN logo após o nascimento. São eles que irão orientar a família com relação aos cuidados que a gestante deve ter para evitar a doença, aderir adequadamente ao tratamento (caso seja feito o diagnóstico da doença) e sobre o acompanhamento e possíveis complicações para o RN.

Como mencionado, postergar a aplicação de vacinas de micro-organismos vivos, durante o uso de corticoides, é outra orientação importante.

Os pais devem estar cientes da responsabidade deles no acompanhamento da doença congênita, de forma a realizar um seguimento adequado do RN, prevenindo assim maiores sequelas para o bebê.

✓ CONCLUSÃO

A toxoplasmose congênita é uma doença grave e de grande importância, pois causa impacto financeiro, na relação familiar e na saúde pública. É uma doença evitável, que deve ser diagnosticada o mais precocemente possível, para que seja realizado o tratamento e seguimento adequados, a fim de minimizar complicações imediatas e futuras.

REFERÊNCIAS BIBLIOGRÁFICAS

1. Khan K, Khan W. Congenital toxoplasmosis: An overview of the neurological and ocular manifestations. Parasitol Int. 2018;67(6):715-21.
2. Peyron F, Wallon M, Kieffen F, Garweg J. Toxoplasmosis. In: Wilson CB, Nizet V, Maldonado YA, Remington JS, Klein JO (eds.). Infectious diseases of the fetus and newborn infant. 8.ed. Philadelphia: Elsevier Saunders; 2016. p. 949-1042.
3. Brasil. Ministério da Saúde. Secretaria de Vigilância em Saúde. Departamento de Vigilância das Doenças Transmissíveis. Protocolo de Notificação e Investigação: Toxoplasmose gestacional e congênita. Brasília: Ministério da Saúde; 2018.
4. Shakoor A, Sy A, Acharya N. Ocular manifestations of intrauterine infections. In: Hoyt CS, Taylor D. Pediatric: ophthalmology and strabismus. 4.ed. Toronto: Elsevier Saunders; 2013. p. 79-84.
5. Belfort Junior R, Muccioli C. Uveítes de causas não reumáticas na infância. In: Nakanami C, Zin A, Belfort Junior R. Oftalmopediatria. São Paulo: Roca; 2010. p. 461-6.
6. Gilbert RE, Freeman K, Lago EG, Bahia-Oliveira LM, Tan HK, Wallon M, et al. Ocular sequelae of congenital toxoplasmosis in Brazil compared with Europe. PLoS Negl Trop Dis. 2008;2(8):e277.
7. Pomares C, Montoya JG. Laboratory diagnosis of congenital toxoplasmosis. J Clin Microbiol. 2016;54(10):2448-54.

8. Frota ACC, Sampaio MG, Abreu TF. Toxoplasmose. In: Nogueira KT, Madeira IR (eds.). Série Pediatria SOPERJ. Infectologia Pediátrica. 2.ed. Barueri: Manole; 2020. p. 107-21.
9. Maldonado YA, Read JS. AAP committee on infectious diseases. Diagnosis, treatment, and prevention of congenital toxoplasmosis in the United States. Pediatrics. 2017;139(2):e20163860.
10. Brasil. Ministério da Saúde. Toxoplasmose. In: Doenças infecciosas e parasitárias: guia de bolso. 8.ed. Brasília: Ministério da Saúde; 2010. p. 394-7.
11. Sociedade Brasileira de Pediatria. Departamento de Neonatologia. Toxoplasmose congênita. Documento científico. Nº 06, julho de 2020. Disponível em: https://www.sbp.com.br/fileadmin/user_upload/22620d-DC_-_Toxoplasmose_congenita.pdf. Acessado em: 28/05/23.

9

CATARATA CONGÊNITA E INFANTIL – TESTE DO REFLEXO VERMELHO

Susana Knupp

OBJETIVOS

- ✓ Informar o pediatra sobre a importância do seu papel na catarata infantil.
- ✓ Alertar sobre os fatores de risco para catarata infantil.
- ✓ Orientar o encaminhamento precoce para garantir os melhores resultados de tratamento.
- ✓ Reforçar a importância da avaliação do reflexo vermelho na rotina pediátrica.

INTRODUÇÃO

A catarata congênita é uma das principais causas de cegueira prevenível na infância. Isso quer dizer que, se diagnosticada e tratada no tempo correto, podemos evitar a cegueira permanente da criança.[1]

A grande questão é o tempo até o diagnóstico e tratamento, que deve ser curto. Isso porque o desenvolvimento visual do bebê é muito acelerado nos primeiros meses de vida. Quando a catarata opacifica todo o eixo visual, ou seja, ocupa toda a área da pupila, ela é muito ambliogênica e causa cegueira muito rapidamente, se não retirada precocemente.

O teste do reflexo vermelho se mostrou fundamental na prática do pediatra para rastreamento de possíveis casos de catarata infantil, e deve ser realizado, inicialmente, ainda na maternidade, para o diagnóstico precoce. Quando há dúvida ou o teste se encontra alterado, a criança deverá ser prontamente encaminhada para um serviço de oftalmologia, onde será realizada uma avaliação completa e escolhida a conduta, uma vez que a demora na identificação da catarata pode influenciar negativamente o prognóstico visual.

ASPECTOS EPIDEMIOLÓGICOS

Há aproximadamente 1,5 milhão de crianças cegas no mundo; 90% delas vivem em países em desenvolvimento. O controle da cegueira em crianças é considerado uma alta prioridade no programa VISÃO 2020 – O Direito à Visão da Organização Mundial da Saúde (OMS). Embora o número total de crianças cegas seja menor que o de adultos, estima-se que o número de "anos cegos" devido à cegueira infantil seja semelhante ao número de "anos cegos de catarata" em adultos.[1,2]

A catarata congênita é a principal causa de cegueira prevenível na infância. Sua ocorrência, dependendo do desenvolvimento socioeconômico regional, é de 1 a 6 casos por 10.000 nascidos vivos nos países industrializados, e de 5 a 15 por 10.000 nas áreas mais pobres do mundo.[2] No Reino Unido, a incidência cumulativa ajustada em 15 anos é de 3,46 em 10.000.[3]

A catarata congênita é visível ao nascimento ou durante a primeira década de vida. Cerca de 20.000 a 40.000 novos casos de catarata congênita bilateral são diagnosticados a cada ano. No Brasil, a catarata congênita é responsável por 12,8% dos casos de cegueira na infância.[2,4]

ETIOLOGIA

A catarata infantil pode ser congênita e resultar de malformações congênitas oculares ou aparecer durante a infância.

As causas mais comuns de catarata infantil são: idiopática, hereditariedade autossômica dominante, síndromes genéticas e infecções intrauterinas. Pode também ser secundária após cirurgia ocular (como a cirurgia de retina), erros inatos de metabolismo (em especial a galactosemia), uveítes (infecciosas, em especial por toxoplasmose e rubéola, ou inflamatórias, como na uveíte por artrite idiopática juvenil), diabetes, traumas ou uso de corticoides.[5]

As causas de catarata infantil estão listadas no Quadro 1.

Quadro 1 Causas de catarata infantil

Idiopáticas	
Infecções intrauterinas	▪ Rubéola ▪ Toxoplasmose ▪ Varicela ▪ Herpes simples
Uveíte ou infecção adquirida	▪ *Pars planitis* ▪ Artrite idiopática juvenil ▪ Toxocaríase

(continua)

Quadro 1 Causas de catarata infantil (*continuação*)

Induzida por medicamentos	▪ Corticosteroides ▪ Clorpromazina
Desordens metabólicas	▪ Galactosemia ▪ Deficiência de galactoquinase ▪ Hipocalcemia ▪ Hipoglicemia ▪ *Diabetes mellitus* ▪ Manosidose ▪ Hiperferritinemia
Trauma	▪ Acidental ou não ▪ Fotocoagulação a laser
Induzida por radiação	
Outras doenças	▪ Microftalmia ▪ Aniridia ▪ Retinite pigmentosa ▪ PFV ▪ ROP ▪ Endoftalmite
Herdadas	▪ Autossômica dominante ▪ Autossômica recessiva ▪ Ligada ao X
Associada a deficiência intelectual	
Cromossomiais	▪ Trissomia do 21 ▪ Síndrome de Turner ▪ Trissomia do 13 ▪ Trissomia do 18 ▪ Síndrome de Cri-du-chat
Síndrome craniofacial	▪ Síndrome COFS
Doenças renais	▪ Síndrome de Lowe ▪ Síndrome de Alport ▪ Síndrome de Hallermann-Streiff-François
Doenças esqueléticas	▪ Síndrome de Smith-Lemli-Opitz ▪ Síndrome de Conradi ▪ Síndrome de Weil-Marchesani ▪ Síndrome de Stickler ▪ Sindactilia, polidactilia ou anormalidades digitais ▪ Síndrome de Bardet-Biedl ▪ Síndrome Rubinstein-Taybi
Doenças neurometabólicas	▪ Síndrome de Zellweger ▪ Síndrome de Meckel-Gruber ▪ Síndrome de Marinesco-Sjögren ▪ Lipofuscinose ceroide neuronal infantil
Doenças musculares	▪ Distrofia miotônica

(continua)

Quadro 1 Causas de catarata infantil (*continuação*)

Dermatológicas	▪ Síndrome do cabelo impenteável ▪ Síndrome de Cockayne ▪ Síndrome de Rothmund-Thomson ▪ Dermatite atópica ▪ Incontinência pigmentar ▪ Progeria ▪ Ictiose congênita ▪ Displasia ectodermal ▪ Síndrome de Werner

COFS: cérebro-óculo-fácio-esquelética; PFV: persistência da vasculatura fetal; ROP: retinopatia da prematuridade.
Fonte: adaptado de Lambert, 2016.[5]

FISIOPATOLOGIA

Por definição, catarata é qualquer tipo de opacificação do cristalino, a lente natural do olho, que fica logo atrás da íris. Como o próprio nome diz, o cristalino deve ser transparente e qualquer opacidade presente será chamada de catarata.[5,6]

A catarata pode ser unilateral ou bilateral (mais comum). Pode ser total, quando todo o cristalino está opacificado (Figura 1A), ou parcial, quando somente uma parte do cristalino está opacificada (Figura 1B). Nos casos de catarata total ou parcial, que ocupa toda a porção central e oclui a passagem de luz pela pupila de forma completa, é indicada a remoção por cirurgia.[5,6]

A opacidade do cristalino pode estar presente ao nascimento ou aparecer durante os primeiros anos de vida.[5]

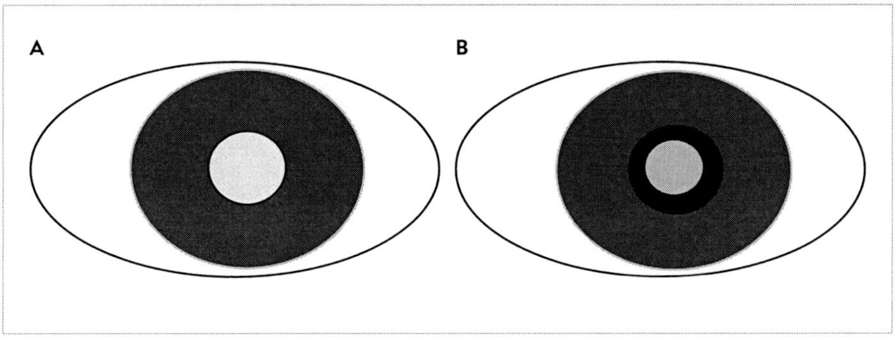

Figura 1A e B (A) Catarata total. (B) Catarata parcial central. Fonte: arquivo pessoal da autora, com permissão.

DIAGNÓSTICO

Na catarata congênita, o tratamento cirúrgico precoce é o fator mais importante em determinar o resultado visual. Desta forma, a detecção no neonato através do teste do reflexo vermelho é essencial para o prognóstico visual da criança.[5]

Qualquer criança que tenha o reflexo vermelho duvidoso ou alterado deverá ser encaminhada para avaliação por um médico oftalmologista para o diagnóstico correto e condução, pois há grande risco de ambliopia por privação visual.

TESTE DO REFLEXO VERMELHO

A triagem visual deve ser feita em recém-nascidos por meio do teste do reflexo vermelho, também conhecido como teste do olhinho ou teste do reflexo de Bruckner. Esse teste detecta a opacidade dos meios oculares, ou seja, se há transparência das estruturas oculares, pois a imagem corresponde ao reflexo do fundo do olho. Quando o teste está alterado, haverá ausência do reflexo ou leucocoria (*leuco* = branco e *kore* = pupila).[7] Trata-se de um exame simples, rápido, não invasivo, indolor e de baixo custo, capaz de identificar problemas de visão que podem provocar cegueira se não forem detectados e tratados precocemente.[8]

O exame é mais facilmente executado em ambiente de penumbra e não há necessidade de usar colírios. O examinador se posiciona a cerca de 20 cm da criança e direciona diretamente a luz do oftalmoscópio, ajustado no 0 (zero), para a pupila (Figura 2). O reflexo vermelho aparece quando o feixe de luz emitido pelo aparelho incide no olho e parte dessa luz é refletida através da pupila, apresentando cor alaranjada/avermelhada, característica da retina.

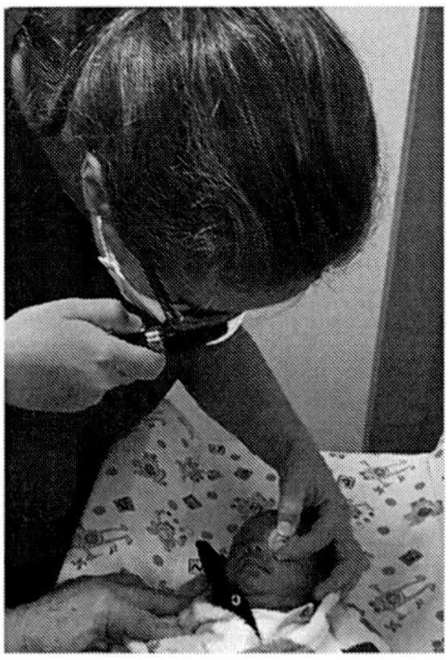

Figura 2 Realização do teste de reflexo vermelho. Fonte: arquivo pessoal da autora, com permissão. Versão colorida da figura encontra-se na plataforma virtual do livro.

O teste deve ser feito em ambas as pupilas e o reflexo de ambos os olhos deve ser semelhante, no tocante à coloração e intensidade. A análise comparativa dos reflexos pode fornecer informações sobre outros problemas oculares, como grandes diferenças de graus entre os olhos.[7,8]

O exame pode ser normal (Figura 3A), quando o reflexo vermelho está presente e simétrico, ou alterado, quando não é possível observar o reflexo ou sua qualidade é ruim. Quando houver dúvida, o examinador pode descrever como duvidoso (Figura 3B). Toda criança com reflexo vermelho alterado ou duvidoso deverá ser avaliada pelo oftalmologista.

Os principais problemas que alteram o reflexo vermelho são:[7]

1. Córnea: opacificação no glaucoma congênito, distrofias.
2. Cristalino: catarata congênita.
3. Vítreo/retina: descolamento de retina, toxoplasmose, retinoblastoma.

Em 2017, a Comissão de Seguridade Social e Família aprovou proposta que torna obrigatória a realização do teste do reflexo vermelho (teste do olhinho) nos recém-nascidos em todos os hospitais e maternidades públicos e privados do país, para o rastreamento de doenças oculares.[9]

Todos os recém-nascidos devem ser submetidos ao teste antes da alta da maternidade. O ideal seria repetir pelo menos 2 a 3 vezes por ano nos 3 primeiros anos de vida. Se nessa fase for detectada qualquer alteração, a criança precisa ser encaminhada para esclarecimento diagnóstico e tratamento por um oftalmologista.

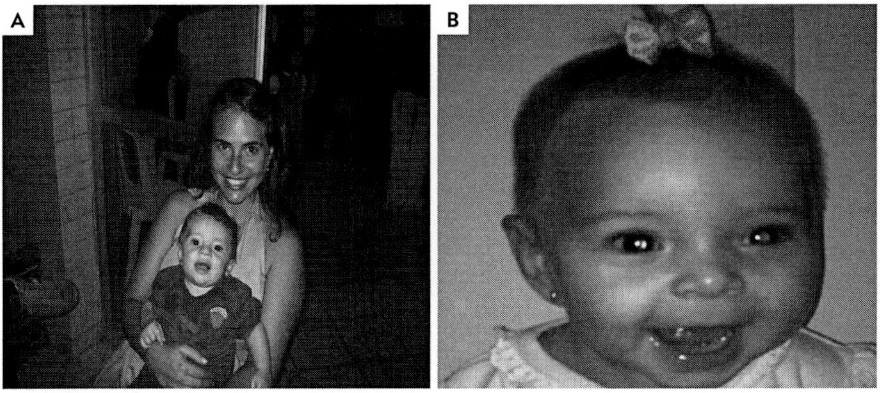

Figura 3A e B (A) Reflexo vermelho normal. (B) Reflexo vermelho duvidoso. Fonte: arquivo pessoal da autora, com permissão. Versão colorida da figura encontra-se na plataforma virtual do livro.

DIAGNÓSTICO DIFERENCIAL

O diagnóstico diferencial se faz com outras causas de alteração do reflexo vermelho, como glaucoma congênito, distrofias de córnea, inflamações intraoculares por STORCH, coloboma de retina, retinoblastoma e altos erros de refração nos olhos, entre outros.[5,6]

TRATAMENTO

A detecção precoce por meio do teste do olhinho permite o diagnóstico rápido e previne a perda visual por catarata infantil.[7]

O tratamento geralmente é cirúrgico. Dependendo da catarata, haverá indicação de cirurgia precoce ou não. Quando a catarata é total e densa, ocluindo toda a pupila, é indicada a cirurgia para sua remoção. Cataratas que não ocupem a porção central ou que não ocluam totalmente a passagem de luz através da pupila podem não causar prejuízo visual e podem ser acompanhadas.[10,11]

Nos casos de catarata unilateral, a cirurgia idealmente deve ser realizada na 6ª semana de vida e nos casos bilaterais pode ser operada entre 8 e 12 semanas de vida. Após a cirurgia, há necessidade de correção óptica com óculos ou lentes de contato. O paciente deverá ser avaliado constantemente para acompanhamento de possíveis complicações cirúrgicas, glaucoma secundário, ambliopia e estrabismo. No futuro será avaliado quanto ao momento apropriado para implante secundário de lente intraocular.[5,6,10,11]

PROGNÓSTICO

O prognóstico visual é melhor em olhos com catarata parcial do que total. Até 1/3 dos olhos com catarata unilateral evoluem com cegueira legal, apesar do tratamento cirúrgico e correção óptica. O prognóstico também é melhor em catarata bilateral do que unilateral.[6,10]

O prognóstico visual após a retirada cirúrgica da catarata tem melhorado dramaticamente. Isso se deve a melhores técnicas cirúrgicas, melhor correção óptica pós-cirúrgica e, em especial, pela melhora do rastreamento com teste do reflexo vermelho em neonatos.

O resultado visual final depende de diversos fatores, incluindo:[10]

1. Idade de início da catarata (quanto mais precoce o início, pior; se ocorrer após o desenvolvimento visual, quando surge depois dos 7 anos, o prognóstico é excelente).
2. Idade em que a catarata foi operada.

3. Associação com outras anomalias oculares ou sistêmicas.
4. Aderência ao uso de correção óptica (óculos ou lentes de contato) e oclusão para tratamento da ambliopia.

A falta de diagnóstico precoce, antes de 2 meses de idade, pode causar ambliopia por privação visual.[11]

DESAFIOS ATUAIS

É muito importante garantir que o pediatra tenha acesso aos aparelhos necessários e que seja treinado para a realização do teste do reflexo vermelho.

O fluxo de encaminhamento para tratamento cirúrgico de pacientes com catarata congênita ainda é desafiador em muitas cidades do nosso país e isso faz com que muitas vezes seja perdido o tempo ideal para a realização da cirurgia e estimulação visual.

ORIENTAÇÕES AOS PAIS

Todo recém-nascido deve ter um exame de reflexo vermelho realizado pelo pediatra nas primeiras 48 horas de vida. Caso haja alguma alteração ou dificuldade de realização, a criança deverá ser encaminhada para o oftalmologista, que poderá diagnosticar e determinar o melhor tratamento.

✓ CONCLUSÃO

O diagnóstico e o tratamento precoces são fundamentais para um bom resultado visual.

O teste do olhinho (reflexo vermelho) deve ser realizado pelo pediatra logo ao nascimento e em algumas consultas durante os 3 primeiros anos de idade. Quando for duvidoso ou alterado, o pediatra deve encaminhar para o oftalmologista para o diagnóstico e condução.

REFERÊNCIAS BIBLIOGRÁFICAS

1. Verçosa IC, Tartarella MB. Epidemiologia da catarata na criança. In: Verçosa IC, Tartarella MB. Catarata na criança. Fortaleza: Editora Celigráfica; 2008. p.23-8.
2. World Health Organization. World Report on Vision. 2019. Disponível em: https://www.who.int/docs/default-source/documents/publications/world-vision-report-accessible.pdf. Acessado em: 25/05/23.

3. Rahi JS, Dezateux C; British Congenital Cataract Interest Group. Measuring and interpreting the incidence of congenital ocular anomalies: lessons from a national study of congenital cataract in the UK. Invest Ophthalmol Vis Sci. 2001;42(7):1444-8.
4. Brasil. Ministério da Saúde. Secretaria de Atenção à Saúde. Departamento de Ações Programáticas Estratégicas. Diretrizes de Atenção à Saúde Ocular na Infância: detecção e intervenção precoce para prevenção de deficiências visuais. Brasília: Ministério da Saúde; 2013. Disponível em: https://bvsms.saude.gov.br/bvs/publicacoes/diretrizes_atencao_saude_ocular_infancia.pdf. Acessado em: 28/05/23.
5. Lambert S. Childhood cataracts. In: Lambert SR, Lyons CJ. Hoyt & Taylor pediatric ophthalmology and strabismus. 5.ed. Philadelphia: Elsevier Saunders; 2016. p. 339-52.
6. Chan WH, Biswas S, Ashworth JL, Lloyd IC. Congenital and infantile cataract: aetiology and management. Eur J Pediatr. 2012;171(4):625-30.
7. Sociedade Brasileira de Pediatria. Grupo de Trabalho em Oftalmologia Pediátrica. Teste do reflexo vermelho. Nº 1, Setembro de 2018. Disponível em: https://www.sbp.com.br/fileadmin/user_upload/__20958d-DC_No1_set_2018-_Teste_do_reflexo_vermelho.pdf. Acessado em: 28/05/23.
8. American Academy of Pediatrics; Section on Ophthalmology; American Association for Pediatric Ophthalmology and Strabismus; American Academy of Ophthalmology; American Association of Certified Orthoptists. Red reflex examination in neonates, infants, and children. Pediatrics. 2008;122(6):1401-4.
9. Brasil. Câmara dos Deputados. Projeto de Lei n. 4.090-A, de 2015. Dispõe sobre a obrigatoriedade de realização do "Teste do Olhinho" nos recém-nascidos em maternidades e serviços hospitalares da rede pública ou conveniados com o SUS (Sistema Único de Saúde), para o diagnóstico de doenças oculares. Disponível em: https://www.camara.leg.br/proposicoesWeb/prop_mostrarintegra?codteor=1601830. Acessado em: 28/05/23.
10. Tartarella M. Catarata congênita. In: Nakanami C, Zin A, Belfort Jr R. Oftalmopediatria. São Paulo: Roca; 2010. p. 315-26.
11. Wang M, Xiao W. Congenital cataract: Progress in surgical treatment and postoperative recovery of visual function. Eye Sci. 2015;30(1):38-47.

10

PERSISTÊNCIA DA VASCULATURA FETAL

Bárbara Gonet

OBJETIVOS

- ✓ Reconhecer a persistência da vasculatura fetal como causa potencial de cegueira na infância.
- ✓ Capacitar o pediatra nas orientações à família sobre a patologia.

INTRODUÇÃO

Persistência da vasculatura fetal (PVF) é a nomenclatura utilizada a partir de 1997. Anteriormente, era denominada persistência do vítreo primário hiperplásico. O vítreo primário é composto por estruturas vasculares embrionárias, artéria hialoide e túnica vasculosa *lentis*. Na PVF não ocorre a substituição do vítreo primário e dos vasos da hialoide pelo vítreo secundário ou vítreo adulto, devido a um defeito na regressão das estruturas embrionárias. A PVF geralmente vem acompanhada de intensa proliferação fibrovascular de tecido conectivo embriogênico.[1-3]

EPIDEMIOLOGIA

É uma patologia congênita rara, geralmente unilateral (90%) e mais comum no sexo masculino.[1,3]

FISIOPATOLOGIA

O vítreo primário localiza-se entre o cristalino e a retina. Está presente nas quatro primeiras semanas da embriologia do olho humano. A partir do segundo mês inicia-se a formação do vítreo secundário e a regressão do vítreo primário. Esse processo está concluído até o 5º ou 6º mês de gestação.

Quando não ocorre a regressão completa dessas estruturas, ou seja, quando há persistência de algumas estruturas do vítreo primitivo, chamamos de PVF. Pode ser classificada como anterior (25%), posterior (12%) ou combinada (63%). A PVF apresenta gravidade variável, dependendo do grau de involução da hialoide posterior e da túnica vascular *lentis*.[3,4]

DIAGNÓSTICO

Os principais achados clínicos são leucocoria e microftalmia, podendo estar presentes também nistagmo e estrabismo, que sugerem a presença de comprometimento visual. A acuidade visual é variável e não é comum a presença de achados sistêmicos. Quando há malformações do nervo óptico e da retina, pode estar associada à síndrome de Warburg (malformação congênita do sistema nervoso central, microftalmia e descolamento de retina). Nos casos em que a doença é bilateral, deve-se afastar a doença de Norrie (degeneração óculo-acústico-cerebral progressiva), porém, nesse caso, as manifestações da retina displásica e as hemorragias são mais graves.[2,3]

O quadro de PVF pode cursar com complicações como catarata, glaucoma agudo, uveíte e atrofia do globo ocular (*phthisis bulbi*).[1]

O diagnóstico, quando não houver opacidade dos meios (p. ex., catarata ou hemorragia vítrea), pode ser feito pela oftalmoscopia binocular indireta com visualização de remanescentes do sistema hialoide. Exames de imagem como ultrassonografia (Figuras 1A e B), tomografia computadorizada (TC) e ressonância magnética (RM) podem ser fundamentais para confirmação diagnóstica.[3]

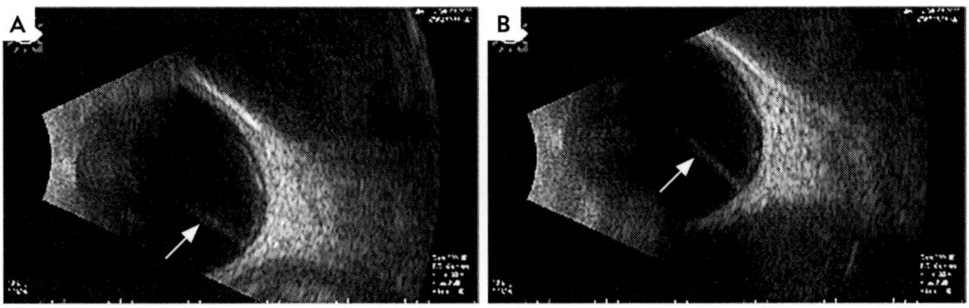

Figuras 1A e B Persistência da artéria hialoide. Fonte: arquivo pessoal da autora, com permissão. Versão colorida da figura encontra-se na plataforma virtual do livro.

O achado patognomônico na ultrassonografia com Doppler consiste na visualização de fluxo sanguíneo na artéria hialoide persistente, associado a hemorragia vítrea e ausência de calcificação. A presença ou não de fluxo na artéria ou de hemorragia vítrea vai nortear a melhor abordagem cirúrgica. Durante o exame pode-se também medir o tamanho do globo ocular e definir se há microftalmia e sua intensidade. A visualização ou não de calcificação é de fundamental importância para o diagnóstico diferencial, pois sua presença é altamente sugestiva de doença maligna e raramente é vista na PVF isolada. A calcificação está presente em 90% dos casos de retinoblastoma.[1,3]

Na tomografia computadorizada com contraste endovenoso pode-se observar se há microftalmia, a presença ou não de calcificação, aumento de densidade do vítreo e alteração do realce intravítreo. Lembrar sempre que a exposição à radiação na infância deve ser evitada, principalmente se houver suspeita de malignidade, o que faz com que a ressonância magnética seja uma alternativa melhor, além de ser um exame de maior sensibilidade e especificidade para o diagnóstico diferencial da leucocoria.[1]

DIAGNÓSTICO DIFERENCIAL

Na presença de leucocoria no recém-nascido, faz-se necessário o diagnóstico diferencial com catarata congênita, retinoblastoma, retinopatia da prematuridade e vitreorretinopatia familiar. Outras possíveis causas de leucocoria na infância incluem doença de Coats e toxocaríase.[1]

TRATAMENTO

Muitos olhos com PVF podem desenvolver uma visão útil se o diagnóstico e o tratamento forem realizados nos primeiros meses de vida. A maioria dos casos não tratados evolui com hemorragia intraocular, glaucoma secundário e *phthisis bulbi*.[3]

O tratamento depende do segmento acometido e da gravidade do caso. A forma anterior geralmente é a de melhor prognóstico. Na presença de catarata com obstrução do eixo visual, sem microftalmia importante, são realizadas facectomia (cirurgia de extração do cristalino), correção óptica adequada (óculos ou lentes de contato) e estimulação visual. Deve-se também observar a possibilidade de desenvolvimento de glaucoma secundário e realizar o tratamento quando indicado.[2]

A forma posterior e a combinada são de pior prognóstico. Quanto mais precoce o tratamento, melhor será o resultado, embora a expectativa da acuidade visual não seja melhor do que visão de conta dedos. O tratamento consiste em facectomia associada à vitrectomia, correção precoce da ambliopia e controle do glaucoma.[2]

DESAFIOS ATUAIS

Os desafios no momento são a realização em larga escala do teste do reflexo vermelho ou "teste do olhinho" e a conscientização da necessidade da avaliação oftalmológica de rotina de bebês e crianças. Além disso, os exames complementares em oftalmologia têm sido cada vez mais importantes no diagnóstico, porém, em alguns casos, requerem anestesia geral em centro cirúrgico, o que causa resistência dos pais, dificultando a confirmação diagnóstica.

ORIENTAÇÕES AOS PAIS

Os pais devem ser orientados de forma objetiva, esclarecendo todas as possíveis complicações da doença, principalmente a chance de cegueira. Enfatizar a relevância do exame oftalmológico antes e após o tratamento realizado e a continuidade do seguimento proposto. Em muitos casos, para melhor adesão e acolhimento da família, pode ser importante a participação em conjunto de um psicólogo.

✓ CONCLUSÃO

A PVF é uma doença potencialmente grave, com chance de levar à cegueira. Deve ser diagnosticada o mais precocemente possível para que o tratamento, quando possível, seja realizado na tentativa de evitar a perda visual.

REFERÊNCIAS BIBLIOGRÁFICAS

1. Ramalho A. Hiperplasia primária de vítreo primitivo (HPVP). In: Ramalho A. Retina. v.1. Loures: Théa Portugal; 2013. p.249-50.
2. Yannuzzi LA. Retina pediátrica. In: Yannuzzi LA. Atlas de retina. Rio de Janeiro: Elsevier Editora; 2011. p.188.
3. American Academy of Ophthalmology, Ramasubramanian A, Duff-Lynes SM, Tripathy K, Deshmukh S, Prakalapakorn SG, Prabhu S, et al. Persistent hyperplastic primary vitreous. Atualizado em 04/03/2023. In: EVEWIKI – American Academy of Ophthalmology. Disponível em: https://eyewiki.aao.org/Persistent_Hyperplastic_Primary_Vitreous. Acessado em: 28/05/23.
4. Jacob BM, Teixeira KS, Figueiredo SS, Nóbrega BB. Persistência hiperplásica do vítreo primitivo: Avaliação por métodos de imagem. Radiol Bras. 2003;36(3):173-8.

11

GLAUCOMA CONGÊNITO E INFANTIL

Susana Knupp

OBJETIVOS

- ✓ Alertar o pediatra sobre a importância do glaucoma na infância.
- ✓ Orientar sobre os principais sinais de alerta para a suspeita de glaucoma.

INTRODUÇÃO

O glaucoma pediátrico é um grupo heterogêneo de doenças que resulta de uma anormalidade congênita da drenagem do humor aquoso (glaucoma primário) ou de anormalidades que alteram outras estruturas do globo ocular (glaucoma secundário). Muitas doenças sistêmicas estão associadas ao glaucoma pediátrico.[1]

O glaucoma congênito é o mais comum e trata-se de uma doença ocular ocasionada por alterações anatômicas que comprometem o sistema de drenagem do humor aquoso, levando a aumento da pressão intraocular (PIO).[2] A pressão continuamente elevada provoca lesão no nervo óptico, alterando o campo visual e a acuidade visual, podendo levar à cegueira.

É importante que o pediatra conheça o quadro clínico do glaucoma congênito para encaminhar a criança o mais rápido possível para o oftalmologista. O diagnóstico tardio afeta muito o prognóstico visual.[3]

ASPECTOS EPIDEMIOLÓGICOS

O glaucoma congênito primário é raro, sua incidência é de 1 em 10.000 a 20.000 nascidos vivos nos países do ocidente,[4] e corresponde a cerca de 0,5% das doenças oculares da infância, sendo a terceira causa de cegueira prevenível infantil.[3] É mais comum no sexo masculino (65%) e é bilateral em 70 a 80% dos casos.

A grande maioria dos glaucomas primários congênitos ocorre esporadicamente, mas pode ser herdada como um traço autossômico recessivo. Quando há histórico familiar de glaucoma primário congênito, a chance de um pai afetado ter um filho com a doença é de aproximadamente 2%. Como existe hereditariedade, regiões com muitos casamentos consanguíneos têm taxas mais elevadas, em especial nas famílias em que a taxa de portadores do gene CYP1B1 é alta.[5]

ETIOLOGIA E CLASSIFICAÇÃO

O glaucoma na infância pode ser classificado como primário, quando há uma anomalia na formação do ângulo da câmara anterior, ou secundário, quando o fluxo do humor aquoso é reduzido por doenças oculares. Essas doenças podem ser adquiridas ou congênitas e podem ser sistêmicas, como nos casos de rubéola. Também pode ser provocado pelo uso de medicamentos (em especial os corticosteroides) ou secundário à cirurgia de catarata.[3]

A classificação a seguir é uma adaptação do *World Glaucoma Association Consensus Series*.[6]

Glaucoma primário infantil

- Glaucoma primário congênito:
  - Início neonatal (0 a 1 mês de vida).
  - Início infantil (1 a 24 meses de vida).
  - Início tardio ou reconhecimento tardio (a partir de 24 meses).
- Glaucoma de ângulo aberto juvenil.

Glaucoma secundário infantil

- Glaucoma associado com uma anormalidade ocular não adquirida (ou seja, presente ao nascimento).
- Glaucoma associado com síndrome ou doença sistêmica não adquirida (ou seja, presente ao nascimento).
- Glaucoma associado com uma condição adquirida.
- Glaucoma subsequente à cirurgia de catarata.

QUADRO CLÍNICO

As manifestações clínicas de PIO elevada são determinadas pela magnitude da sua elevação e a idade de início do quadro.[7]

A tríade clássica do glaucoma congênito é de lacrimejamento, blefaroespasmo e fotofobia. Esses sintomas são decorrentes do edema corneano que é secundário ao aumento da PIO. Mesmo não sendo específicos de glaucoma, são muito sugestivos, em especial em crianças com menos de 3 anos. Esses sintomas aparecem antes da opacificação da córnea (que é o sinal mais frequente) e do buftalmo se tornar óbvio. O buftalmo é o termo utilizado para descrever um olho cujo crescimento generalizado causa uma aparência de olho proeminente e aumentado (Figuras 1 e 2). Isso ocorre devido à imaturidade do colágeno corneano e escleral.[8]

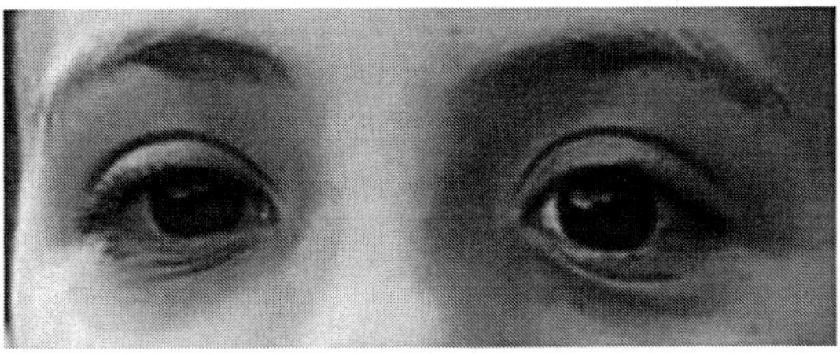

Figura 1 Buftalmo em olho esquerdo. Fonte: arquivo pessoal da autora, com permissão. Versão colorida da figura encontra-se na plataforma virtual do livro.

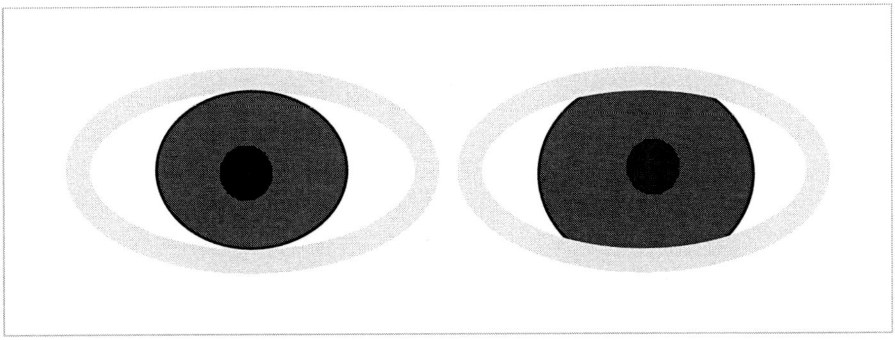

Figura 2 Desenho esquemático de buftalmo em olho esquerdo. Fonte: arquivo pessoal da autora, com permissão.

As estrias de Haab são rupturas de uma das camadas da córnea e são patognomônicas de glaucoma. São estrias horizontais e localizadas na camada central da córnea. Ocorrem em crianças com menos de 18 meses e com diâmetro corneano de pelo menos 12,5 mm.[3]

Uma PIO muito elevada em um neonato pode se apresentar com córneas aumentadas e opacificadas. No entanto, um aumento lento da PIO resulta em uma apresentação menos aguda, com buftalmo, mas sem turvação da córnea ou fotofobia. Uma criança que inicie o glaucoma com idade acima de 3 anos de idade, quando já não há tanta elasticidade dos tecidos oculares, geralmente se apresenta com miopia progressiva ou estrabismo. Crianças mais velhas podem ser assintomáticas até perceberem defeitos de campo visual ou começarem a esbarrar nos objetos por conta disso.[2,3]

DIAGNÓSTICO

O diagnóstico é realizado pelo exame oftalmológico, que muitas vezes requer que a criança seja sedada para maior precisão dos resultados e para documentação. O oftalmologista irá avaliar a pressão intraocular, o diâmetro corneano, a espessura da córnea, a presença de opacidades corneanas, o comprimento axial do globo ocular, a refração sob cicloplegia e o fundo de olho.[2-5]

DIAGNÓSTICO DIFERENCIAL

- Obstrução das vias lacrimais – também apresenta lacrimejamento, mas não há fotofobia ou blefaroespasmo. Atenção especial é importante, pois é muito comum o uso de colírios contendo corticosteroides, que podem levar ao desenvolvimento do glaucoma corticogênico.
- Megalocórnea – cursa com aumento somente da córnea, mas o comprimento axial e a PIO são normais, além disso, não há edema ou estrias corneanos. Geralmente ocorre em meninos, já que a maioria (90% dos casos) é ligada ao X.
- Trauma obstétrico – a compressão dos globos oculares pelo fórceps no momento do parto pode romper a membrana de Descemet da córnea, provocando edema. Raramente pode formar estrias semelhantes às de Haab, que geralmente têm orientação vertical. Na maioria dos casos é unilateral e não cursa com aumento do diâmetro corneano.
- Esclerocórnea – congênita, bilateral, mas assimétrica, com opacificação da periferia corneana com vascularização. Pode ser esporádica ou autossômica dominante. Pode se associar a glaucoma por goniodisgenesia.
- Distrofias corneanas – congênitas, hereditárias e simétricas. O diâmetro corneano e a PIO são normais e muitas vezes há história familiar positiva.

TRATAMENTO

O glaucoma congênito é uma urgência oftalmológica. O procedimento cirúrgico é a primeira opção de tratamento e serve para criar um novo sistema de drenagem (goniotomia, trabeculectomia ou TREC).[7]

O objetivo crucial do tratamento consiste em controlar a PIO, o que geralmente ocorre somente com cirurgia, e em algumas vezes associa-se medicações antiglaucomatosas. A correção das ametropias e o tratamento da ambliopia também são fundamentais.[7,8]

PROGNÓSTICO

A perda visual de crianças com glaucoma ocorre por uma combinação de fatores: quando o glaucoma é intratável e ocorre dano ao nervo óptico, alterações corneanas, erros refracionais não corrigidos e ambliopia, entre outros.[9]

O prognóstico visual depende em especial de:

1. Tempo entre a primeira manifestação clínica, diagnóstico e cirurgia.
2. Controle da PIO com sucesso.
3. Correção dos erros refrativos e tratamento da ambliopia.

Os pacientes precisam ser seguidos a vida toda, tanto para controle da PIO, quanto pelas possíveis complicações cirúrgicas, que podem acontecer mesmo após uma cirurgia bem-sucedida.[7,8]

DESAFIOS ATUAIS

Há uma dificuldade prática em se tratar adequadamente o glaucoma infantil, pois é necessário que haja o aparato oftalmológico para o diagnóstico e tratamento cirúrgico, além do aparato anestésico e pediátrico nos hospitais. Esses recursos nem sempre são facilmente encontrados, tanto na rede pública, quanto na rede privada.[9]

ORIENTAÇÕES AOS PAIS

É importante que os pais entendam que qualquer criança com suspeita de glaucoma deve ser encaminhada para avaliação oftalmológica o mais cedo possível, pois o diagnóstico e o tratamento precoces melhoram o prognóstico visual.

✓ CONCLUSÃO

O glaucoma infantil é uma doença rara, mas potencialmente grave. Os sinais podem estar presentes ao nascimento ou aparecer durante a infância. A suspeita através da tríade clássica de lacrimejamento, fotofobia e blefaroespasmo deve alertar o pediatra quanto à possibilidade de glaucoma. O buftalmo e a opacificação da córnea podem alterar o teste do reflexo vermelho, o que também deve ser considerado como alto risco de glaucoma. Qualquer criança com suspeita de glaucoma deve ser avaliada por um oftalmologista.

REFERÊNCIAS BIBLIOGRÁFICAS

1. Karaconji T, Zagora S, Grigg JR. Approach to childhood glaucoma: A review. Clin Exp Ophthalmol. 2022;50(2):232-46.
2. Papadopoulos M, Vanner EA, Grajewski AL. International Study of Childhood Glaucoma – Childhood Glaucoma Research Network Study Group. International Study of Childhood Glaucoma. Ophthalmol Glaucoma. 2020;3(2):145-57.
3. Kipp MA. Childhood glaucoma. Pediatr Clin North Am. 2003;50(1):89-104.
4. American Association for Pediatric Ophthalmology and Strabismus. Glaucoma in children. Updated 06/2023. Disponível em: https://aapos.org/glossary/glaucoma-in-children. Acessado em: 28/05/23.
5. Abu-Amero KK, Edward DP. Primary congenital glaucoma. In: Adam MP, Ardinger HH, Pagon RA (eds.). GeneReviews®. Data de publicação: setembro de 2004, última atualização em: agosto de 2017. Disponível em: https://www.ncbi.nlm.nih.gov/books/NBK1135/. Acessado em: 28/05/23.
6. Thau A, Lloyd M, Freedman S, Beck A, Grajewski A, Levin AV. New classification system for pediatric glaucoma: implications for clinical care and a research registry. Curr Opin Ophthalmol. 2018;29(5):385-94.
7. Schuster AK, Erb C, Hoffmann EM, Dietlein T, Pfeiffer N. The diagnosis and treatment of glaucoma. Dtsch Arztebl Int. 2020;117(13):225-34.
8. Papadopoulos M, Khaw PT, Brookes JL. Childhood glaucoma. In: Hoyt GS, Taylor D. Pediatric ophthalmology and strabismus. 4.ed. Philadelphia: Elsevier Saunders; 2013. p. 353-67.
9. Leite A, Rolim-de-Moura C. Referral reasons for evaluating childhood glaucoma in a tertiary service. Arq Bras Oftalmol. 2022;85(5):465-71.

12

RETINOPATIA DA PREMATURIDADE

Bárbara Gonet

OBJETIVOS

- ✓ Identificar a retinopatia da prematuridade como uma das principais causas de cegueira na infância.
- ✓ Orientar sobre a importância do pré-natal na prevenção do parto prematuro.
- ✓ Reconhecer que o cuidado do recém-nascido na unidade de terapia intensiva neonatal pode impactar na evolução da doença.
- ✓ Capacitar o pediatra a fornecer informações à família sobre a patologia e o prognóstico visual.
- ✓ Enfatizar a necessidade do acompanhamento oftalmológico após a alta da unidade de terapia intensiva neonatal.

INTRODUÇÃO

A retinopatia da prematuridade (ROP) é uma doença vasoproliferativa, causada pela vascularização inadequada da retina dos recém-nascidos (RN) prematuros. Apesar de o tratamento melhorar a expectativa em relação à evolução da doença para cegueira, o prognóstico visual ainda é insatisfatório em muitos casos.[1]

A "primeira epidemia de ROP" ocorreu entre os anos de 1940 e 1950 nos países industrializados, devido à hiperóxia consequente à maior oferta de oxigênio à qual os RN prematuros eram submetidos. Alguns anos depois, como consequência da tentativa de reduzir os efeitos do oxigênio nos prematuros, houve redução dos casos de cegueira relacionadas à ROP, mas também aumento da mortalidade.[2,3]

A "segunda onda de ROP" ocorreu entre os anos de 1960 e 1970, pois com a melhoria nos cuidados neonatais e a maior sobrevida dos RN prematuros, houve um aumento no número de casos de ROP grave, provocando um crescimento importante na prevalência de cegueira relacionada à doença.[2,3]

Atualmente a ROP é considerada uma das principais causas de cegueira infantil nos países em desenvolvimento, devido ao aumento da sobrevida de bebês prematuros de baixo peso (< 1.500 g) e de extremo baixo peso (< 1.000 g). Essa tendência vem sendo conhecida como "terceira epidemia de ROP" nesses países. Esse quadro não é tão intensamente observado nos países desenvolvidos, uma vez que a incidência de cegueira causada pela ROP é diretamente relacionada à qualidade do cuidado neonatal e à existência de programas efetivos de triagem e tratamento.[2,3]

A ROP é uma doença multifatorial, cujos principais fatores de risco são a baixa idade gestacional (IG), gravidade do RN, baixo peso de nascimento (PN) e uso prolongado de oxigênio. Outras possibilidades relacionadas ao risco de desenvolver a doença são a gemelaridade, o uso pós-natal de indometacina, corticoides, surfactante e eritropoietina, a presença de hemorragia intracraniana, apneia recorrente, transfusão sanguínea e sepse. O uso materno pré-natal de corticoide e betabloqueadores também é considerado um agravante para o desenvolvimento da ROP (Quadro 1).[2,4]

Quadro 1 Fatores de risco para retinopatia da prematuridade (ROP)

Principais	Secundários
▪ Baixa idade gestacional ▪ Gravidade do RN ▪ Baixo peso ao nascimento ▪ Uso prolongado de oxigênio	▪ Gemelaridade ▪ Indometacina, corticoides, surfactante, eritropoietina ▪ Hemorragia intracraniana ▪ Apneia recorrente ▪ Transfusão sanguínea ▪ Sepse ▪ Uso materno: corticoide e betabloqueador

RN: recém-nascido. Fontes: adaptado de Tartarella & Fontes Filho, 2016;[2] Quinn & Fielder, 2013.[4]

EPIDEMIOLOGIA

Atualmente, a ROP é considerada uma importante causa de cegueira potencialmente prevenível no Brasil e no mundo. A incidência tem aumentado ao longo dos anos devido à maior sobrevida dos RN prematuros de muito baixo peso, decorrente da melhoria nos cuidados neonatais. O crescente conhecimento sobre a doença e suas possíveis formas de tratamento influenciam diretamente no prognóstico.

Segundo estudos de Fortes Filho e cols., em Porto Alegre/RS, 2007, seguindo o protocolo das Diretrizes Brasileiras do Exame e do Tratamento de ROP [IG ≤ 32 sem e/ou PN ≤ 1.500 g], há evidências que, a partir de 2002, a prevalência de ROP em qualquer estadiamento foi de 25% e a ROP grave que necessitou de tratamento foi de 5% (doença limiar ou pré-limiar tipo 1). Considerando os RN com prematuridade extrema e muito baixo peso ao nascer (IG ≤ 28 sem e PN ≤ 1.000 g), a incidência foi de 45% de ROP em qualquer estadiamento e 17% de ROP com indicação de tratamento.[2]

Segundo a literatura, apesar de o tratamento ser realizado adequadamente, 25% das crianças tratadas podem evoluir com descolamento de retina. No Brasil estima-se que ocorram mais de 15.000 nascimentos prematuros ao ano, com expectativa de cegueira em torno de 500 a 1.500 crianças.[2]

Ao analisar esses dados, que estão de acordo com as estatísticas de países desenvolvidos, deve-se levar em consideração a diversidade do Brasil, ou seja, em determinadas regiões o corte vai abranger crianças maiores, pois as estruturas e os cuidados neonatais ainda são precários.[2]

FISIOPATOLOGIA

A retina permanece avascular até 14-15 semanas de gestação, quando então inicia-se o desenvolvimento da vascularização retiniana. O crescimento vascular é centrífugo, ou seja, os vasos crescem do polo posterior, saindo do nervo óptico, para a periferia, atingindo a retina temporal periférica por volta da 40ª semana.[4,5]

Logo nas primeiras 4 horas após o nascimento prematuro, a hiperóxia à qual a retina é submetida causa vasoconstrição, isquemia periférica e interrupção da formação vascular. Essa retina avascular hipóxica leva ao aumento na produção de fator de crescimento endotelial vascular (VEGF, *vascular endothelial growth factor*) que posteriormente pode levar à formação indesejada de neovasos e ao aparecimento das complicações da ROP. O controle rigoroso dos episódios de hipóxia e hiperóxia evitaria oscilação nos níveis do VEGF na retina imatura e, consequentemente, haveria menor gravidade da ROP.[2,5] A Figura 1 sumariza esse processo.

Existe ainda um outro fator envolvido na patogênese da ROP que não é regulado pelo oxigênio: é o fator de crescimento semelhante à insulina 1 (IGF1, *insulin-like growth factor 1*) fornecido pela placenta e líquido amniótico. Logo após o nascimento, os níveis de IGF1 caem, e se esses níveis se mantiverem persistentemente baixos, os vasos deixam de crescer, a retina permanece avascular e hipóxica, mantendo o estímulo à produção do VEGF. Acredita-se que o grau de prematuridade, a baixa ingesta proteica enteral e o ganho ponderal lento estão associados ao baixo nível de IGF1.[5]

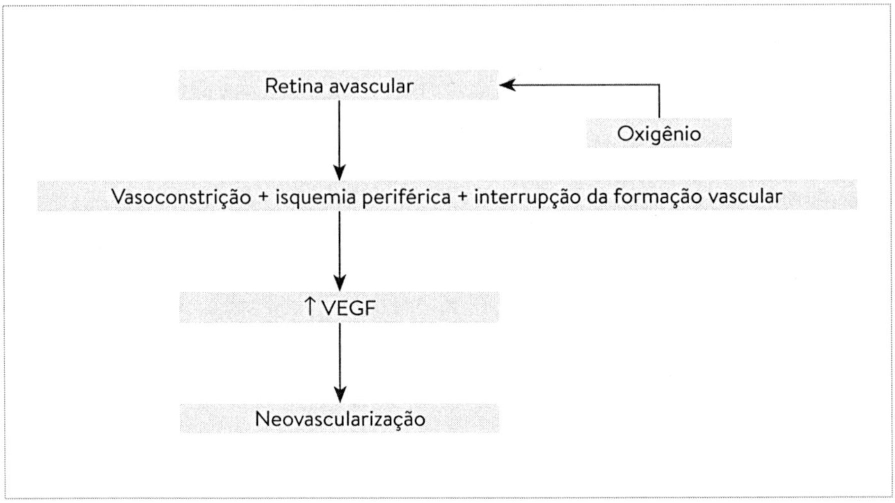

Figura 1 Fisiopatolologia da doença. VEGF: *vascular endothelial growth fator*. Fontes: adaptada de Tartarella & Fontes Filho, 2016;[2] Moraes & Graziano, 2010.[5]

CLASSIFICAÇÃO

A Classificação Internacional da ROP (ICROP, *International Classification of Retinopathy of Prematurity*) de 1984 classifica a doença de acordo com a gravidade (estágios 1 a 5), localização (zonas I a III) e extensão (1 a 12 horas). Além disso, define a presença ou não de doença *plus* (dilatação venosa e tortuosidade arteriolar), que é um indicativo de doença grave. Em 2005 foi realizada uma revisão do ICROP e mudanças significativas foram instituídas, como o conceito de ROP posterior agressiva (*aggressive posterior* ROP/AP-ROP), definição de zona I e a doença pré-*plus*.[1,6,7]

A ROP posterior agressiva (AP-ROP) é uma forma grave, de evolução caracterizada por doença posterior em zona I, com *plus* intenso (dilatação e tortuosidade vascular) e evolução rápida. Geralmente não chega a formar linha ou crista, e hemorragias retinianas podem estar presentes na junção da área vascular e avascular. A doença pré-*plus* é definida como ingurgitamento venoso e tortuosidade arterial no polo posterior que ainda não configuram doença *plus*.[6,7]

Recentemente foi publicado o ICROP 3 (Quadros 2 e 3), elaborado por um comitê envolvendo retinólogos e oftalmopediatras com expertise em ROP, de 17 países diferentes. Algumas mudanças na classificação antiga foram necessárias, devido a: (1) preocupação com a subjetividade da classificação da doença; (2) inovação na avaliação por imagem; (3) novas terapias para tratamento, como os anti-VEGF e a comparação deles com as terapias ablativas; (4) reconhecimento de que os padrões da ROP em algumas regiões do mundo não se enquadram no sistema atual de classificação.[8]

Foram então definidas alterações na classificação visando melhorar o detalhamento e a localização da lesão, como a instituição da zona II posterior, *notch*, subcategorização da zona 5, definição de doença agressiva (A-ROP) ao invés de posterior-agressiva, reconhecimento do espectro de alterações entre a vascularização normal e a doença agressiva e a possibilidade de reativação da doença após sua regressão.[8]

Quadro 2 Estadiamento da doença

Estágio 1	Presença de linha plana de demarcação entre a retina vascularizada e avascular
Estágio 2	Alargamento da linha de demarcação e presença de uma crista elevada
Estágio 3	Proliferação fibrovascular retiniana ou extrarretiniana sobre as áreas das cristas
Estágio 4A	Descolamento tracional parcial periférico da retina que não afeta a região macular
Estágio 4B	Descolamento tracional parcial periférico da retina que afeta a região macular
Estágio 5A	Descolamento da retina, porém o nervo óptico é visualizado – "descolamento em funil aberto"
Estágio 5B	Descolamento da retina, onde o nervo óptico não é visualizado devido à alteração fibrovascular retrolental ou "descolamento em funil fechado"
Estágio 5C	Descolamento total da retina ("funil fechado") acompanhado de alterações do segmento anterior (acentuado esvaziamento da câmara anterior, sinéquia iridocorneolenticular, opacidade corneana)

Fonte: adaptado de Chiang et al, 2021.[8]

Quadro 3 Localização da doença

Zona I	Círculo que tem como centro o nervo óptico e que tem como diâmetro o equivalente a duas vezes a distância entre o nervo óptico e a fóvea
Zona II posterior	Começa na margem entre a zona I e zona II e se estende a uma distância de 2 diâmetros de disco dentro da zona II
Zona II	Distância desde o limite externo da zona I até a *ora serrata* nasal, respeitando a mesma distância temporalmente
Zona III	Área de forma semilunar situada externamente à zona II na retina temporal

Fonte: adaptado de Chiang et al., 2021.[8]

Extensão

A extensão da doença é dividida em 12 setores e avaliada em horas do relógio, como está mostrado na Figura 2. Quando se olha o mapa do fundo de olho (FO), o meridiano das 3 horas está no lado nasal do olho direito e no lado temporal do olho esquerdo.

Doença *plus*

Definida pela presença de importante dilatação venosa e tortuosidade arterial em no mínimo dois quadrantes no polo posterior. O símbolo "+" é descrito junto com a classificação da doença para definir a doença *plus*. Alterações vasculares na íris, turvação vítrea e dificuldade de midríase podem estar presentes. O *plus* significa doença grave em atividade. É indicação absoluta de tratamento.[6,7] A Figura 3 mostra as alterações.

Notch

Notch é descrita como uma incursão da lesão da ROP em uma zona mais posterior do que a localização do restante da retinopatia. Ao descrever a lesão, deve-se classificar pela zona mais posterior e especificar que é secundária ao "*notch*".[8]

Regressão e reativação da doença

A regressão da ROP pode ocorrer espontaneamente ou após tratamento com laser ou anti-VEGF. Pode ser completa ou incompleta e devem ser descritas a localização e a extensão da área avascular.[8]

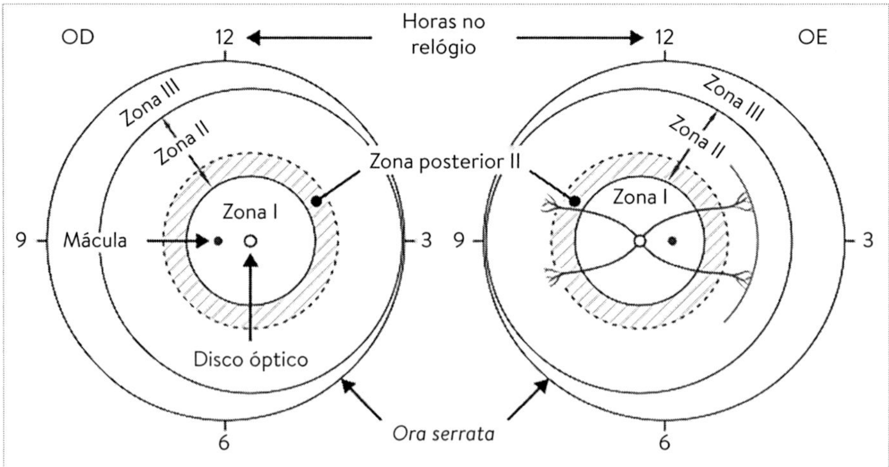

Figura 2 Classificação da retinopatia da prematuridade (por zonas e extensão). OD: olho direito; OE: olho esquerdo. Fonte: adaptada de Chiang et al., 2021.[8]

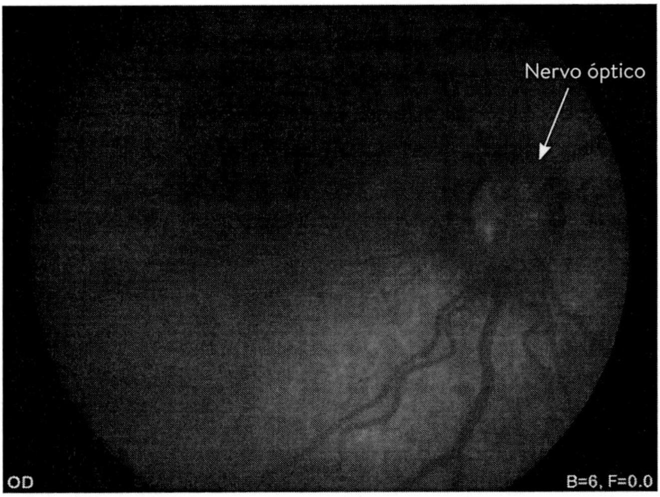

Figura 3 Doença *plus*. Fonte: arquivo pessoal da autora, com permissão. Versão colorida da figura encontra-se na plataforma virtual do livro.

Após o tratamento pode ocorrer reativação da doença com novas lesões de ROP e alterações vasculares. Essas alterações têm que ser descritas como reativações da ROP, bem como o estágio em que se encontram.[8]

DIAGNÓSTICO

No Brasil são usados os critérios definidos pelas diretrizes brasileiras de exame e tratamento da ROP expostos no I Workshop de ROP (outubro de 2002). De acordo com as orientações da Sociedade Brasileira de Pediatria, Conselho Brasileiro de Oftalmologia e Sociedade Brasileira de Oftalmologia Pediátrica, deve ser realizada a avaliação de todo prematuro com PN $\leq$ 1.500 g e/ou IG $\leq$ 32 semanas. Segundo ainda as diretrizes brasileiras do exame e tratamento da ROP, deve-se considerar realizar a avaliação para ROP nos RN prematuros fora desses critérios, nos seguintes casos: síndrome do desconforto respiratório, sepse, transfusões sanguíneas, gestação múltipla e hemorragia intraventricular. O primeiro exame deve ser agendado entre a 4ª e a 6ª semanas de vida e o seguimento dependerá do resultado de cada avaliação.[2]

Segundo o CRYO-ROP (*Cryotherapy for Retinopathy of Prematurity Study*) e o ETROP (*Early Treatment for Retinopathy of Prematurity Study*), a classificação da doença para acompanhamento e indicação de tratamento é definida como apresentado no Quadro 4 e ilustrado nas Figuras 4, 5 e 6.

Quadro 4 Classificação da retinopatia da prematuridade (ROP) para acompanhamento e indicação de tratamento

Doença limiar (definida pelo CRYO-ROP): se não tratada pode apresentar resultado anatômico ruim em 50% dos casos	▪ ROP 3 zona I ou ROP 3 zona II, com pelo menos 5 h contíguas de extensão ou 8 h intercaladas, com doença *plus*
Doença pré-limiar tipo 1 (definida pelo ETROP)	▪ ROP 3, zona I sem *plus* ▪ ROP 2 ou ROP 3, zona II, com *plus* ▪ Qualquer estágio de ROP na zona I com doença *plus*
Doença pré-limiar tipo 2 (definida pelo ETROP)	▪ ROP 1 ou ROP 2 em zona I, sem *plus* ▪ ROP 3 zona II, sem *plus*
Doença agressiva (A-ROP)	▪ Qualquer estágio da ROP em zona I, com *plus*

Fontes: *Cryotherapy for Retinopathy of Prematurity Cooperative Group*, 1988;[9] *Early Treatment for Retinopathy of Prematurity Cooperative Group*, 2003.[10]

O acompanhamento é realizado conforme orientado no Quadro 5.

Quadro 5 Acompanhamento e tratamento da retinopatia da prematuridade (ROP)

Retina madura (vascularização completa)	Seguimento em 6 meses com avaliação oftalmológica completa (acuidade visual, estrabismo, ametropia e mapeamento de retina)
Retina imatura: vascularização incompleta ou ROP < pré-limiar	Exame 2/2 semanas
ROP em regressão	Exame 2/2 semanas
Retina imatura, zona I	Exame semanal
ROP pré-limiar tipo 2	Exame a cada 3-7 dias
ROP pré-limiar tipo 1	Tratamento em até 72 horas

*A doença limiar e a A-ROP também têm indicação de tratamento em até 72 h.
Fonte: Zin et al., 2007.[1]

O seguimento do RN é realizado até o paciente completar 45 semanas de idade gestacional corrigida, desde que apresente retina com vascularização completa, ausência de ROP pré-limiar ou ROP completamente regredida, sendo orientado a realizar acompanhamento ambulatorial a cada 6 meses.[1]

O exame é realizado sob midríase medicamentosa, utilizando-se o oftalmoscópio binocular indireto e lente de 28 dioptrias. O blefarostato e o depressor escleral podem ser usados conforme preferência do examinador. A midríase é resultante da instilação de colírio de tropicamida 1% e fenilefrina 2,5%, em ambos os olhos, a cada 5-10 minutos (3 ciclos), iniciando 40 minutos antes do exame. Porém, esse protocolo pode variar entre as unidades.

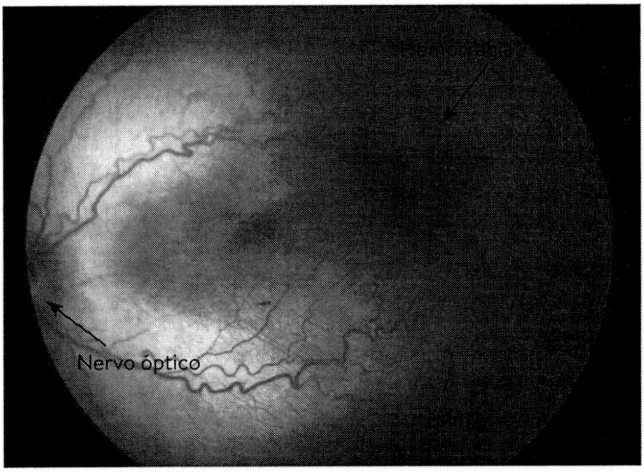

Figura 4 ROP 3 com hemorragia na crista e doença *plus* associada. Fonte: cortesia da Dra. Viviane Lanzelotte, com permissão. Versão colorida da figura encontra-se na plataforma virtual do livro.

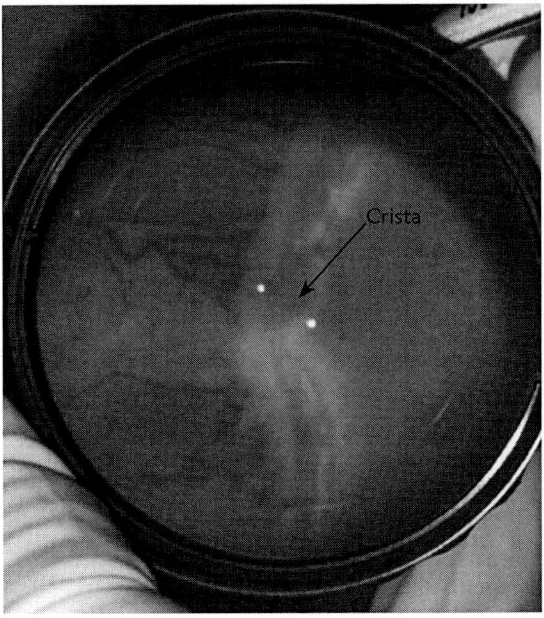

Figura 5 ROP 3. Fonte: cortesia do Dr. Leonardo Costa, com permissão. Versão colorida da figura encontra-se na plataforma virtual do livro.

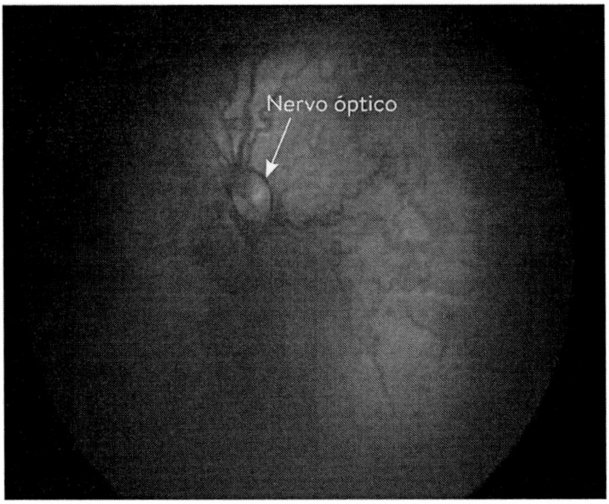

Figura 6 Retinopatia da prematuridade (ROP) agressiva (doença *plus* em zona I). Fonte: cortesia da Dra. Viviane Lanzelotte, com permissão. Versão colorida da figura encontra-se na plataforma virtual do livro.

Diagnóstico por telemedicina

Atualmente estão disponíveis outras formas de diagnóstico da ROP, como as câmeras de ângulo amplo, como a RetCam, um retinógrafo que possibilita a visualização do fundo de olho 360°, com um grande ângulo de captação de 130° e documentação por foto. Além disso, permite a realização de angiografia fluoresceínica (AF), o que torna viável a visualização da vascularização da retina periférica não tão bem avaliada com o oftalmoscópio indireto, em comparação com a AF. Apresenta algumas limitações, como o custo elevado e o transporte, não sendo tão utilizada como rastreamento universal, mas principalmente para uso em semiologia e telemedicina. Aparelhos celulares com câmeras fotográficas têm sido usados também para documentação das imagens (Figura 5).[2]

As câmeras portáteis de não contato e menor ângulo se mostram eficazes para diagnóstico da ROP grave com indicação de tratamento, como evidenciado no estudo realizado nos anos de 2019 e 2020, nas maternidades municipais do Rio de Janeiro. Foi utilizada a câmera Pictor plus®, uma câmera digital de ângulo pequeno, portátil, de não contato. Ela não permite o estadiamento da doença, pois não atinge a periferia, porém consegue avaliar o polo posterior, onde podem ocorrer as alterações vasculares graves, como o *plus* e o pré-*plus*, que determinam a necessidade de tratamento na maioria dos casos.[11]

A ultrassonografia tem papel relevante nas crianças com ROP 4 ou ROP 5 para avaliação do descolamento de retina e do planejamento cirúrgico. É útil também para determinar trações e opacidades vítreas, espessamento da coroide e diâmetro anteroposterior do globo ocular no pré-operatório da cirurgia de retina.[2]

DIAGNÓSTICO DIFERENCIAL

As principais patologias que fazem diagnóstico diferencial com a ROP são aquelas que cursam com alterações vitreorretinianas ou com leucocoria:[2]

- Síndrome de Norrie.
- Vitreorretinopatia exsudativa familiar.
- Toxocaríase ocular.
- Catarata congênita.
- Hemorragias retinianas.

TRATAMENTO

O tratamento amplamente utilizado atualmente consiste na ablação da retina avascular periférica com fotocoagulação transpupilar a laser. No início, os tratamentos eram realizados por crioterapia, porém estudos mostraram índice de regressão mais elevado, menos complicações operatórias e melhor prognóstico visual a longo prazo com o uso do laser.

A fotocoagulação deve ser realizada sob anestesia geral em centro cirúrgico ou à beira do leito em unidade de terapia intensiva (UTI) neonatal. O laser deve ser aplicado em toda a retina avascular, provocando marcas concêntricas, que são inicialmente brancas e vão pigmentando com o passar dos dias (Figuras 7 e 8). Espera-se regressão do *plus* entre 14-21 dias. Se não for observada melhora nesse período, avalia-se novo tratamento, o que pode ocorrer em 10 a 15% dos casos. A cirurgia geralmente ocorre em torno da 37ª semana de idade gestacional corrigida, momento em que a ROP, frequentemente, atinge maior gravidade.[2]

Na busca do melhor prognóstico visual, desde 2009 começaram a ser utilizadas medicações com ação na fisiopatologia da doença, como a injeção intravítrea de anti-VEGF para tratamento da ROP grave (Figura 9). Os achados clínicos e o tempo de resposta resultantes do tratamento com anti-VEGF e laser são diferentes.[7]

O estudo BEAT-ROP (2011) mostrou melhor eficácia do anti-VEGF bevacizumabe (Avastin®) em relação à fotocoagulação no tratamento da ROP 3 *plus* em zona I. Após os resultados promissores do bevacizumabe, novos estudos foram realizados utilizando o ranibizumabe (Lucentis®), que mostrou eficácia semelhante e menor tempo de meia-vida vítrea, o que sugere menor risco de complicações sistêmicas.[2,12]

Em 2017, um estudo de Gunay et al. que comparava o bevacizumabe, o ranibizumabe e o laser diiodo, após *follow-up*, evidenciou que a prevalência de emetropia foi significativamente maior no grupo que recebeu anti-VEGF comparado com o grupo tratado com laser (50,9% bevacizumabe, 45,5% ranibizumabe e 16,3% laser).[13]

O estudo Firefleye (2022) comparou a eficácia entre a panfotocoagulação a laser e o anti-VEGF aflibercept (Eylia®). Foi evidenciado melhor resultado com o aflibercept (85,5%) em relação ao laser (82%) 24 semanas após o tratamento.[14]

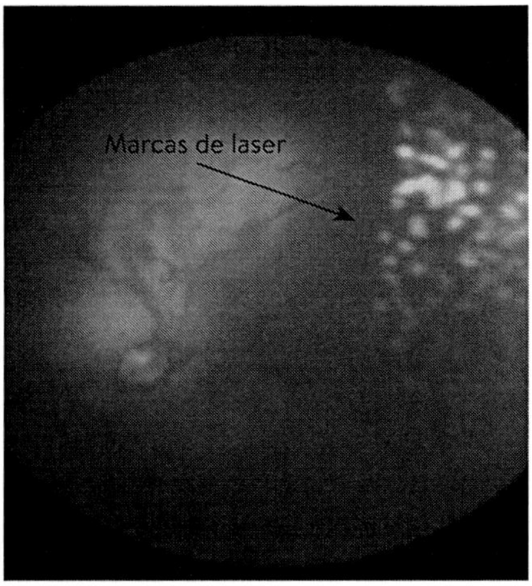

Figura 7 Laser imediatamente após aplicação. Fonte: cortesia da Dra. Viviane Lanzelotte, com permissão. Versão colorida da figura encontra-se na plataforma virtual do livro.

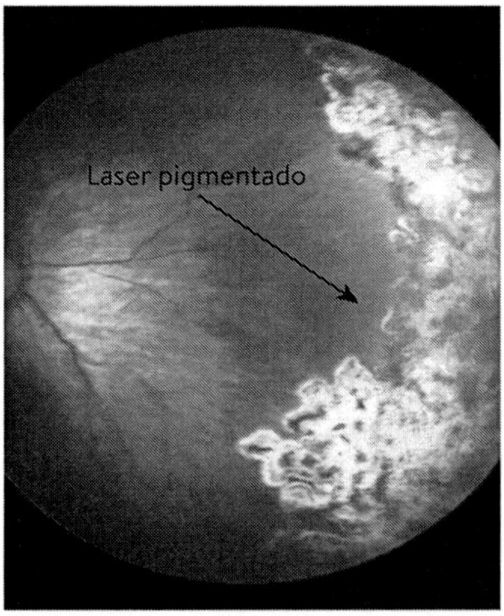

Figura 8 Laser pigmentado. Fonte: cortesia da Dra. Viviane Lanzelotte, com permissão. Versão colorida da figura encontra-se na plataforma virtual do livro.

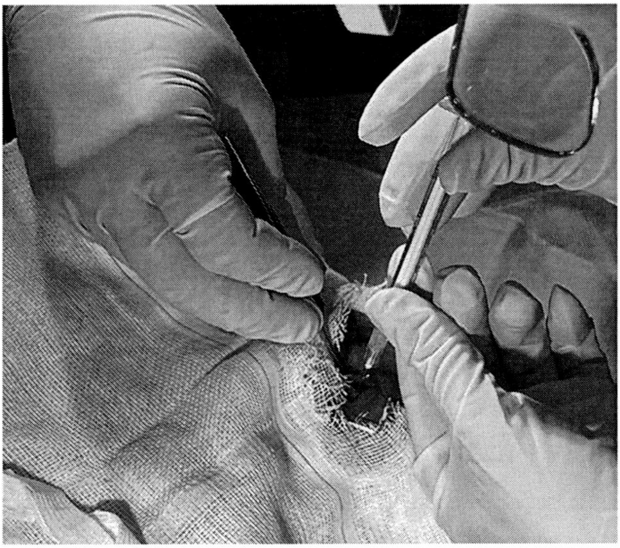

Figura 9 Injeção intravítrea de anti-VEGF. Fonte: arquivo pessoal da autora, com permissão. Versão colorida da figura encontra-se na plataforma virtual do livro.

No momento, tanto o ranimizumabe quanto o aflibercept são liberados pela Agência Nacional de Vigilância Sanitária (ANVISA) para o tratamento da ROP em recém-nascidos e lactentes prematuros.

Evolução do tratamento

A regressão decorrente da injeção intravítrea do anti-VEGF ocorre em 1-3 dias após a aplicação. No caso do laser, espera-se início de resposta em 7-14 dias após o tratamento. A regressão após o anti-VEGF é caracterizada pela melhora rápida da venodilatação e da tortuosidade arteriolar, e posteriormente, vascularização da retina periférica avascular, que pode ser completa ou incompleta.[8]

A reativação da doença é mais comum após o anti-VEGF do que após o laser ou regressão espontânea. A doença se apresenta com venodilatação e tortuosidade, como na fase aguda, podendo estar presentes hemorragias e neovasos. Pode ainda ocorrer formação de cristas fibrovasculares, que podem provocar tração e descolamento da retina.[8]

A retina avascular persistente é uma complicação que deve ser acompanhada com cautela, pois pode causar descolamento de retina em uma fase mais tardia da vida. A realização de AF e tomografia de coerência óptica ajuda a avaliar de forma mais completa com documentação de imagens as áreas avasculares e alterações maculares.[8]

DESAFIOS ATUAIS

A ROP pode ter resolução espontânea com poucas alterações anatômicas e bom prognóstico visual, principalmente nos estágios 1 e 2, mas pode ter um prognóstico muito ruim, como cegueira total ou baixa visão, nas formas mais graves.

A conscientização dos profissionais de saúde e da sociedade em relação à realização de um bom pré-natal, acompanhamento na gestação e melhoria nos cuidados neonatais são fundamentais para diminuição dos casos de ROP. O maior controle do uso de oxigênio, tratamento precoce das infecções neonatais e estabilização rápida do RN prematuro são determinantes para um melhor prognóstico, principalmente dos RN de extremo baixo peso, que são a população de maior risco.

ORIENTAÇÕES AOS PAIS

O acompanhamento pré-natal adequado é fundamental na prevenção do parto prematuro e das complicações da ROP, sendo o ponto inicial para a diminuição dos casos da doença. Os pais devem ser orientados quanto aos cuidados necessários para que a gestação se desenvolva de forma saudável, e que as comorbidades que possam surgir durante a gestação, ou mesmo as anteriores à concepção, sejam prontamente tratadas e controladas a fim de não causar danos ao feto.

Os pais têm que estar cientes de que é necessário o seguimento do RN prematuro, mesmo após a alta da UTI neonatal, pois em alguns casos a ROP grave com indicação de tratamento pode ocorrer na fase em que o bebê já está em casa.

✓ CONCLUSÃO

A ROP é uma doença potencialmente grave, que pode causar danos visuais permanentes à criança, se não for diagnosticada e tratada no momento adequado. A cegueira e a baixa visão decorrentes da ROP grave causam grande impacto na qualidade de vida da criança e da família. Além disso, há o investimento financeiro necessário para incluir essa criança com deficiência visual na sociedade.

Atualmente muito já se sabe sobre a fisiopatologia da doença e suas formas de tratamento, porém ainda há muito a se estudar, principalmente em relação aos efeitos a longo prazo dos novos tratamentos.

REFERÊNCIAS BIBLIOGRÁFICAS

1. Zin A, Florencio T, Fortes Filho JB, Nakanami CR, Gianini N, Graziano RM, et al. Proposta de diretrizes brasileiras do exame e tratamento de retinopatia da prematuridade (ROP). Arq Bras Oftalmol. 2007;70(5):875-83.

2. Tartarella MB, Fortes Filho JB. Retinopatia da prematuridade. eOftalmo. 2016;2(4):1-16.
3. Quinn GE. Retinopathy of prematurity blindness worldwide: phenotypes in the third epidemic. Eye Brain. 2016;8:3-16.
4. Quinn GE, Fielder AR. Retinopathy of prematurity. In: Hoyt CS, Taylor D. Pediatric: ophthalmology and strabismus. 4.ed. Toronto: Elsevier Saunders; 2013. p. 432-48.
5. Moraes NSB, Graziano RM. Retinopatia da prematuridade. In: Nakanami C, Zin A, Belfort Junior R. Oftalmopediatria. 1.ed. São Paulo: Roca; 2010. p. 496-510.
6. Committee for the Classification of Retinopathy of Prematurity. An International Classification of Retinopathy of Prematurity. Arch Ophthalmol. 1984;102:1130-4.
7. International Committee for the Classification of Retinopathy of Prematurity. The International Classification of Retinopathy of Prematurity revisited. Arch Ophthalmol. 2005;123(7):991-9.
8. Chiang MF, Quinn GE, Fielder AR, Ostmo SR, Paul Chan RV, Berrocal A, et al. International Classification of Retinopathy of Prematurity. 3.ed. Ophthalmology. 2021;128(10):e51--e68.
9. Cryotherapy for Retinopathy of Prematurity Cooperative Group. Multicenter trial of cryotherapy for retinopathy of prematurity. Preliminary results. Arch Ophthalmol. 1988;106(4):471-9.
10. Early Treatment for Retinopathy of Prematurity Cooperative Group. Revised indications for the treatment of retinopathy of prematurity: results of the early treatment for retinopathy of prematurity randomized trial. Arch Ophthalmol. 2003;121(12):1684-94.
11. Lanzelotte V, Vieira AA, Fonseca ABM, da Silva JE, Gonet B, Bueno AC. ROP screening with the Pictor Plus camera: a telemedicine solution for developing countries. JAAPOS. 2022;S1091-8531(22)00437-2.
12. Mintz-Hittner HA, Kennnedy KA, Chuang AZ, BEAT-Rop Cooperative Group. Efficacy of intravitreal bevacizumabe for stage 3+ retinopathy of prematurity. N Eng J Med. 2011;364(7):603-15.
13. Gunay M, Sukgen EA, Celik G, Kocluk Y. Comparison of bevacizumab, ranibizumab, and laser photocoagulation in the treatment of retinopathy of prematurity in Turkey. Curr Eye Res. 2017;42(3):462-9.
14. Stahl A, Sukgen EA, Wu WC, Lepore D, Nakanishi H, Mazela J, et al.; FIREFLEYE Study Group. Effect of intravitreal aflibercept vs laser photocoagulation on treatment success of retinopathy of prematurity: The FIREFLEYE Randomized Clinical Trial. JAMA. 2022;328(4):348-59.

13

PTOSE PALPEBRAL

Susana Knupp

OBJETIVOS

- ✓ Classificar as ptoses palpebrais.
- ✓ Identificar as ptoses que podem provocar comprometimento visual.
- ✓ Orientar sobre o tratamento da ptose e suas indicações.

INTRODUÇÃO

Ptose é o termo utilizado para descrever a pálpebra caída, em geral mais de 2 mm abaixo do limbo corneano superior.[1,2]

ETIOLOGIA

Pode ser unilateral ou bilateral.

É classificada como congênita ou adquirida, contudo, algumas causas podem ser tanto congênitas quanto adquiridas, como nos casos de paresia do III nervo craniano (NC) ou síndrome de Horner.[1]

É importante diferenciar os casos de ptose por distrofia ou disgenesia do músculo elevador da pálpebra, chamada de ptose congênita simples, das outras causas de ptose. Quando existe distrofia do músculo elevador da pálpebra, o mesmo não relaxa de forma adequada, provocando um atraso na descida da pálpebra superior quando o paciente olha para baixo. Se o músculo não for distrófico, haverá a mesma quantidade de ptose em todas as posições do olhar.[1,2]

FISIOPATOGENIA

Ptose congênita

A ptose palpebral congênita simples é a mais comum na infância. Ocorre por uma distrofia ou disgenesia do músculo elevador da pálpebra superior, o que traz uma diminuição da função desse músculo. Nesses casos ocorre "*lid lag*" na mirada para baixo, que é um atraso na descida da pálpebra superior quando o paciente olha para baixo. Frequentemente há disfunção do músculo reto superior (responsável pela elevação do olho), uma vez que são embriologicamente próximos.[1]

Defeitos neurogênicos

A paralisia do III NC pode ser congênita ou adquirida. Nesses casos há ptose associada a um olho paralisado em abdução (para fora), já que o III NC é responsável por inervar a maioria dos músculos do olho. Algumas vezes ocorre regeneração aberrante da paralisia do III NC.[2]

A síndrome de "mastigar-piscar" de Marcus Gunn se deve a uma sincinesia anormal, geralmente entre o elevador da pálpebra e o músculo pterigoide lateral. A pálpebra afetada geralmente fica em ptose, mas quando o paciente abre a boca e desvia a mandíbula para o lado contralateral, o olho se abre. Também pode ocorrer sincinesia com o músculo pterigoide medial, na qual a pálpebra caída se abre quando o paciente cerra os dentes ou quando faz protrusão da mandíbula. Essa condição é congênita e esporádica.[3]

Síndrome de Horner consiste em ptose, miose e, algumas vezes, anidrose de face e pescoço do lado afetado.[4]

Ptose miogênica

Oftalmoplegia externa progressiva pode se apresentar com ptose na infância, sendo inicialmente unilateral e tornando-se, posteriormente, bilateral. Vai progredindo para paralisia progressiva de todos os músculos extraoculares. Inicialmente limita a elevação e depois progride até que os olhos fiquem imóveis. Ocorre de forma esporádica, mas é comum haver herança autossômica dominante.[2,4]

Miastenia gravis é uma doença crônica caracterizada por fadiga anormal dos músculos estriados. Pode ser somente de um certo grupo de músculos ou ser generalizada. Em 10% dos casos acomete crianças antes da puberdade e pode ocorrer transitoriamente em recém-nascidos de mães com miastenia. Já foi identificada a existência de incidência familiar, mas não está claro um padrão de hereditariedade. Muitos casos são associados à hiperplasia de timo ou timoma. A causa é um distúrbio autoimune no mecanismo da acetilcolina na junção neuromuscular, sendo os músculos oculares particularmente sensíveis. A ptose pode ser unilateral e variável e sempre é pior no final do dia. Diplopia geralmente ocorre associada a estrabismo. Para testar a fatigabilidade, pede-se para olhar para cima e para baixo várias vezes. O diagnóstico consiste na avaliação clínica, testes laboratoriais (altos níveis de anticorpos antirreceptor de colinesterase – AchR e elevados níveis de anticorpos IgG anti-quinase músculo-específica – MuSK), eletromiografia (o teste mais sensível) e teste de Tensilon (após o seu uso há normalização da posição da pálpebra).[1,2]

Pseudoptose

Quando o olho é hipotrópico, isto é, quando existe um estrabismo vertical no qual o olho está mais para baixo que o contralateral, a pálpebra estará mais baixa. No entanto, ao ocluir o olho normal e solicitar ao paciente que olhe em frente, a pálpebra estará na posição normal.[2]

Nos casos de enoftalmo, como na microftalmia ou anoftalmia, a pálpebra estará mais baixa. Nesses casos a restauração do volume orbitário normaliza a posição palpebral. Hemangiomas palpebrais que involuem podem deixar excesso de pele e simular um quadro de ptose.[2]

Síndromes com ptose

Ptose é a característica principal da síndrome de Saethre-Chotzen, uma craniossinostose autossômica congênita associada à sindactilia. Também é muito comum na síndrome de Noonan, que cursa com baixa estatura, pescoço alado e estenose pulmonar.[4]

DIAGNÓSTICO

Há suspeita diagnóstica quando ocorre assimetria na abertura palpebral entre os olhos. Quando a pálpebra encobre a pupila, ou seja, oclui o eixo visual, há risco de comprometimento visual por privação sensorial e possibilidade de evolução com ambliopia. O diagnóstico deverá direcionar a correção cirúrgica precoce, a fim de proteger o desenvolvimento visual adequado da criança.[1]

O oftalmologista poderá observar clinicamente se a ptose é verdadeira ou uma pseudoptose, além de classificar quanto à etiologia para definir a melhor opção de tratamento.

DIAGNÓSTICO DIFERENCIAL

O diagnóstico diferencial se dá principalmente com pseudoptose, anormalidades faciais e aumento do volume palpebral por tumores (mais comumente o hemangioma).[4]

TRATAMENTO

O tratamento da ptose congênita é cirúrgico. Além do comprometimento estético, a ptose pode causar ambliopia por privação quando há obstrução do eixo visual (oclusão da área pupilar), em crianças que se encontram na fase de desenvolvimento visual. Nesses casos, a correção cirúrgica deve ser precoce. A cirurgia geralmente é realizada para elevar a pálpebra, por meio do encurtamento do músculo elevador. Nos casos em que a visão está se desenvolvendo bem, a cirurgia pode ser postergada para a idade escolar.[2,4,5]

É fundamental identificar a ptose que oclui a visão e, portanto, precisará de cirurgia precoce. Observar que o aspecto do relacionamento social na infância também deve sempre ser levado em consideração. Qualquer suspeita de ptose deve ser encaminhada ao oftalmologista para o diagnóstico, classificação e escolha do momento mais oportuno para a correção cirúrgica.

PROGNÓSTICO

O prognóstico visual é muito bom quando a ptose não oclui o eixo visual e quando não há estrabismo associado. A cirurgia precoce tem maior chance de prevenir a ambliopia, contudo, muitas vezes é necessário mais de um procedimento cirúrgico.[5,6]

DESAFIOS ATUAIS

Há poucos centros que tratam ptose infantil no nosso meio. Isso retarda o diagnóstico correto e o tratamento com a desobstrução do eixo visual, o que pode comprometer a saúde ocular de forma definitiva.

ORIENTAÇÕES AOS PAIS

Ao observar qualquer assimetria entre a abertura das pálpebras, a família deve referir ao pediatra, que avaliará a necessidade de avaliação pelo oftalmologista.

CONCLUSÃO

A ptose palpebral infantil é rara, contudo, casos de obstrução do eixo visual devem ser tratados precocemente para evitar casos de ambliopia grave.

REFERÊNCIAS BIBLIOGRÁFICAS

1. Kensem R, Collen R. Lids: congenital and acquired abnormalities – practical management. In: Lyons CJ, Lambert SR. Taylor and Hoyt's pediatric ophthalmology and strabismus. 5.ed. Philadelphia: Elsevier Saunders; 2016. p. 175-87.
2. Díaz-Manera J, Luna S, Roig C. Ocular ptosis: differential diagnosis and treatment. Curr Opin Neurol. 2018;31(5):618-27.
3. Pearce FC, McNab AA, Hardy TG. Marcus Gunn Jaw-Winking Syndrome: A comprehensive review and report of four novel cases. Ophthalmic Plast Reconstr Surg. 2017;33(5):325-8.
4. SooHoo JR, Davies BW, Allard FD, Durairaj VD. Congenital ptosis. Surv Ophthalmol. 2014;59(5):483-92.
5. Gazzola R, Piozzi E, Vaienti L, Preis FWB. Therapeutic algorithm for congenital ptosis repair with levator resection and frontalis suspension: results and literature review. Semin Ophthalmol. 2018;33(4):454-60.
6. Oral Y, Ozgur OR, Akcay L, Ozbas M, Dogan OK. Congenital ptosis and amblyopia. J Pediatr Ophthalmol Strabismus. 2010;47(2):101-4.

SEÇÃO III

OS ERROS REFRATIVOS E OS DISTÚRBIOS DA MOTILIDADE OCULAR

14

ERROS REFRATIVOS

Diana Danda
Susana Knupp

OBJETIVOS

- ✓ Apresentar os erros refrativos em crianças.
- ✓ Reforçar a necessidade dos exames oftalmológicos de rotina na infância.

INTRODUÇÃO

A refração de um indivíduo é definida por uma interação entre a curvatura da córnea, a profundidade da câmara anterior do olho, o tamanho axial (distância anteroposterior do globo ocular) e o poder dióptrico do cristalino. Todos esses elementos mudam continuamente conforme o olho cresce.[1]

Existe um crescimento axial do olho do nascimento até a idade adulta. A maior parte do crescimento do olho ocorre nos primeiros 18 meses de vida. O olho de um neonato mede cerca de 16-17 mm e cresce rapidamente nos primeiros 18 meses de vida. Aos 3 anos o tamanho do olho se encontra com 22,5 a 23 mm e cresce aproximadamente 0,1 mm/ano até os 13 anos de idade.[2]

A curvatura da córnea e sua espessura também variam muito no primeiro ano de vida. Dessa forma, o poder dióptrico da córnea ao nascimento é em torno de 51-55 dioptrias e na vida adulta passa para aproximadamente 40 dioptrias.[2]

O cristalino duplica de peso e volume no primeiro ano e continua a crescer por toda a vida. Seu poder dióptrico também reduz, sendo em torno de 40 dioptrias ao nascimento e passando para cerca de 20 dioptrias na vida adulta. O cristalino tem como principal função o processo de acomodação, ou seja, a capacidade de mudar o poder dióptrico do sistema óptico para que a imagem seja formada na retina. A acomodação é realizada pela contração do músculo ciliar. No recém-nascido, essa função não está totalmente desenvolvida, o que ocorre por volta dos 3-4 meses de idade.[3]

QUADRO CLÍNICO

Existem três tipos de erros refrativos (também denominados erros refracionais). São eles: astigmatismo, hipermetropia e miopia (Figura 1). A indicação do uso de lentes corretoras, o que trará melhor qualidade de visão e maior conforto para o paciente, varia com a intensidade do erro refrativo e a idade.[2]

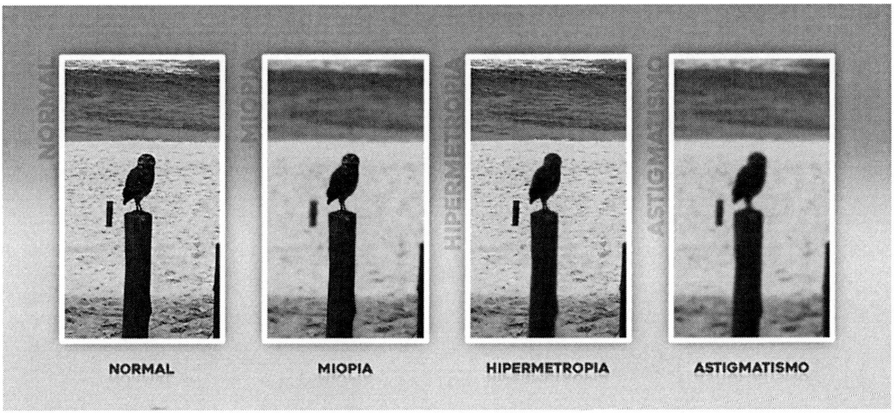

Figura 1 Erros refrativos. Fonte: cortesia da Dra. Viviane Lanzelotte, com permissão. Versão colorida da figura encontra-se na plataforma virtual do livro.

Hipermetropia

O erro refrativo conhecido como hipermetropia ocorre quando a imagem é formada além da retina, ou seja, o comprimento do olho é menor do que sua potência óptica e a imagem não consegue ser focalizada na retina, gerando um *defocus*, que significa uma imagem distorcida.[4]

Tendo por base a ideia de que o olho humano cresce durante os primeiros anos de vida, é de se esperar que a maior parte das crianças nos primeiros anos de vida seja hipermétrope em algum grau. Uma criança nasce com cerca de 3 dioptrias de hipermetropia e, em geral, diminui em média uma dioptria ao final do primeiro ano de vida devido às mudanças na curvatura do córnea, no poder óptico do cristalino e pelo aumento do crescimento anteroposterior do olho. Ao final do segundo ano, o tamanho do olho é muito próximo ao de um adulto.[4]

Devido à capacidade de acomodação do olho humano, a criança consegue acomodar determinados graus de hipermetropia sem que apresente nenhuma queixa de desconforto visual. Isso explica o fato de que a maioria das crianças hipermétropes não necessita do uso de óculos para uma boa acuidade visual.[5]

A hipermetropia não costuma gerar queixas de dificuldade visual para longe, como ler o quadro na escola, assistir à televisão, nem aproximar muito o objeto do rosto para poder enxergar melhor. Essas queixas são mais comuns nas crianças míopes. As hipermetropias são geralmente associadas com queixas como cansaço visual (astenopia), cefaleia frontal após esforço visual prolongado ou dor ocular de intensidade leve a moderada. É importante ressaltar que a cefaleia ao acordar não costuma ter como causa problemas oftalmológicos.[6]

Apesar de a criança não apresentar queixas visuais importantes nos graus leves e moderados, os casos de alta hipermetropia costumam cursar com dificuldade mais evidente, e o baixo rendimento escolar pode ser um reflexo desse erro refrativo.[7] Para sua correção são prescritas, quando necessário, lentes de poder dióptrico positivo, que são lentes côncavas, cujo grau é calculado através da refração sob cicloplegia (Figura 2).[4]

O surgimento de estrabismo convergente em crianças, principalmente após o segundo ano de vida, pode estar associado a graus elevados de hipermetropia e o encaminhamento para o oftalmologista deve ser imediato.[7]

Miopia

A miopia é um erro refrativo que dificulta a visão de longe. Existem estatísticas mundiais alarmantes que apontam que, em um futuro próximo, em 2050, até 50% da população será míope. Trata-se de um problema de saúde pública, uma vez que graus elevados apresentam maiores riscos de perda de visão por descolamento de retina e outras alterações de retina, catarata precoce, glaucoma, além de estrabismo.[8]

A miopia afeta mundialmente 27% da população, ou seja, 1,4 bilhão de pessoas são míopes. O número de míopes vem aumentando na última década, em especial nos asiáticos, chegando a estar presente em 84 a 97% de adolescentes e adultos jovens da Coreia, China e Taiwan. No Brasil a incidência é mais baixa e, dos mais de 200 milhões de habitantes, há uma estimativa de 22 a 72 milhões de míopes, sendo cerca de 2 a 7 milhões de alto míopes. A Organização Mundial da Saúde elegeu a miopia como uma das suas cinco prioridades e a inseriu no programa de iniciativa global para eliminação de cegueira evitável.[8]

A miopia aparece geralmente por volta dos 7 aos 10 anos de idade e progride ao longo da adolescência, se estabilizando por volta dos 18 aos 21 anos. Contudo, nos últimos anos observa-se que a idade de início tem sido mais precoce, e a idade de estabilização, mais tardia.[9]

A miopia pode ser classificada em:[9]

- Axial: quando causada por um alongamento do olho.
- De índice: por alterações do índice de refração dos meios transparentes do olho (córnea e cristalino).

Em ambos os casos a imagem dos objetos é focada incorretamente na frente da retina e não sobre ela (Figura 2).

O diagnóstico se baseia na queixa do paciente de dificuldade para enxergar à distância ou a observação do hábito de apertar os olhos para tentar melhorar o foco para longe (Figura 3). Como o "mundo" da criança pré-verbal é principalmente "de perto", a miopia pode ser assintomática nessa idade, não se observando dificuldade visual, sendo o diagnóstico apenas possível no exame de rotina.

O oftalmologista realizará inicialmente o exame de acuidade visual. A seguir, a refração deve ser realizada sempre com o uso de colírio cicloplégico, para inibição da acomodação e avaliação correta do erro refrativo. É de suma importância a realização da retinoscopia (Figura 4) com lentes para determinação do grau. O teste subjetivo para refinamento da prescrição, no qual o paciente informa a melhor lente, é pouco usado em crianças pequenas, uma vez que elas só conseguem responder com confiabilidade após os 7 anos de idade e, em alguns casos, até mais tarde.[9]

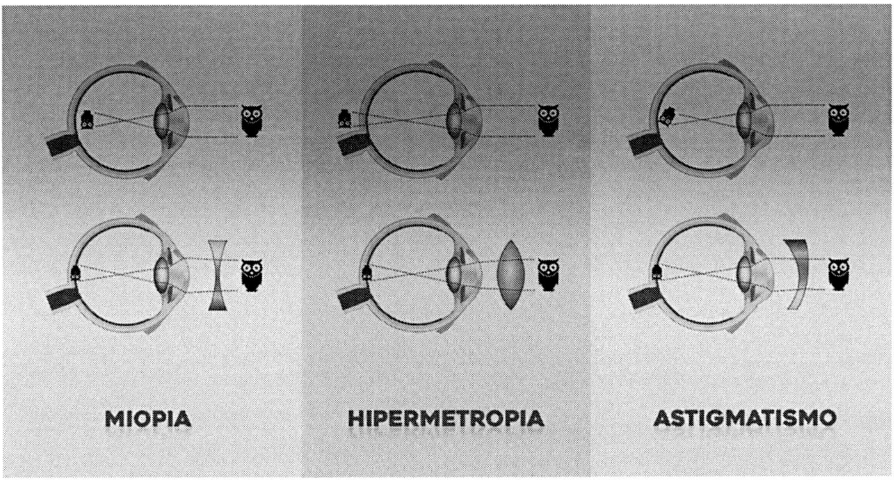

Figura 2 Erros refrativos com seus pontos focais na retina e tipo de lentes corretoras (usadas nos óculos). Fonte: cortesia da Dra. Viviane Lanzelotte, com permissão. Versão colorida da figura encontra-se na plataforma virtual do livro.

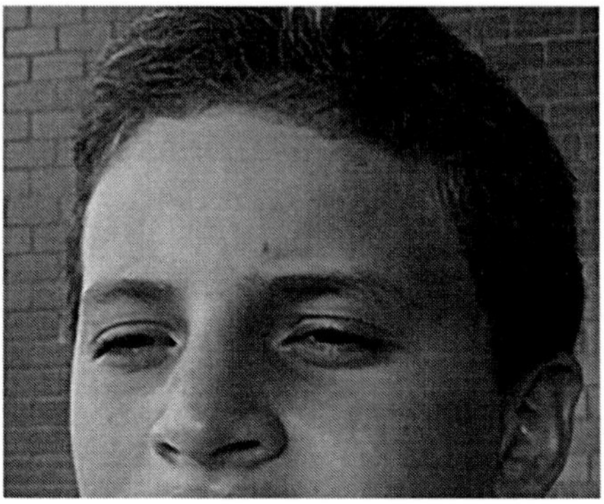

Figura 3 Criança apertando os olhos para enxergar de longe. Fonte: arquivo pessoal da autora, Dra. Susana Knupp, com permissão. Versão colorida da figura encontra-se na plataforma virtual do livro.

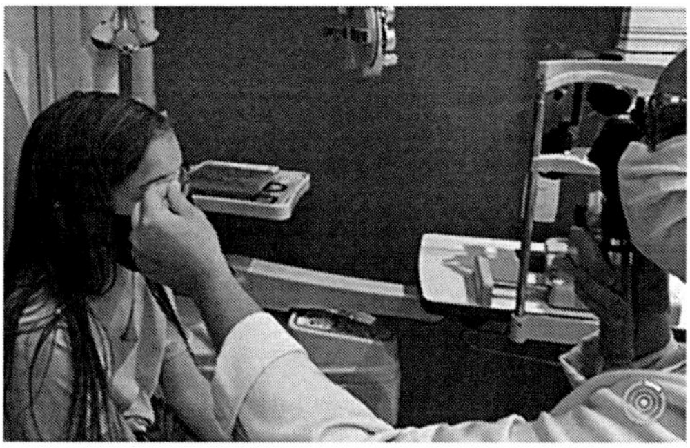

Figura 4 Exame de retinoscopia. Fonte: arquivo pessoal da autora, Dra. Susana Knupp, com permissão. Versão colorida da figura encontra-se na plataforma virtual do livro.

Quando a miopia ultrapassa os 6 graus, classifica-se como alta miopia. Nesses casos, as complicações secundárias que ameaçam a visão são mais frequentes. São elas: degeneração miópica da retina, retinosquise, estafiloma posterior, descolamento de retina, glaucoma e catarata precoce. Cada vez mais essas complicações vêm sendo observadas, uma vez que os graus de miopia têm aumentado mundialmente.[9]

O tratamento da miopia é realizado através do uso de lentes corretivas, quer sejam óculos ou lentes de contato, sendo as últimas indicadas para crianças mais velhas, em geral. A cirurgia refrativa pode ser realizada apenas a partir dos 18 anos de idade, desde que haja estabilidade do grau nos últimos 3 anos.[10]

Recentemente, vários estudos têm sido publicados com o objetivo de desenvolver medidas que previnam a progressão da miopia na infância. Diversas alternativas foram tentadas. O controle ambiental restringindo o uso de telas pelas crianças, principalmente as telas pequenas, e a promoção de atividades ao ar livre com iluminação solar têm se mostrado fundamentais.[11-13]

O uso do colírio de atropina 0,01% diariamente (à noite) tem se mostrado eficaz e seguro, e raramente causa sintomas adversos, como visão borrada para perto e fotofobia. O uso ainda é *off-label*, mas é utilizado largamente no mundo todo. Em 2019, o Conselho Federal de Medicina emitiu um parecer aprovando sua administração em crianças. Estudos recentes, com evidência científica, observaram que tais práticas reduzem a taxa de progressão da miopia na infância em mais de 50% dos casos.[14,15]

Em 2022 foram lançadas lentes de óculos desenhadas para evitar a progressão da miopia na infância. O centro da lente tem uma área de visão simples como nas lentes convencionais. A diferença está no desenho de circulares na lente conforme avança para a periferia, cada uma com sua tecnologia própria, mas todas com o objetivo de corrigir o *defocus* causado pelas lentes comuns, pois ele induziria o aumento do grau por crescimento axial do olho. Essas lentes desaceleram a progressão da miopia em cerca de 60% dos casos, conforme os trabalhos atualmente publicados. O desafio ainda está no valor das lentes e na adaptação a elas.[16]

Astigmatismo

Em um olho considerado emétrope (sem grau), o raio luminoso atravessa superfícies refrativas (córnea e cristalino) e forma a imagem atingindo a retina em um ponto. Como já exposto, na hipermetropia a imagem é formada atrás da retina, na miopia antes da retina e no astigmatismo se forma em diferentes pontos da retina (Figura 2).[4]

O astigmatismo é causado por alterações na esfericidade, principalmente da córnea, mas também do cristalino (em menor importância), fazendo com que os raios luminosos atinjam a retina em diferentes pontos focais. É muito frequente a presença do astigmatismo associado à hipermetropia ou miopia.[17]

Assim como nos outros erros refrativos, a fisiopatologia do astigmatismo é multifatorial. Existe a evidência de uma significativa contribuição genética, com alguns estudos sugerindo até 60% de influência para o desenvolvimento do astigmatismo. Assim sendo, a história familiar sempre deve ser investigada e levada em consideração durante a anamnese. Várias síndromes genéticas e outras condições podem estar associadas a um aumento na prevalência/presença de astigmatismo, como a síndrome de Down, Treacher-Collins e espinha bífida, entre outras.[7]

Recém-nascidos e crianças durante o primeiro ano de vida geralmente apresentam astigmatismo em graus variáveis. Essa característica pode ser explicada pelo fato de que tanto a córnea quanto o cristalino sofrem grandes mudanças na sua forma nos primeiros meses de vida. O astigmatismo costuma se manter basicamente estável durante a adolescência e a vida adulta e tende a aumentar nos idosos.[17]

As queixas visuais em uma criança com astigmatismo podem ser muito variadas. Geralmente, pré-escolares não costumam apresentar queixas. Crianças maiores podem referir dificuldade visual para longe em casos de graus elevados e, poucas vezes, relatam astenopia. Por vezes, a detecção dessa ametropia é um achado em um primeiro exame oftalmológico na criança.[1,17]

Crianças com alergia ocular e outras patologias da superfície ocular merecem especial atenção no manejo do astigmatismo. O ato de coçar os olhos é capaz de alterar a biodinâmica corneana, levando a alterações na sua curvatura, com consequente aumento do grau. Em alguns casos, onde há a tendência ao desenvolvimento do ceratocone, coçar os olhos pode levar ao desenvolvimento ou agravamento dessa doença. Essas crianças devem ser acompanhadas de perto e o controle do processo alérgico é fundamental para um adequado desenvolvimento visual.[7]

A correção desse erro refrativo é realizada por meio de lentes cilíndricas (Figura 2).[17]

Anisometropia

A diferença significativa de grau entre os olhos é chamada de anisometropia. Nessa condição, a criança com um erro refrativo com necessidade de tratamento em um dos olhos pode não apresentar nenhum sinal ou sintoma se o grau do olho contralateral for baixo ou ausente. As anisometropias podem ser por miopia, hipermetropia ou astigmatismo e, independentemente do tipo, podem gerar uma perda importante da capacidade visual do olho com maior grau (ambliopia), caso não sejam diagnosticadas e corrigidas a tempo. O exame oftalmológico completo, inclusive com avaliação da refração, deve ser realizado no primeiro ano de vida. Depois, periodicamente, para que os erros refrativos possam ser diagnosticados e o tratamento instituído quando necessário.[18-20]

DESAFIOS ATUAIS

Ampliação dos serviços de oftalmologia pediátrica, uma vez que a detecção precoce dos erros refrativos, principalmente quando há anisometropia ou estrabismo associados, é de extrema importância para o pleno desenvolvimento global da criança e a prevenção de ambliopia.

ORIENTAÇÕES AOS PAIS

Os pais devem ser orientados que, mesmo na criança assintomática, é necessária a realização de exames oftalmológicos de rotina e que, assim como os adultos, algumas crianças também podem precisar usar óculos.

Observa-se, cada vez mais, aumento no número de crianças míopes e com graus mais elevados. O uso de telas em excesso se associa à redução de atividades ao ar livre e, assim, menor exposição à iluminação solar, com implicações importantes. Cabe aos profissionais de saúde que atuam com crianças a orientação de bons hábitos que ajudem a minimizar a progressão da miopia, evitando que ela evolua para graus elevados, que apresentam maior risco de perda visual.

✓ CONCLUSÃO

O diagnóstico dos erros refrativos na infância deve ser valorizado e procurado. Alterações na qualidade da visão podem comprometer o desenvolvimento da criança pequena e o rendimento escolar da criança maior. Uma vez que a criança muitas vezes não sabe informar que não enxerga bem, apenas os exames de rotina, nos quais é realizada a refração, são capazes de promover o diagnóstico precoce.

REFERÊNCIAS BIBLIOGRÁFICAS

1. Gordon RA, Donzis PB. Refractive development of the human eye. Arch Ophthalmol. 1985;103(6):785-9.
2. Krieger FT, Schor P. Anatomia e Fisiologia. In: Nakanami CR, Belfort Jr R, Zin A. Oftalmopediatria. São Paulo: Roca; 2010. p. 1-38.
3. Hammond CJ. Emmetropization, refraction and refractive errors: control of postnatal eye growth, current and developing treatments. In: Taylor D; Hoyt G.S. Pediatric ophthalmology and strabismus. 3.ed. Philadelphia: Elsevier Saunders; 2005. p. 31-5.
4. American Academy of Ophthalmology. Pediatric ophthalmology and strabismus, BCSC – Basic and Clinical Science Course. San Francisco: AAO; 2019-2020.
5. Irving EL, Machan CM, Lam S, Hrynchak PK, Lillakas L. Refractive error magnitude and variability: Relation to age. J Optom. 2019;12(1):55-63.
6. Harb EN, Wildsoet CF. Origins of refractive errors: environmental and genetic factors. Annu Rev Vis Sci. 2019;5:47-72.
7. American Academy of Ophthalmology. Pediatric ophthalmology and strabismus, BCSC – Basic and Clinical Science Course. San Francisco: AAO; 2013-2014.
8. World Health Organization (WHO). The impact of myopia and high myopia. Report of the Joint World Health Organization – Brien Holden Vision Institute Global Scientific Meeting on Myopia. University of New South Wales, Sydney, Australia 16-18 March 2015. Disponível em: https://myopiainstitute.org/wp-content/uploads/2020/10/Myopia_report_020517.pdf. Acessado em: 28/05/23.

9. Flitcroft DI, He M, Jonas JB, Jong M, Naidoo K, Ohno-Matsui K et al. IMI – Defining and classifying myopia: a proposed set of standards for clinical and epidemiologic studies. Invest Ophthalmol Vis Sci. 2019;60(3):M20-M30.
10. Conselho Brasileiro de Oftalmologia, Associação Médica Brasileira e Associação Brasileira de Catarata e Cirurgia Refrativa (ABCCR). Diretriz de cirurgia refrativa. Disponível em: http://www.cbo.net.br/novo/publicacoes/diretrizes/Diretrizes%20em%20Cirurgia%20Refrativa%20Final%20RJ.pdf. Acessado em: 28/05/23.
11. Walline JJ, Lindsley K, Vedula SS, Cotter SA, Mutti DO, Twelker JD. Interventions to slow progression of myopia in children. Cochrane Database Syst Rev. 2011;(12):CD004916.
12. Xiong S, Sankaridurg P, Naduvilath T, Zang J, Zou H, Zhu J, et al. Time spent in outdoor activities in relation to myopia prevention and control: a meta-analysis and systematic review. Acta Ophthalmol. 2017;95(6):551-66.
13. Rose KA, Morgan IG, Ip J, Kifley A, Huynh S, Smith W, et al. Outdoor activity reduces the prevalence of myopia in children. Ophthalmology. 2008;115(8):1279-85.
14. Chia A, Lu QS, Tan D. Five-year clinical trial on atropine for the treatment of myopia 2: Myopia control with atropine 0.01% eyedrops. Ophthalmology. 2016;123(2):391-9.
15. Galvis V, Tello A, Parra MM, Merayo-Lloves J, Larrea J, Julian Rodriguez C, et al. Topical atropine in the control of myopia. Med Hypothesis Discov Innov Ophthalmol. 2016;5(3):78-88.
16. Bao J, Huang Y, Li X, Yang A, Zhou F, Wu J, et al. Spectacle lenses with aspherical lenslets for myopia control vs single-vision spectacle lenses: a randomized clinical trial. JAMA Ophthalmol. 2022;140(5):472-8.
17. Read SA, Vincent SJ, Collins MJ. The visual and functional impacts of astigmatism and its clinical management. Ophthalmic Physiol Opt. 2014;34(3):267-94.
18. Flitcroft DI. Emmetropisation and the aetiology of refractive erros. Eye (Lond). 2014;28(2):169-79.
19. Ostadimoghaddam H, Fotouhi A, Hashemi H, Yekta AA, Heravian J, Hemmati B, et al. The prevalence of anisometropia in population base study. Strabismus. 2012;20(4):152-7.
20. Smith EL 3rd, Hung LF, Arumugam B, Wensveen JM, Chino YM, Harwerth RS. Observations on the relationship between anisometropia, amblyopia and strabismus. Vision Res. 2017;134:26-42.

15

AMBLIOPIA

Susana Knupp

OBJETIVOS

✓ Alertar o pediatra sobre a importância da detecção da ambliopia.
✓ Classificar a ambliopia com seus respectivos prognósticos.
✓ Orientar sobre a melhor época e forma de tratamento.

INTRODUÇÃO

A palavra ambliopia origina-se do grego (*amblyós*: debilitado e *ops*: visão). Caracteriza-se por uma redução funcional da visão causada pelo desenvolvimento anormal do centro cortical visual nos primeiros anos de vida. Ocorre geralmente de forma unilateral, embora mais raramente possa ocorrer em ambos os olhos. Ela se apresenta com diminuição da acuidade visual, redução da sensibilidade ao contraste e distorções espaciais. Frequentemente é associada à visão de profundidade alterada ou ausente. A detecção precoce dos fatores de risco para a ambliopia melhora os resultados visuais.[1]

EPIDEMIOLOGIA

A ambliopia é a causa mais comum de deficiência visual pediátrica. É um importante problema de saúde pública devido à sua prevalência e porque a deficiência visual pode ser profunda e persistir ao longo da vida. A prevalência da ambliopia é estimada em 1-4% das crianças. A mais comum é a relacionada ao estrabismo (50%), seguida pela causada por erros refrativos (15 a 20% dos casos).

A associação das duas condições (estrabismo e refração) ocorre em torno de 30% dos casos. A causa menos frequente é a ambliopia por privação (menos de 5% dos casos). A ambliopia ocorre com igual frequência em ambos os sexos e a idade média de apresentação varia de acordo com o tipo.[1]

CLASSIFICAÇÃO

A ambliopia é classificada quanto à causa em:

Ambliopia por estrabismo (estrabísmica)

Uma criança com estrabismo terá uma interação visual anormal porque as fóveas de ambos os olhos não recebem a mesma informação, ou seja, quando há preferência muito forte de fixação por um dos olhos, o córtex visual do olho contralateral suprime a imagem para evitar diplopia. A supressão a longo prazo de um olho resulta em ambliopia por estrabismo unilateral. A ambliopia não se desenvolve em todas as crianças com estrabismo. Nos estrabismos intermitentes, como na exotropia intermitente, as imagens apresentadas às fóveas podem ser fundidas em grande parte do tempo, impedindo o desenvolvimento de ambliopia na maioria das crianças. Além disso, crianças com estrabismo constante, mas com fixação alternada (ou seja, fixa algumas vezes com o olho direito e outras com o esquerdo), também podem não desenvolver ambliopia.[2]

Ambliopia por alteração na refração (refrativa)

A ambliopia refrativa ocorre mais comumente em pacientes hipermétropes, mas também pode se desenvolver em pacientes com miopia ou astigmatismo grave.[2]

Divide-se em:

- Ambliopia anisometrópica: é unilateral e causada por anisometropia (erro refrativo assimétrico entre os olhos) não corrigida, na qual uma das imagens é recebida com mais foco do que a outra, acarretando uma "competição" entre os olhos. É frequentemente detectada em idade mais avançada do que a ambliopia por estrabismo, uma vez que as crianças com ambliopia refrativa não apresentam anomalia ocular externa óbvia e seu funcionamento visual parece normal, pois enxergam bem com um dos olhos.[2]
- Ambliopia ametrópica ou isoametrópica: é menos comum. Ocorre de forma bilateral por um erro refrativo grave não corrigido em ambos os olhos. Na maioria dos casos é causada por alta hipermetropia em ambos os olhos, o que

provoca "borramento" da imagem recebida e ambliopia bilateral. Essa forma com frequência se associa ao estrabismo.[2]

Ambliopia por privação visual

É o tipo mais raro, mas o mais grave e mais difícil de tratar. Ocorre quando há obstrução do eixo visual e privação visual. Uma causa comum é a catarata congênita. A catarata unilateral é tão ambliogênica que a cirurgia para sua remoção deve ocorrer antes dos 2 meses de idade, justificando a importância da realização do teste do reflexo vermelho precocemente pelo pediatra e encaminhamento imediato ao oftalmologista quando alterado. Outras causas são ptose palpebral, opacidade corneana, inflamações oculares e hemorragia vítrea, entre outras. Privações visuais que acontecem após os seis a oito anos de idade, como catarata traumática, não causam ambliopia.[2,3]

QUADRO CLÍNICO E DIAGNÓSTICO

A ambliopia resulta de distúrbios no desenvolvimento visual no início da vida. O período de neuroplasticidade do córtex visual é o período crítico durante o qual o sistema visual é afetado por influências externas. Estímulos visuais apropriadamente focados, em ambos os olhos, são cruciais para o desenvolvimento da visão normal. A acuidade visual normalmente atinge o nível adulto entre três e cinco anos de idade. O período durante o qual a privação visual pode causar ambliopia se estende por um espaço de tempo mais longo, de alguns meses a aproximadamente sete a oito anos.[4]

Os seguintes fatores foram relatados como associados a um risco aumentado de ambliopia: prematuridade, PIG (pequeno para a idade gestacional), parente de primeiro grau com ambliopia e atraso no desenvolvimento neurológico.[4]

Deve-se suspeitar de ambliopia quando a visão de um dos olhos for diferente da outra. O diagnóstico baseia-se em primeiro lugar na exclusão de patologias que possam causar déficit de acuidade visual. A estimativa da acuidade visual em crianças pequenas e o diagnóstico de ambliopia requerem um exame oftalmológico completo pelo oftalmologista.[4]

O teste usado para o diagnóstico dependerá da idade da criança (Quadro 1).

- Crianças menores de 2 anos e meio:
  - Resposta à oclusão monocular: o teste consiste em ocluir um olho de cada vez para testar cada olho separadamente. O examinador apresenta um alvo visual interessante para a criança e observa o comportamento visual. Se houver ambliopia, a criança raramente vai fixar com o olho amblíope e vai

reagir ficando irritada quando ocluímos o olho de melhor visão. O teste deve ser repetido várias vezes, porque algumas crianças ficam agitadas e resistem às tentativas de cobrir os olhos. Uma forte preferência por um olho, indicada pela objeção à sua oclusão, é altamente sugestiva de ambliopia no olho oposto.[4]

- Cartões de acuidade de Teller (CAT): é um teste de olhar preferencial. O CAT utiliza como equipamento um jogo de cartões. Cada cartão possui, em um dos lados, uma grade listrada de preto e branco e do outro lado um cinza sem listras para utilização como controle. São vários cartões com larguras das listras cada vez menores. No centro de cada cartão, há um orifício circular pelo qual o examinador observa as reações da criança para se certificar que ela consegue discriminar aquela grade (Figura 1).[4]

- Crianças maiores de 2 anos e meio: o teste de acuidade visual com optotipos (usamos figuras até a criança reconhecer números ou letras) geralmente é bem-sucedido nessa idade. Cada faixa etária tem o seu valor normal de acuidade visual. Na ausência de uma anormalidade anatômica dos olhos, uma diferença de acuidade visual corrigida de duas ou mais linhas entre os olhos (por exemplo, 20/20 no olho esquerdo e 20/40 no olho direito) indica a presença de ambliopia no olho com pior desempenho (Quadro 1).[4]

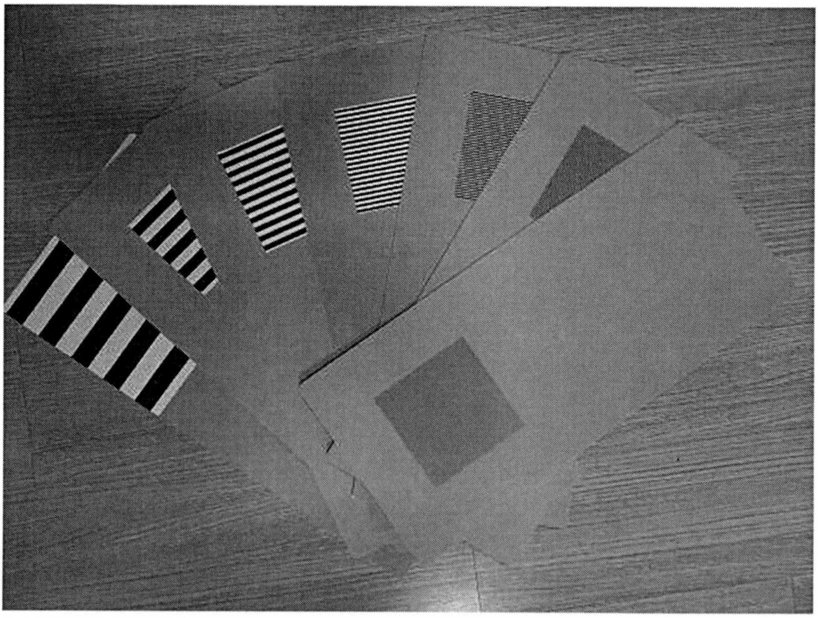

Figura 1 Cartões de acuidade de Teller. Fonte: cortesia da Dra. Viviane Lanzelotte, com permissão. Versão colorida da figura encontra-se na plataforma virtual do livro.

Quadro 1 Definição da ambliopia de acordo com o déficit de acuidade visual e achados ao exame oftalmológico

	Tipo de avaliação	Achado
Ambliopia unilateral	Resposta à oclusão monocular Preferência de fixação Olhar preferencial (CAT) Acuidade visual com a melhor correção	Objeção assimétrica Falha em fixar ou manter a fixação Diferença de 2 ou mais oitavas Diferença de 2 ou mais linhas
Ambliopia bilateral	Resposta à oclusão monocular Preferência de fixação Olhar preferencial (CAT) Acuidade visual com a melhor correção	Não há objeção Não há preferência Pior que o normal para a idade 3 a 4 anos: visão pior que 20/50 4 a 5 anos: visão pior que 20/40 Mais de 5 anos: visão pior que 20/30

CAT: cartões de acuidade de Teller.
Fonte: adaptado de *American Academy of Ophthalmology*, 2017.[1]

DIAGNÓSTICO DIFERENCIAL

O diagnóstico diferencial da ambliopia em uma criança com assimetria na acuidade visual entre os dois olhos consiste na exclusão de alterações oculares que possam diminuir a visão, como hipoplasia de nervos ópticos, retinosquise e catarata, entre outros.[5]

TRATAMENTO

O tratamento recomendado deve basear-se na idade, acuidade visual, adesão à terapia proposta e resposta da criança a tratamentos anteriores, bem como no *status* físico, social e psicológico de cada paciente.

As taxas de sucesso do tratamento da ambliopia declinam com o aumento da idade. A intervenção terapêutica deve ser realizada preferencialmente na primeira década de vida. No entanto, uma tentativa de tratamento deve ser sempre oferecida, independentemente da idade, incluindo crianças mais velhas e adolescentes.[5]

Várias estratégias são usadas para melhorar a acuidade visual na ambliopia. A primeira é corrigir as causas da privação visual. A segunda consiste em corrigir erros de refração que estejam causando diminuição da acuidade visual. A terceira visa a promover o uso do olho ambliópico, ocluindo ou desfocando o olho contralateral. A oclusão do "olho bom" é o método mais usado e deve sempre ser de horas por dia (até 6 horas) segundo os estudos mais recentes.

Embora nem sempre seja possível, o objetivo do tratamento é atingir uma acuidade visual igual entre os dois olhos.[5]

PROGNÓSTICO

O prognóstico para alcançar a visão normal em um olho ambliópico depende de muitos fatores, incluindo a idade de início da intervenção terapêutica; a causa, gravidade e duração da ambliopia; história e resposta ao tratamento anterior; adesão às recomendações de tratamento e condições concomitantes. A ambliopia pode recorrer em até 25% dos casos no primeiro ano após o fim do tratamento e é importante que seja mantido o acompanhamento dessas crianças.[6,7]

DESAFIOS ATUAIS

Uma vez que a ambliopia geralmente é unilateral e silenciosa, porque a criança parece enxergar bem, graças à boa visão do outro olho, considera-se uma boa prática que crianças com os fatores de risco listados anteriormente sejam avaliadas periodicamente, em especial nos primeiros anos de vida, quando ocorre o período crítico de desenvolvimento da visão.[8]

O acesso ao oftalmologista ainda é um desafio em várias localidades do nosso país, o que dificulta a detecção e o tratamento da ambliopia em idade precoce, quando apresenta melhores resultados. O reflexo vermelho pode detectar causas de ambliopia por privação e deve ser realizado em todo recém-nascido e durante os primeiros anos de puericultura pelo pediatra, que deve estar familiarizado com a técnica de realização do teste.

ORIENTAÇÕES AOS PAIS

Recentemente, a Sociedade Brasileira de Oftalmologia Pediátrica recomendou que, idealmente, todas as crianças saudáveis e sem fatores de risco sejam submetidas a um exame oftalmológico completo entre 3 e 5 anos de idade. Além disso, quando possível, deve ser realizado um exame no primeiro ano de vida. Entre 5 e 8 anos de idade, o ideal é que a acuidade visual de cada olho seja checada a cada ano.[9]

No caso de prematuros, PIG, atraso do desenvolvimento, familiares com doenças oculares, o pediatra deve recomendar o exame mais precocemente, de preferência sempre no primeiro ano de vida.[4]

✓ CONCLUSÃO

Quanto mais cedo for diagnosticada a ambliopia, maior a chance de tratá-la de forma eficaz e garantir melhores resultados. Portanto, em um país continental como o nosso, com dificuldades de acesso médico a grande parte da população, recomenda-se, como política de saúde pública, que todos tenham a possibilidade de realizar pelo menos o teste do reflexo vermelho ao nascimento e um exame oftalmológico entre 3 e 5 anos de idade.[9]

REFERÊNCIAS BIBLIOGRÁFICAS

1. American Academy of Ophthalmology; Wallace DK, Repka MX, Lee KA, Melia M, Christiansen SP, Morse CL, et al. Amblyopia preferred practice pattern – 2017. Disponível em: https://www.aaojournal.org/action/showPdf?pii=S0161-6420%2817%2933041-5. Acessado em: 28/05/23.
2. Coats DK, Paysee EA. Amblyopia in children: Classification, screening, and evaluation. UpToDate. Última atualização em: 18/09/2019.
3. Maurer D, McKEE SP. Classification and diversity of amblyopia. Vis Neurosci. 2018;35:E012.
4. Repka MX. Amblyopia: basics, questions, and management. In: Hoyt GS, Taylor D. Pediatric ophthalmology and strabismus. 5.ed. Edinburg: Elsevier Saunders; 2016. p. 754-61.
5. Mintz-Hittner HA, Fernandez KM. Successful amblyopia therapy initiated after age 7 years: compliance cures. Arch Ophthalmol. 2000;118(11):1535-41.
6. The Pediatric Eye Disease Investigator Group. Risk of amblyopia recurrence after cessation of treatment. JAAPOS. 2004;8:420-8.
7. Repka MX. Amblyopia outcomes through clinical trials and practice measurement: room for improvement: The LXXVII Edward Jackson Memorial Lecture. Am J Ophthalmol. 2020;219:A1-A26.
8. Powell C, Hatt SR. Vision screening for amblyopia in childhood. Cochrane Database Syst Rev. 2009;(3):CD005020.
9. Rossetto JD, Hopker LM, Carvalho LEMR, Vadas MG, Zin AA, Mendonça TS, et al. Diretriz Brasileira Acerca da Periodicidade do Exame Oftalmológico nas Crianças Saudáveis na Primeira Infância. Disponível em: https://sbop.com.br/medico/consensos/diretrizes-acerca-da-periodicidade-da-avaliacao-oftalmologica-antes-dos-5-anos-de-idade-e-dos-exames-recomendados/.

16

ESTRABISMO

Susana Knupp

OBJETIVOS

✓ Reconhecer a presença de estrabismo na criança.
✓ Identificar os tipos de estrabismo e suas principais características clínicas.
✓ Orientar o tipo de tratamento mais adequado a cada caso.

INTRODUÇÃO

Estrabismo é o desalinhamento entre os olhos. Pode ser horizontal, vertical, torcional ou uma combinação destes. Os termos usados na classificação utilizam os prefixos e sufixos que ajudam a identificar os tipos de desvios (Quadro 1). O estrabismo manifesto (tropia) pode ser constante ou intermitente, presente sempre no mesmo olho ou de forma alternada (qualquer olho pode se desviar).[1]

Quadro 1 Nomenclatura de classificação do estrabismo

Prefixos		Sufixos	
Eso	Desvio horizontal convergente (em direção nasal em relação ao olho que fixa)	Foria	O estrabismo somente é detectado quando a fusão binocular é interrompida, como quando um olho é coberto (desvio latente)
Exo	Desvio horizontal divergente (em direção temporal em relação ao olho que fixa)		
Hiper	Desvio vertical para cima (se refere ao olho que está mais alto)	Tropia	O estrabismo está presente mesmo quando não há interrupção da fusão binocular (desvio manifesto)
Hipo	Desvio vertical para baixo (se refere ao olho que está mais baixo)		
Orto	Ausência de desvio		

Fonte: adaptado de Khazaeni, 2022.[1]

EPIDEMIOLOGIA

O estrabismo é um problema comum, observado em 2 a 4% das crianças e muitas vezes não existe uma causa determinante. Os fatores de risco são: história familiar de estrabismo, erros de refração, como hipermetropia, miopia ou anisometropia (graus significativamente diferentes entre os olhos), problemas gestacionais e perinatais (prematuridade, baixo peso ao nascer, baixo Apgar, uso de álcool e fumo durante a gestação), atraso no desenvolvimento, cromossomopatias, doenças neuromusculares, traumas, tumores, infecções, medicamentos e endocrinopatias.[2]

FISIOPATOLOGIA

A movimentação dos olhos é determinada pela ação conjunta de seis músculos extraoculares presentes em cada olho e que trabalham coordenadamente para mover os olhos no sentido vertical, horizontal e torcional. Essa função se deve à inervação peculiar desses músculos:[2]

1. Músculos agonistas de ambos os olhos recebem a mesma inervação, permitindo, por exemplo, abduzir um músculo de um olho esquerdo enquanto faz a adução de um outro músculo do olho direito.
2. Músculos agonistas/antagonistas de um mesmo olho recebem inervação recíproca e, assim, enquanto um agonista se contrai, o antagonista se relaxa.

QUADRO CLÍNICO

O estrabismo pode ser congênito (surgir até os 6 meses de idade) ou adquirido. É importante destacar que em raras vezes pode ser consequência de outros comprometimentos oculares, como malformações e até mesmo o retinoblastoma, o qual pode ser fatal e se manifestar por leucocoria e esotropia.[3]

O estrabismo verdadeiro deve ser diferenciado do pseudoestrabismo, que consiste na falsa impressão ectoscópica de estrabismo, porém, após a realização de testes oftalmológicos, não se comprova desvio verdadeiro. A pseudoesotropia é a aparência falsa de estrabismo convergente devido a ponte nasal ampla ou a dobras epicantais que cobrem parcialmente a esclera nasal (Figura 1).[4]

É importante lembrar que nos quatro primeiros meses de vida, a criança tem momentos de desvio ocular, tanto convergente quanto divergente (mais frequente), que são na verdade uma incoordenação dos movimentos oculares por imaturidade do sistema visual e cortical.[5]

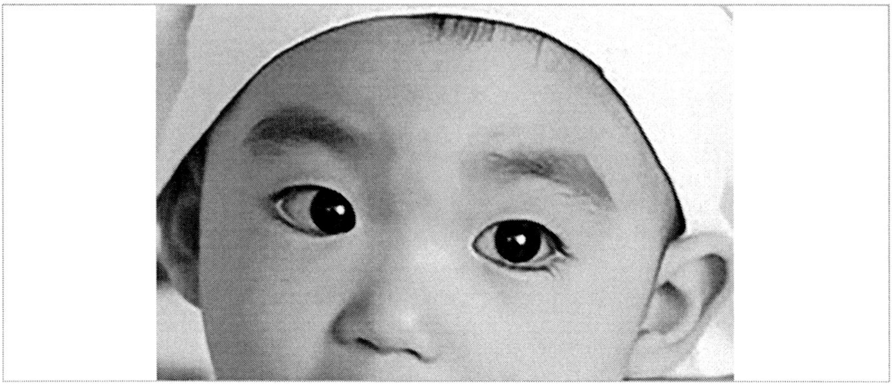

Figura 1 Pseudoestrabismo. Fonte: Pexels.com (Pexels-pixabay-35666.jpg). Versão colorida da figura encontra-se na plataforma virtual do livro.

Os tipos mais comuns de estrabismos são os horizontais: esotropia (desvio convergente) e exotropia (desvio divergente).[2] Durante o exame do paciente com a lanterna é possível observar a posição do reflexo luminoso na córnea. Quando o paciente olha para a luz da lanterna, o reflexo (círculo branco) aparece no centro do olho, isto é, bem no meio da pupila. Quando o olho está desviado, o reflexo luminoso aparece descentrado. No caso da esotropia, aparecerá mais lateralmente (Figura 2A) e no caso da exotropia aparecerá mais medialmente (Figura 2B).

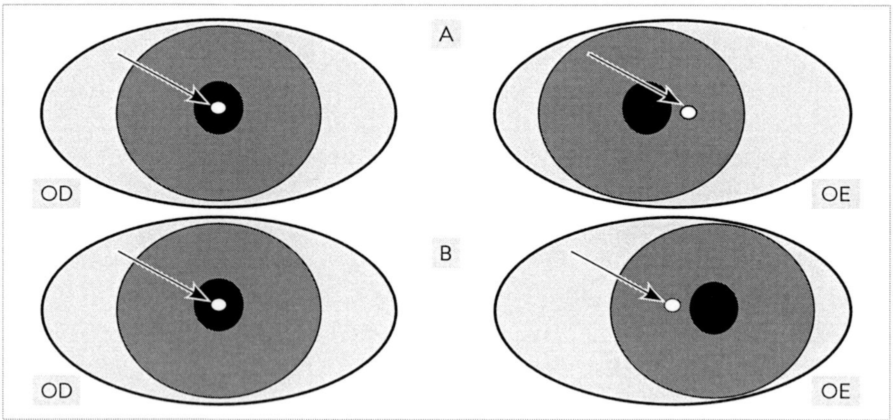

Figura 2 (A) Esotropia (setas indicam o reflexo luminoso). (B) Exotropia (setas indicam o reflexo luminoso). Fonte: arquivo pessoal da autora, com permissão.

Esotropia[2]

O desvio convergente pode se manifestar como (Quadro 2):

- Esotropia infantil: aparece até o 6º mês de vida, caracteristicamente com desvio convergente acentuado dos olhos. Pode ocorrer combinação com desvios verticais e geralmente há alternância de fixação, o que torna rara a presença de ambliopia.
- Esotropia adquirida: subdivide-se em:
  1. Esotropia acomodativa: na qual há hipermetropia moderada a alta e o uso de óculos é suficiente para alinhar os olhos. Raramente cursa com ambliopia (Figura 3).
  2. Esotropia não acomodativa: na qual não há hipermetropia significativa ou o uso de óculos não muda o desvio. Esses casos muitas vezes cursam com ambliopia.
  3. Esotropia parcialmente acomodativa: o uso de óculos diminui o estrabismo, mas não alinha os olhos totalmente. Também é frequente a associação com ambliopia.

Quadro 2 Tipos de esotropia mais comuns e suas principais características

Esotropia	Idade média de início	Características	Ambliopia	Melhora com óculos (hipermetropia)
Esotropia infantil	2 a 6 meses	Desvio dos olhos acentuado. Boa alternância de fixação	Raro	Não
Esotropia adquirida:				
▪ Acomodativa	2 anos e meio (6 meses a 7 anos)	Hipermetropia moderada a alta	Raro	Sim (totalmente)
▪ Não acomodativa	2 anos	Desvio moderado	Frequente	Não
▪ Parcialmente acomodativa	2 anos	Hipermetropia moderada	Frequente	Sim (parcialmente)
Outros tipos: paresias, síndrome de Duane, fibrose muscular, doença de Graves etc.				

Fonte: adaptado de Wallace et al., 2018.[2]

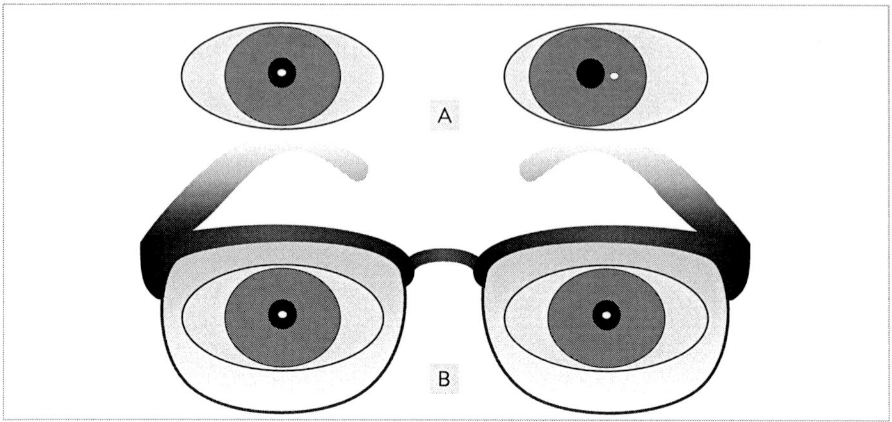

Figura 3 (A) Esotropia acomodativa (estrabismo quando está sem a correção dos óculos). (B) Olhos alinhados com os óculos. Fonte: arquivo pessoal da autora, com permissão.

Outras causas de desvio convergente são mais raras. A paresia do VI nervo craniano causa estrabismo convergente, com limitação da abdução do olho acometido e posição de cabeça com a face girada para o lado contralateral para evitar diplopia. É raro em crianças, mas pode ocorrer em hipertensão intracraniana e tumores.[2] Outras síndromes especiais podem também cursar com esotropia e serão descritas no final deste capítulo.

Exotropia[2]

O desvio divergente geralmente se divide em (Quadro 3):

- Exotropia infantil: trata-se de um estrabismo que surge antes dos 6 meses, é mais raro e muitas vezes associado a atraso no desenvolvimento. Muitas vezes cursa com ambliopia.
- Exotropia intermitente: é um tipo de estrabismo muito comum que geralmente aparece até os 3 anos de idade. Os olhos perdem o alinhamento quando a criança está cansada ou olhando para longe. Raramente é associada à ambliopia e cursa com maior incidência de miopia.
- Outros tipos são menos frequentes: paresia do III nervo craniano, que pode ser congênita ou adquirida. Cursa em geral com estrabismo divergente, ptose e midríase do olho afetado, uma vez que ele inerva os músculos reto medial, oblíquo inferior, reto superior, reto inferior, levantador da pálpebra e esfíncteres da pupila. O paciente deve ser encaminhado com urgência para o neurologista, em especial nos casos de início súbito, pela possibilidade de ser causado por aneurisma da artéria comunicante posterior, além de traumas,

doenças vasculares, tumorais e infecciosas. O tratamento dependerá dos músculos acometidos e do grau de paresia.

Quadro 3 Tipos mais comuns de exotropia e suas principais características

Exotropia	Idade de início	Características	Ambliopia	Melhora com óculos de miopia
Exotropia infantil	Antes de 6 meses	Atraso de desenvolvimento	Frequente	Não
Exotropia intermitente	Geralmente antes de 3 anos	Desvio aparece quando cansada	Rara	Sim

Fonte: adaptado de Wallace et al, 2018.[2]

Estrabismos verticais[2]

São mais raros que os horizontais.

Um grupo que requer atenção especial são os causados por paresia do IV nervo craniano (troclear), responsável pela inervação do músculo oblíquo superior ipsilateral. Trata-se de um estrabismo vertical que pode ser compensado por uma posição de cabeça, inclinando-a para o ombro contrário ao lado do olho afetado, posição que neutraliza o desvio e a diplopia. Se inclinarmos a cabeça para o lado do olho afetado, o desvio vertical aumenta (sinal de Bielschowsky) (Figura 4).

Esse fato é importante para o pediatra, pois a família observa que a criança adota um torcicolo de inclinação de cabeça sempre para o mesmo lado. Frequentemente essas crianças são investigadas pelo ortopedista pediátrico para avaliação de torcicolo congênito, o que pode gerar confusão e até uma cirurgia desnecessária na musculatura do pescoço.

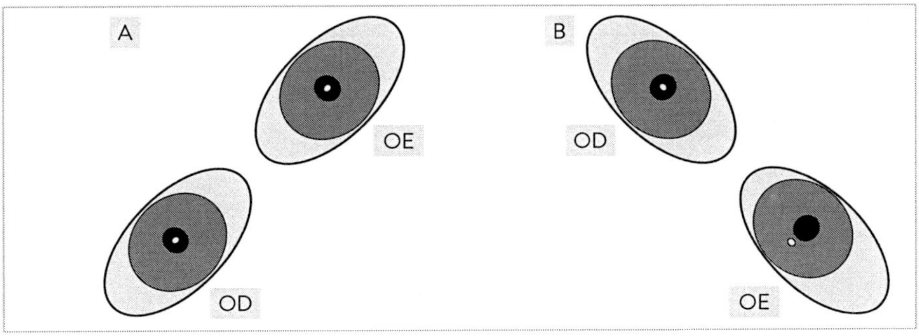

Figura 4 Paresia de oblíquo superior esquerdo. (A) Olhos alinhados ao inclinar a cabeça sobre o ombro direito. (B) Ao inclinar a cabeça sobre o ombro esquerdo, aparece o desvio vertical. Fonte: arquivo pessoal da autora, com permissão.

Síndrome de Brown

Outro tipo de estrabismo vertical é o causado pela síndrome de Brown (Figura 5). Ela pode ser congênita ou adquirida e geralmente é unilateral. O olho não eleva na adução (olhando para o lado nasal). Na maioria dos casos, os olhos são alinhados nas principais posições do olhar, que são em frente e para baixo, sendo dessa forma geralmente indicado apenas o acompanhamento. Quando os olhos estão desalinhados na posição primária do olhar (em frente), indica-se cirurgia.[6]

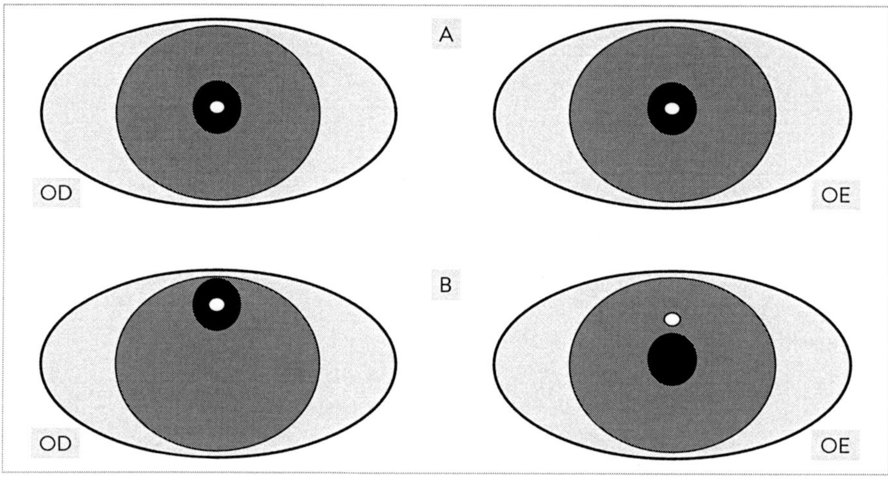

Figura 5 (A) Olhos alinhados quando olha para a frente. (B) Ao olhar para cima, o olho esquerdo não eleva bem. Fonte: arquivo pessoal da autora, com permissão.

Síndromes especiais

Síndrome de Duane

Existem três tipos. É causada por inervação anômala da musculatura ocular e limitação de abdução (mais frequente) ou adução. Pode cursar tanto com olhos alinhados na posição primária do olhar quanto com esotropia, quando há limitação de abdução, e com exotropia, quando há limitação de adução. A forma esporádica é a mais frequente, sendo familiar em 10% dos casos. O tratamento cirúrgico é indicado se houver desvio horizontal importante na posição primária do olhar.[2]

Síndrome ou sequência de Moebius

Ocorre por alteração nos núcleos dos nervos cranianos, em especial o VI e o VII, e por isso o quadro clínico é de esotropia e, mais raramente, sem desvio ou com exotropia. Apresenta limitação do olhar horizontal e paralisia facial congênita não progressiva uni ou bilateral, com fácies sem mímica e limitação do olhar horizontal. Além disso, pode cursar com fechamento completo da fenda palpebral; atrofia da língua com protrusão lingual; dificuldade de mastigação, deglutição e de fala; e, algumas vezes, associação com surdez, atraso mental e autismo. A causa pode ser genética ou ser secundária ao uso de medicamentos na gestação, em especial o misoprostol. O estrabismo deve ser corrigido cirurgicamente.[7]

É bastante frequente a associação de estrabismo com ambliopia, que se caracteriza por redução da acuidade visual central de um dos olhos, causada por alterações que comprometem o uso adequado da visão durante o período crítico do desenvolvimento visual. São causas comuns para ambliopia: diferença significativa de graus entre os olhos, estrabismo, catarata infantil e ptose, entre outros. Esse assunto será abordado mais profundamente em outro capítulo. O tratamento precoce da ambliopia, na maioria das vezes, possibilita a reversão do déficit visual. Portanto, a demora no encaminhamento de um paciente estrábico para o oftalmologista pode ser determinante para a sua visão futura.[8]

DIAGNÓSTICO

Anamnese

Na anamnese devem constar perguntas como: idade de início do desvio, dados de nascimento e desenvolvimento, história de estrabismo na família, traumatismos, avaliação da saúde geral, exposição a toxinas, medicamentos, infecções e sintomas associados como cefaleia, postura anormal da cabeça e diplopia. Deve-se perguntar se o desvio é constante ou intermitente (desencadeado por eventos como fadiga ou certas posições do olhar), se o olho que desvia é sempre o mesmo ou se ocorre de forma alternada entre os olhos.[2]

Exame físico

No exame físico é importante realizar a ectoscopia para analisar as características estruturais/anatômicas da face e da órbita, posições preferenciais de cabeça, se o desvio alterna entre os olhos ou não e se é intermitente ou constante.[2]

Propedêutica

O diagnóstico de estrabismo deve ser feito com os seguintes testes clínicos:[2]

- Acuidade visual ou função visual: antes dos 2 anos de idade, o oftalmologista consegue avaliar a função ocular de fixação e seguimento de objetos, observar se os olhos estão centrados, se há nistagmo, se reage à oclusão de um dos olhos. A partir dessa idade, geralmente já é possível medir a acuidade visual com a apresentação de figuras. Esses testes permitem identificar precocemente a ambliopia, que ocorre nos estrabismos manifestos (tropia).

- Teste de Hirschberg: esse teste ajuda a diferenciar o estrabismo manifesto, verdadeiro e constante, do pseudoestrabismo. Consiste na observação do reflexo luminoso de uma lanterna simples nos olhos. No estrabismo, o reflexo luminoso aparecerá centrado na pupila do olho que está fixando e fora da pupila no olho desviado. No pseudoestrabismo, o reflexo aparecerá centrado nas duas pupilas.
- Teste de cobertura alternada (*cover-uncover test*): um objeto pequeno e interessante para a criança é posicionado na frente dela, enquanto o examinador oclui um dos olhos. A criança fixará com o olho descoberto. No estrabismo verdadeiro, ao trocar o olho ocluído haverá um movimento para refixação com o olho que estava coberto. No pseudoestrabismo isso não é observado (Figura 6A).
- Refração com cicloplegia: uma das causas mais importantes do estrabismo são os erros de refração, principalmente a hipermetropia no estrabismo convergente e a miopia no divergente (Figura 6B).
- Fundo de olho: é de fundamental importância, pois permite a identificação de causas de estrabismo secundário a malformações oculares, cicatrizes retinianas por infecções congênitas e tumores como o retinoblastoma (Figura 6C).
- Outros testes: o exame oftalmológico se completa com avaliação da função dos músculos extraoculares, detecção de nistagmo, testes sensoriais para avaliar a binocularidade e teste de cobertura com prismas.

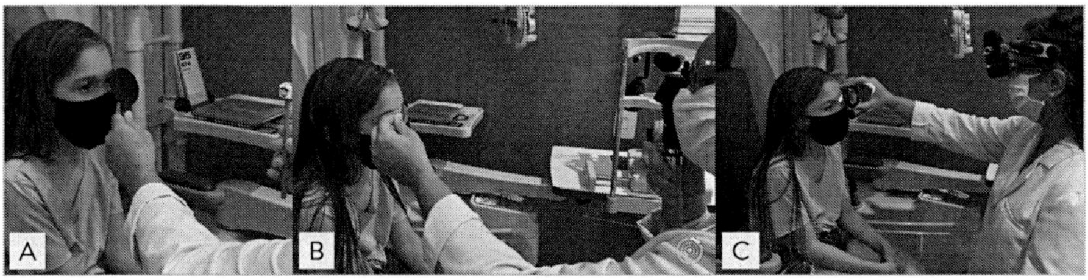

Figura 6 (A) Teste de cobertura alternada. (B) Refração com retinoscopia. (C) Mapeamento de retina. Fonte: arquivo pessoal da autora, com permissão. Versão colorida da figura encontra-se na plataforma virtual do livro.

TRATAMENTO

O tratamento do estrabismo varia de acordo com a causa e pode incluir o uso de lentes, medicamentos e cirurgia (Quadro 4).

O alinhamento dos olhos é importante sob o ponto de vista estético e funcional. A autoestima, as interações sociais e o contato visual melhoram com o alinhamento ocular. Como objetivo funcional, o ideal é restaurar algum grau de binocularidade, que é a colaboração visual entre os olhos, favorecendo a visão de profundidade e permitindo melhor performance em atividades da vida diária, atléticas e profissionais.[2]

Quadro 4 Tratamento do estrabismo

Tipo de estrabismo	Tratamento
Esotropia infantil	Cirurgia (preferencialmente antes de 2 anos)
Esotropia adquirida ▪ Acomodativa ▪ Não acomodativa ▪ Parcialmente acomodativa	 Óculos Cirurgia Óculos + cirurgia
Exotropia infantil	Cirurgia precoce
Exotropia intermitente	Óculos (miopia), oclusão e cirurgia a partir de 5 anos

Fonte: adaptado de Wallace et al., 2018.[2]

Esotropia infantil

O tratamento é cirúrgico e o ideal é que seja realizado antes dos 2 anos de idade, pois aumenta a chance de desenvolver binocularidade.[2]

Esotropia adquirida[2]

- Esotropia acomodativa: a prescrição de óculos para hipermetropia é suficiente para estabelecer o alinhamento ocular (Figura 7). Em alguns casos, além do grau da hipermetropia, é necessário o uso de óculos bifocais com adição para perto.
- Esotropia não acomodativa: o tratamento é cirúrgico. Lembrando que antes da cirurgia, a ambliopia deve ser tratada.
- Esotropia parcialmente acomodativa: o tratamento consiste em uso de óculos e cirurgia para corrigir o desvio restante (que não é corrigido com o uso de óculos).

O resultado cirúrgico nem sempre será definitivo, pois 1/3 necessitará de uma nova cirurgia durante a vida. Além da cirurgia, cerca da metade dos pacientes operados precisará de óculos para manter os olhos alinhados.[9]

Uma alternativa à cirurgia, especialmente em paresia de VI nervo craniano e em esotropia em prematuros com medida do ângulo de desvio muito variável, é a aplicação de toxina botulínica nos músculos retos mediais, causando fraqueza muscular temporária ao bloquear a junção neuromuscular e efeito de realinhamento ocular de longo prazo.[10]

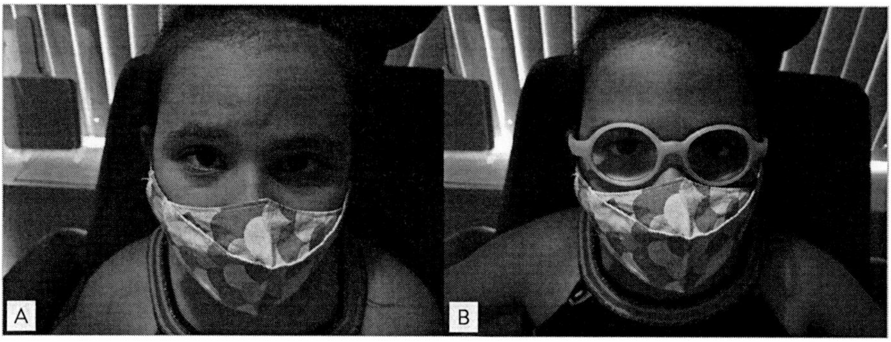

Figura 7 (A) Esotropia acomodativa (estrabismo sem os óculos). (B) Esotropia acomodativa (olhos alinhados com o uso dos óculos). Fonte: cortesia da Dra. Viviane Lanzelotte, com permissão. Versão colorida da figura encontra-se na plataforma virtual do livro.

Exotropia infantil

O tratamento é cirúrgico.[2]

Exotropia intermitente

O tratamento consiste em corrigir o erro refrativo, no uso de lentes negativas, oclusão e cirurgia.[2]

O uso de óculos permite a melhora da acuidade visual e o maior controle do desvio. A prescrição de óculos com grau negativo visa a estimular a convergência acomodativa, diminuindo o desvio durante o uso. A oclusão por até 6 horas por dia melhora o controle fusional e pode reduzir o ângulo do estrabismo, em especial em crianças entre 3 e 10 anos de idade. Pode ser usada sempre no mesmo olho ou de forma alternada. Se o tratamento clínico não for suficiente, é indicada a cirurgia. Muitos oftalmologistas adiam a cirurgia para depois dos 5 a 7 anos de idade, para evitar complicações associadas como a esotropia pós-operatória, com ambliopia e perda da visão binocular. Outros preferem esperar até que o desvio seja muito frequente, com implicações psicossociais.[9]

A probabilidade cumulativa de um resultado cirúrgico subótimo entre 6 meses e 3 anos de pós-operatório é alta, em torno de 40%.[9] Não há evidências suficientes que recomendem o uso de toxina botulínica para exotropia.[10]

PREVENÇÃO/PROGNÓSTICO

A permanência de qualquer desvio ocular após os quatro primeiros meses de vida deve ser considerada anormal. O diagnóstico precoce na infância ajudará a prevenir danos irreversíveis como a ambliopia e a diplopia que ocorrem nas crianças maiores. Além dessas importantes sequelas visuais, o fato de ter estrabismo durante a infância pode afetar negativamente a esfera psicossocial e os resultados do tratamento.

DESAFIOS ATUAIS

O desafio maior se refere ao diagnóstico e tratamento precoces, evitando prejuízos irreparáveis para a visão da criança. O pediatra deve valorizar qualquer observação dos pais referente ao estrabismo, mesmo que intermitente e que não apareça no momento do exame clínico. Toda criança com suspeita de estrabismo deve ser encaminhada precocemente ao oftalmologista pediátrico para o diagnóstico de certeza e tratamento adequado.

ORIENTAÇÕES AOS PAIS

Os pais que percebem que os olhos do filho estão desalinhados devem procurar o oftalmologista pediátrico. Nos primeiros quatro meses de vida, podem existir desvios que não estão presentes em todos os momentos e pode ser apenas um falso estrabismo. Após essa idade, qualquer desvio, intermitente ou não, deve ser considerado patológico. Informações adicionais podem ser repassadas para o especialista: se o estrabismo só aparece quando a criança está muito cansada ou se precisa virar a cabeça para ver melhor.

✓ CONCLUSÃO

O verdadeiro estrabismo deve ser diferenciado da incoordenação ocular que ocorre nos quatro primeiros meses de vida. Após esse período, se persistir com desalinhamento fixo ou ocasional, o oftalmologista pediátrico deve ser consultado para avaliar e indicar o tratamento adequado. Estrabismo adquirido que surge em fases posteriores da vida podem ter múltiplas causas, inclusive câncer. O tratamento precoce previne ou diminui os riscos de ambliopia.

REFERÊNCIAS BIBLIOGRÁFICAS

1. Khazaeni LM. Estrabismo. Manual MSD versão para profissionais de saúde. Fevereiro de 2022. Disponível em: https://www.msdmanuals.com/pt-br/profissional/pediatria/anomalias-e-disfun%C3%A7%C3%B5es-oculares-em-crian%C3%A7as/estrabismo#:~:text=%C3%89%20a%20falta%20de%20alinhamento,uso%20do%20teste%20com%20tamp%C3%A3o. Acessado em: 28/05/23.
2. Wallace DK, Christiansen SP, Sprunger DT, Melia M, Lee KA, Morse CL, et al. American Academy of Ophthalmology. Preferred Practice Pattern. Pediatric Ophthalmology/Strabismus Panel. Esotropia and Exotropia Preferred Practice Pattern®. Ophthalmology. 2018;125(1):143-83.
3. Syed R, Ramasubramanian A. A stepwise approach to leukocoria. American Academy of Ophthalmology. Eyenet Magazine. 2016. Disponível em: https://www.aao.org/eyenet/article/stepwise-approach-to-leukocoria. Acessado em: 28/05/23.
4. Wong M, Huang J, Ying G, Mills MD, Binenbaum G. Management and outcomes of pseudostrabismus. JAAPOS. 2014;18(4):e24.
5. Archer SM, Sondhi N, Helveston EM. Strabismus in infancy. Ophthalmology. 1989;96(1):133-7.
6. Denis D, Lebranchu P, Beylerian M. Syndrome de Brown [Brown's syndrome]. J Fr Ophtalmol. 2019;42(2):189-97.
7. Picciolini O, Porro M, Cattaneo E, Castelletti S, Masera G, Mosca F, et al. Moebius syndrome: clinical features, diagnosis, management and early intervention. Ital J Pediatr. 2016;42(1):56.
8. Wallace DK, Repka MX, Lee KA, Melia M, Christiansen SP, Morse CL, et al.; American Academy of Pediatric Ophthalmology/Strabismus Preferred Practice Pattern. Pediatric Ophthalmology Panel. Amblyopia Preferred Practice Pattern®. Ophthalmology. 2018;125(1):P105-P142.
9. Repka MX, Lum F, Burugapalli B. Strabismus, strabismus surgery, and reoperation rate in the United States: Analysis from the IRIS Registry. Ophthalmology. 2018;125(10):1646-53.
10. Rowe FJ, Noonan CP. Botulinum toxin for the treatment of strabismus. Cochrane Database Syst Rev. 2017;3(3):CD006499.

17

NISTAGMO

Diana Danda

OBJETIVOS

- ✓ Reconhecer as principais causas de nistagmo.
- ✓ Relacionar os principais tipos de nistagmo na infância e suas repercussões na visão.
- ✓ Possibilitar a participação do pediatra na investigação e no tratamento do nistagmo.

INTRODUÇÃO

Nistagmo é uma oscilação rítmica involuntária de um ou ambos os olhos, que leva à redução da acuidade visual devido ao movimento excessivo das imagens na retina.[1] Pode ocorrer devido a uma alteração motora, a uma anormalidade visual que impeça uma boa visão ou a uma desordem neurológica.[2]

EPIDEMIOLOGIA

As taxas de prevalência do nistagmo na Europa e Ásia variam grandemente, de 1/1.000 habitantes a 1/500.000.[3] A prevalência do nistagmo em crianças pré-escolares nos Estados Unidos é estimada em 0,35%.[2]

QUADRO CLÍNICO

Os movimentos nistagmoides são na sua maioria horizontais, mas também podem ser verticais, oblíquos ou uma combinação de todos. Existe o nistagmo do tipo *jerk* com uma fase rápida em uma direção e uma fase lenta na direção oposta e o do tipo pendular, no qual a velocidade é igual nas duas direções.[2]

Além do quase sempre evidente movimento dos olhos, a posição de cabeça adotada por alguns pacientes com nistagmo é uma característica marcante dessa condição.[3]

Tipos de nistagmo infantil

Nistagmo congênito ou síndrome do nistagmo infantil

Raramente é encontrado ao nascimento, pode ser esporádico ou relacionado a mutações genéticas. Seu surgimento costuma ocorrer nos primeiros 4 meses de vida, sendo o movimento frequentemente horizontal e comitante (que se manifesta em todas as posições do olhar).[2]

Um ponto de bloqueio costuma ocorrer, isto é, em determinada posição do olhar o movimento ocular costuma ser menor ou desaparecer e, assim, o paciente com nistagmo assume uma posição viciosa da cabeça para obter melhor visão. Essa posição de cabeça costuma ser mais evidente quando as crianças entram em idade escolar.[2-5]

Pacientes com nistagmo infantil costumam evoluir com uma boa visão, muitas vezes próxima ao considerado normal para cada idade. Porém, em alguns casos, devido à incapacidade de fixar o olhar de maneira constante, pode haver comprometimento do desenvolvimento visual com diminuição da acuidade visual final, levando à ambliopia em graus variáveis.[4]

É comum que a frequência e a amplitude do nistagmo diminuam com o avanço da idade. Uma característica desse tipo de nistagmo é a diminuição dos movimentos durante a convergência do olhar. O nistagmo infantil costuma piorar durante estados de desatenção, tentativa de fixação ou fadiga.[2]

Nistagmo sensorial congênito

É secundário a uma diminuição precoce da acuidade visual proveniente de alteração das vias visuais aferentes. O padrão do nistagmo pode ser *jerk* ou pendular e muitas vezes é difícil distinguir do nistagmo infantil.[2]

Várias condições podem estar relacionadas ao surgimento do nistagmo sensorial. Ele pode ser facilmente identificado, como nos casos de catarata congênita, leucoma corneano ou albinismo oculocutâneo. No entanto, pode ser de diagnóstico menos evidente em neuropatias, nervo óptico hipoplásico ou hipoplasia da fóvea ou em causas não identificáveis através do exame de fundo de olho, como nas distrofias retinianas.[2,3]

Nistagmo latente ou secundário ao mau desenvolvimento fusional

É caracterizado por importante e precoce alteração da fusão sensorial nos primeiros meses de vida. Geralmente é secundário à esotropia infantil congênita, mas também pode ser associado a outras desordens que cursem com perda da fusão, como no caso da catarata congênita. Costuma ser horizontal e comitante.[2,3,6]

Os movimentos acentuam-se com a oclusão de um dos olhos e a acuidade visual, quando medida binocularmente, é melhor do que quando medida com um olho de cada vez.[2]

Além da presença do estrabismo, o nistagmo latente diferencia-se do nistagmo infantil congênito por aumentar quando um dos olhos é ocluído e pelo fato de que o nistagmo latente costuma aumentar com o avanço da idade, ao contrário do que acontece com o nistagmo congênito.[2,6]

Nistagmos adquiridos

Spasmus nutans

Nistagmo adquirido idiopático, raro, que costuma se manifestar nos primeiros 2 anos de vida. Tem como característica uma tríade: nistagmo de baixa amplitude e alta frequência, torcicolo e movimentação de balanço da cabeça. Geralmente é binocular, porém assimétrico, podendo ser horizontal, vertical ou torsional. Varia de acordo com a posição do olhar, sendo algumas vezes intermitente.[1,2]

A história natural da doença é a diminuição dos movimentos nistagmoides e da posição viciosa de cabeça até os 4 anos de idade. É uma condição geralmente benigna, mas pode estar associada a estrabismo, ambliopia ou atraso do desenvolvimento neurológico.[1,2]

Em alguns casos, quando existe suspeita de mau desenvolvimento visual ou alterações no nervo óptico, exames de imagem são necessários. Tumores quiasmáticos ou supraquiasmáticos podem manifestar uma condição muito semelhante à do *spamus nutans*, sendo mais um motivo para uma investigação por neuroimagem.[2]

Nistagmo see-saw ou em gangorra

Tipo de nistagmo no qual os movimentos são de inciclotorsão em um olho e exciclotorsão no outro (enquanto um sobe e abduz o outro desce e aduz, por isso o termo *see-saw*).[2] É uma condição rara e geralmente associada a lesões mesencefálicas ou suprasselares. O craniofaringioma está associado a esse tipo de nistagmo em crianças.[2]

Nistagmo vertical

É um tipo incomum de nistagmo. Pode ser encontrado em crianças com distrofias retinianas hereditárias, porém, em alguns casos, pode ser congênito e apresentar bom desenvolvimento da acuidade visual.[2] Geralmente seu surgimento é secundário a malformações, como a síndrome de Arnold-Chiari, ou uso de medicações. Investigação neurológica deve ser realizada em casos de nistagmo vertical adquirido.[2]

Nistagmo pen

Pode ocorrer em olhos com ambliopia severa ou sem visão. Costuma ser variável no tipo, amplitude e frequência. Doenças neurológicas devem ser investigadas em caso de nistagmo assimétrico ou unilateral.[1,2]

DIAGNÓSTICO

Diante de uma criança com nistagmo o pediatra deve ficar atento e realizar uma anamnese que inclua: história familiar completa, histórico do pré-natal e infecções maternas e neonatais. A investigação do tempo de aparecimento da doença, fatores relacionados, uso de medicações e infecções recentes e pregressas, desenvolvimento cognitivo e motor tem um fator primordial na elucidação do tipo de nistagmo. É sabido que alguns tipos de nistagmo estão associados a desordens genéticas. Assim sendo, em alguns casos, uma avaliação genética pode se fazer necessária.[2-5]

Eletrofisiologia, exames laboratoriais, exames neurológicos e de imagem podem ser necessários, a fim de excluir qualquer patologia ocular ou sistêmica subjacente em uma criança com nistagmo.[1]

O exame oftalmológico deve incluir: avaliação da acuidade visual para perto e longe (nos casos de nistagmo congênito, a acuidade visual para perto costuma ser melhor do que para longe, enquanto comprometimento severo da acuidade visual fala mais a favor de um nistagmo congênito secundário), exame das pupilas, biomicroscopia, fundo de olho e avaliação da motilidade ocular. Exames de eletrofisiologia retiniana ajudam a elucidar a causa do nistagmo, principalmente nos casos de distrofias retinianas.[1-4,6]

TRATAMENTO

Em geral, não há tratamento totalmente efetivo para o nistagmo. Os erros refracionais devem ser corrigidos para a obtenção da melhor acuidade visual em cada olho. O astigmatismo é mais frequente em pacientes com nistagmo do que na população geral.[4]

O uso de óculos com prismas, em casos de pacientes com posição viciosa da cabeça, pode amenizar o desconforto do torcicolo, uma vez que o prisma é capaz de deslocar a imagem para o ponto de bloqueio do nistagmo. A terapia oclusiva geralmente não é uma boa indicação pelo fato de que alguns tipos de nistagmo, como já mencionado, diminuem a acuidade visual quando ocorre a oclusão de um dos olhos.[4,5]

Existem opções de tratamento que envolvem intervenções farmacológicas e cirúrgicas.[2-5] Tratamentos farmacológicos clinicamente comprovados para nistagmo, como gabapentina e memantina, estão começando a surgir. Outros medicamentos que estão sendo utilizados são bloqueadores de potássio, carbamazepina e toxina botulínica, porém os resultados ainda não são ideais. O tratamento cirúrgico visa diminuir o torcicolo compensatório e o estrabismo, quando presente.[4]

Em casos adquiridos de etiologia neurológica seu controle pode ser obtido uma vez eliminado o fator etiológico.[2]

DESAFIOS ATUAIS

Um dos principais desafios em lidar com a presença do nistagmo é a dificuldade de acesso a profissionais e exames adequados para o diagnóstico e à estimulação visual quando necessária.

Como já exposto, em alguns tipos de nistagmo é fundamental a realização de exame de imagem para excluir casos que envolvam acometimento do sistema nervoso central, estudo genético para investigação de síndromes ou exame sob sedação em centro cirúrgico equipado para essa finalidade, quando não é possível examinar a criança no consultório. O acesso a esses recursos e o custo envolvido são fatores limitantes para muitas famílias no Brasil.

ORIENTAÇÕES AOS PAIS

Os pais devem ser orientados a procurar o pediatra e o oftalmologista sempre que observarem movimentos oculares anormais em suas crianças. Quanto mais cedo a criança for examinada e adequadamente tratada, maiores são as chances de atingir o melhor desenvolvimento visual possível.

✓ CONCLUSÃO

A investigação e o manejo do tratamento de uma criança com nistagmo muitas vezes requer uma equipe multidisciplinar com oftalmologista, pediatra, neurologista e, posteriormente, profissionais de reabilitação visual, pois o diagnóstico e a estimulação precoces são capazes de possibilitar um significante ganho visual e de desenvolvimento neuropsicomotor.

REFERÊNCIAS BIBLIOGRÁFICAS

1. Papageorgiou E, McLean RJ, Gottlob I. Nystagmus in childhood. Pediatr Neonatol. 2014;55(5):341-51.
2. American Academy of Ophthalmology. Pediatric ophthalmology and strabismus, BCSC. San Francisco: AAO; 2019-2020.
3. Nash DL, Diehl NN, Mohney BG. Incidence and types of pediatric nystagmus. Am J Ophthalmol. 2017;182:31-4.
4. Kamida NTS. Nistagmo. In: Nakanami CR, Belfort Jr R., Zin A. Oftalmopediatria. São Paulo: Roca; 2010. p.157-61.
5. Souza-Dias CR, Goldchmit M. O nistagmo. In: Souza-Dias CR, Goldchmit M. Os estrabismos: teoria e casos comentados. Rio de Janeiro: Cultura Médica: Guanabara Koogan; 2011. p.505-15.
6. Maybodi M. Infantile-onset nystagmus. Curr Opin Ophthalmol. 2003;14(5):276-85.

18

PARALISIAS DOS NERVOS CRANIANOS

Carolina do Val Ferreira Ramos

OBJETIVOS

- ✓ Reconhecer quando o estrabismo pode ser uma paralisia de nervo craniano.
- ✓ Capacitar o pediatra a diferenciar as paralisias dos nervos cranianos.
- ✓ Auxiliar na condução dos casos.

INTRODUÇÃO

As paralisias dos nervos cranianos na infância, que causam distúrbios visuais, são afecções raras que podem acometer os seguintes nervos cranianos: III (oculomotor), IV (troclear) e VI (abducente).

Essas paralisias provocam enfraquecimento dos músculos enervados pelos nervos cranianos, que por sua vez geram desvios oculares. Tais desvios podem vir acompanhados de alterações pupilares e/ou palpebrais e podem causar diversas posturas viciosas de cabeça e torcicolos, além de gerar ambliopia e consequente perda da visão binocular.[1]

EPIDEMIOLOGIA

De acordo com uma estimativa realizada pelo *The Rochester Epidemiology Project*, que estudou os casos de paralisias na população de Minnesota, Estados Unidos, entre 1978-1992, a incidência anual das paralisias dos nervos cranianos (III, IV e VI) na infância é de aproximadamente 7,6 em 100.000.[2]

ETIOLOGIA

O nervo craniano mais afetado é o IV (36%), seguido pelo VI (33%) e por último o III (22%). As paralisias de múltiplos nervos respondem por 9% dos casos. Nesse mesmo estudo, a causa mais frequentemente encontrada foi congênita para III e IV nervos, indeterminada para VI e trauma para o acometimento de múltiplos nervos.[2]

Mais recentemente, um estudo realizado em Seul, Coreia do Sul, avaliou retrospectivamente as causas de paralisias adquiridas de nervos cranianos em crianças e adolescentes entre 2010-2017. Dentre os 66 pacientes estudados, 35 (53%) tinham paralisia de VI; 14 (21%) de III (sendo 7 incompletas e 7 completas); 13 (20%) tinham paralisia do IV; e 4 (6%) tinham paralisias de múltiplos nervos.[3]

Nesses pacientes a causa mais frequente de paralisia, tanto nas crianças como nos adolescentes, foi neoplasia (23%), seguida de causa idiopática (14%), inflamação (11%) e vasculopatias não aneurismáticas (11%). Outras causas, como a descompensação de paralisias congênitas, também foram encontradas, especialmente nas paralisias de IV nervo.[3]

Nas paralisias isoladas em crianças, as causas mais frequentes seguem essa ordem:

- III nervo: congênita, trauma, vascular (aneurisma), neoplasia, enxaqueca, meningite e idiopática.[4]
- IV nervo: congênita, trauma, idiopática.[5]
- VI nervo: neoplasia, hipertensão intracraniana, trauma, congênita, inflamatória, idiopática e miscelânea.[6]

QUADRO CLÍNICO

Paralisia de III nervo

Pode ser considerada completa quando há o comprometimento dos músculos extraoculares (reto inferior, reto superior, reto medial, oblíquo inferior e levantador da pálpebra superior) e do músculo intraocular da inervação da pupila (fibras eferentes parassimpáticas que enervam o músculo ciliar e esfíncter da pupila). Portanto, a paralisia causa desvio do olho para a região temporal, midríase e ptose palpebral (Figura 1). A paralisia também pode ser **incompleta**, quando há paralisia dos músculos extraoculares, causando desvio do olho para a região temporal e ptose, porém sem o comprometimento pupilar.

O paciente pode referir diplopia horizontal quando está com a pálpebra elevada. O paciente com paralisia de III nervo não consegue fazer adução (pela fraqueza do reto medial), infradução (pela fraqueza do reto inferior), supradução (pela fraqueza do oblíquo inferior e do reto superior) e, por esse motivo, o olho fica desviado para a lateral pela ação do reto lateral, inervado pelo VI nervo craniano. Pacientes que tiveram paralisias congênitas ou adquiridas podem apresentar regeneração aberrante ou anômala, que se caracteriza por miose, elevação da pálpebra superior à adução ou à infradução, devido a uma reorganização axonal anormal.[4]

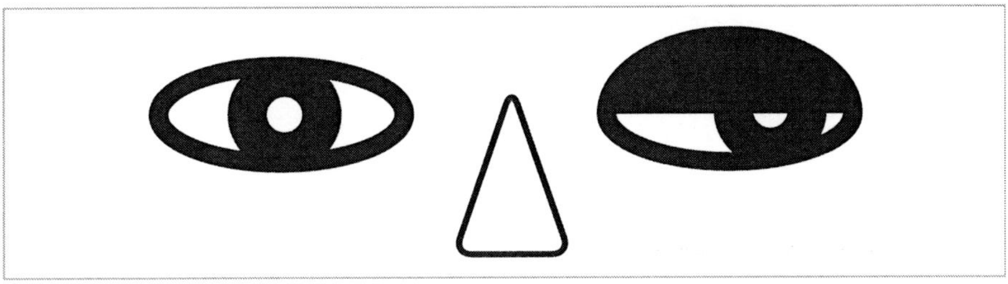

Figura 1 Esquema ilustrando a paralisia completa do III nervo do olho esquerdo com ptose palpebral, midriase e exotropia desse olho. Fonte: arquivo pessoal da autora, com permissão.

Paralisia de IV nervo

O IV nervo craniano enerva o músculo oblíquo superior, que tem três funções: depressão, intorção e abdução. Quando o músculo oblíquo superior está enfraquecido pela paralisia, o paciente apresenta desvio vertical, com o olho desviado para cima (hipertropia) (Figura 2), podendo apresentar como queixa uma diplopia vertical e torsional, que pode ser compensada por uma postura de cabeça com torcicolo e inclinação para o lado contralateral da paralisia (Figura 3). Quando a alteração é congênita, pode haver assimetria da face por hipoplasia.[5]

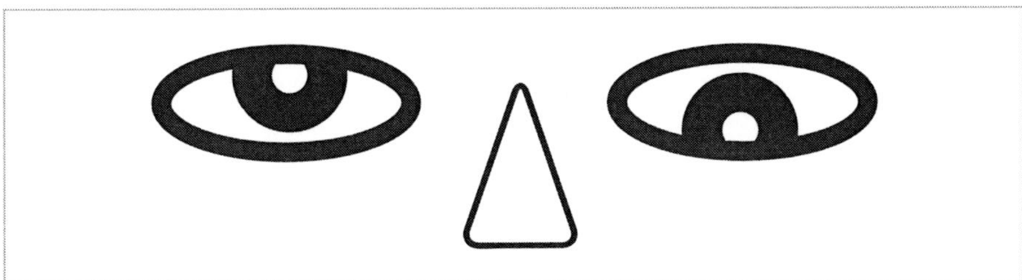

Figura 2 Esquema ilustrando a paralisia do IV nervo do olho direito com hipertropia desse olho. Fonte: arquivo pessoal da autora, com permissão.

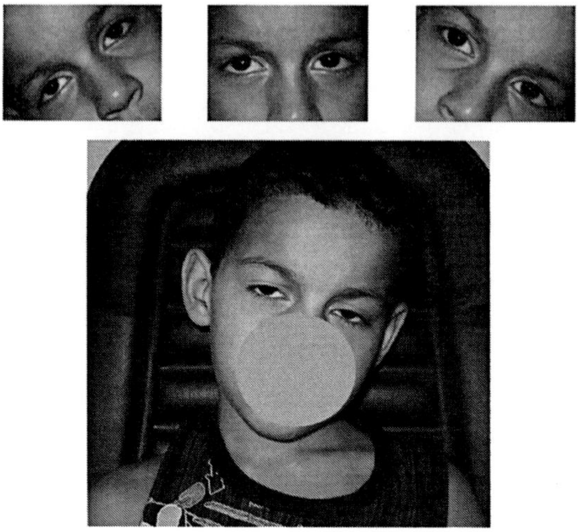

Figura 3 Paralisia de IV nervo craniano direito. Observa-se o torcicolo com inclinação da cabeça para a esquerda para compensar a diplopia. Paciente tem hipertropia do olho direito, que se acentua com a inclinação para a direita e corrige com a inclinação para a esquerda. Fonte: cortesia do Dr. Eric Pinheiro de Andrade, com permissão. Versão colorida da figura encontra-se na plataforma virtual do livro.

Paralisia de VI nervo

Cursa com desvio medial do olho pela fraqueza do músculo reto lateral (Figura 4), causando diplopia horizontal, pois a ação do reto lateral é a abdução.[6]

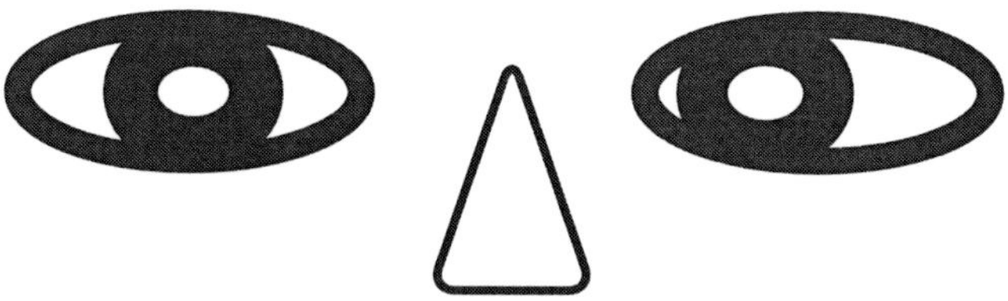

Figura 4 Esquema ilustrando a paralisia do VI nervo do olho esquerdo com esotropia desse olho. Fonte: arquivo pessoal da autora, com permissão.

DIAGNÓSTICO

O diagnóstico das paralisias dos nervos cranianos é clínico, com avaliação cuidadosa da história e com o exame neuro-oftalmológico completo, que inclui a análise da motilidade ocular, tornando possível avaliar e quantificar o desvio ocular com auxílio de prismas.

Entretanto, cada vez mais utilizamos as tecnologias de imagem como tomografia computadorizada, ressonância magnética e angiorressonância, para pesquisar as causas das paralisias.

No caso das paralisias de III nervo, ao contrário dos adultos, nos quais temos como mandatória a avaliação com imagem somente nas paralisias completas (que acometem a pupila), para a pesquisa de aneurismas de artéria comunicante posterior, nas crianças e adolescentes é mandatória a avaliação com imagem mesmo nas paralisias incompletas. Isso ocorre em virtude de que, na infância, várias alterações neurológicas podem estar associadas às paralisias do III nervo, como alterações isquêmicas mesencefálicas, cerebelares, defeitos da linha média e alterações dos ventrículos.[4]

Nas paralisias de VI nervo, mesmo nas unilaterais, as imagens também são mandatórias, e devem ser solicitadas o mais breve possível, pois podem indicar hipertensão intracraniana e há necessidade de afastar a presença de lesões expansivas intracranianas ou intraorbitárias.[6]

DIAGNÓSTICO DIFERENCIAL

Os diagnósticos diferenciais das paralisias de nervos cranianos incluem as miopatias mitocondriais, o pseudotumor inflamatório de órbita, a oftalmopatia de Graves, a *miastenia gravis* e todas as formas de estrabismos não paralíticos.[1]

TRATAMENTO

Os tratamentos das paralisias nas crianças visam à prevenção da ambliopia, de posturas cefálicas viciosas e torcicolos que surgem para compensar a diplopia, além de servirem para promover a binocularidade.

Dependendo do tipo de paralisia, busca-se tratar a causa base. Porém, quando não há essa possibilidade ou quando persista desvio ocular residual mesmo após o tratamento da causa base, o oftalmologista pode avaliar a possibilidade de cirurgia ou tentar compensar a diplopia com o auxílio de óculos com lentes prismáticas.[3]

DESAFIOS ATUAIS

O maior desafio ainda se encontra no diagnóstico precoce e formas de tratamento eficazes para evitar maiores complicações, em especial a ambliopia e a perda da visão binocular.

ORIENTAÇÕES AOS PAIS

- Uma vez que a maioria dos casos é de apresentação unilateral, a diplopia e os desvios oculares podem não ser percebidos pela criança, sendo de extrema importância a realização de consultas de rotina.
- Sempre valorizar as queixas da criança, principalmente quando referir que está com dificuldade visual em apenas um dos olhos.
- Observar as posturas de cabeça e alinhamento dos olhos das crianças.

✓ CONCLUSÃO

As paralisias dos nervos cranianos podem causar ambliopia por privação visual e perda da função binocular, além de poderem estar associadas a outras alterações neurológicas. Portanto, devem ser investigadas com rapidez pelo oftalmologista, neuro-oftalmologista e/ou neurologista.

REFERÊNCIAS BIBLIOGRÁFICAS

1. Glaser JS, Bachynski B. Infranuclear disorders of eye movement. In: Glaser JS. Neuro-Ophthalmology. 2.ed. Philadelphia: J.B.Lippincott; 1990. p.361-418.
2. Holmes JM, Mutyala S, Maus TL, Grill R, Hodge DO, Gray DT. Pediatric third, fourth, and sixth nerve palsies: a population-based study. Am J Ophthalmol. 1999;127(4):388-92.
3. Park KA, Oh SY, Min JH, Kim BJ, Kim Y. Acquired onset of third, fourth, and sixth cranial nerve palsies in children and adolescents. Eye (Lond). 2019;33(6):965-73.
4. Ng YS, Lyons CJ. Oculomotor nerve palsy in childhood. Can J Ophthalmol. 2005;40(5):645-53.
5. Khanam S, Sood G. Trochlear Nerve Palsy. [Updated 2023 Feb 27]. In: StatPearls [Internet]. Treasure Island (FL): StatPearls Publishing; 2023. Disponível em: https://www.ncbi.nlm.nih.gov/books/NBK565850/. Acessado em: 28/05/23.
6. Lee MS, Galetta SL, Volpe NJ, Liu GT. Sixth nerve palsies in children. Pediatr Neurol. 1999;20(1):49-52.

SEÇÃO IV

PATOLOGIAS OCULARES FREQUENTES NA PRÁTICA PEDIÁTRICA

19

DOENÇAS OCULARES EXTERNAS 1: CONJUNTIVITES E CERATITES

Luiza M. Neves

OBJETIVOS

- ✓ Auxiliar o pediatra na diferenciação das duas principais causas de olho vermelho em crianças: conjuntivites e ceratites.
- ✓ Ressaltar os principais sinais de alarme dessas doenças para o encaminhamento ao oftalmologista pediátrico.

INTRODUÇÃO

As doenças oculares externas são aquelas que acometem, como o nome já diz, a parte externa dos olhos, composta pelas pálpebras (e à sua inflamação dá-se o nome de blefarite), conjuntivas (conjuntivite), esclera (esclerite) e córnea (ceratite).[1] Neste capítulo serão discutidas as duas principais doenças oculares externas em crianças: conjuntivites e ceratites.

CONJUNTIVITE

Definição e etiologia

A conjuntiva é uma membrana mucosa fina, vascular e translúcida que recobre superficialmente a esclera (tecido denso e opaco composto por fibras colágenas, constituindo a parte branca visível dos olhos). A conjuntivite pode ser de etiologia infecciosa (bacteriana, viral ou fúngica), alérgica (sazonal, perene, vernal/primaveril, atópica ou papilar gigante), química (por substância irritativa como o nitrato de prata), imunomediada (síndrome de Stevens-Johnson) ou neoplásica (melanoma, carcinoma sebáceo, neoplasia escamosa).[1-3]

Das conjuntivites infecciosas, a viral é a mais comum e apresenta diferentes quadros clínicos, dependendo do agente etiológico:

A. Adenovírus sorotipos 8, 19, 37: ceratoconjuntivite epidêmica.
B. Adenovírus sorotipos 3, 4 e 7: febre faringoconjuntival.
C. Adenovírus sorotipos 11 e 21, coxsackievírus A24 e enterovírus 70A: conjuntivite hemorrágica.
D. Poxvírus: conjuntivite folicular crônica.
E. Herpes simples tipo 1.

A conjuntivite bacteriana é menos frequente e pode ser secundária a uma infecção viral ou ocorrer de forma isolada. Os principais agentes etiológicos são: Gram-positivos como o *Streptococcus pneumoniae* e o *Staphylococcus aureus*, Gram-negativos como o *Haemophilus influenzae* e a *Bartonella henselae* e ainda a *Chlamydia trachomatis* A-C. Conjuntivite fúngica decorrente de *Sporothrix schenckii* ocorre com alguma frequência em áreas endêmicas do Rio de Janeiro.[1-3]

Clínica e diagnóstico

Conjuntivite neonatal ou *ophthalmia neonatorum*

A *ophthalmia neonatorum* corresponde à conjuntivite que se instala nas primeiras quatro semanas de vida, sendo um quadro de urgência oftalmológica, tanto pelas complicações oculares potenciais (como perfuração corneana na conjuntivite por gonococo) quanto pela possibilidade de ser manifestação de uma infecção sistêmica grave subjacente (como na conjuntivite herpética).[1-3]

Sua prevalência é variável no mundo, de 0,1-10%, sendo maior em regiões de pior desenvolvimento socioeconômico. O principal mecanismo de infecção é a passagem do recém-nascido pelo canal do parto de uma gestante com infecção genital, embora a conjuntivite neonatal também possa ocorrer pós-cesariana, sobretudo quando há ruptura prematura das membranas, na qual o patógeno se dissemina por via ascendente.[1-3]

Embora o quadro clínico seja semelhante entre as principais etiologias, o período de instalação pode ajudar a diferenciar os patógenos (Quadro 1). A conjuntivite química (secundária ao uso profilático do nitrato de prata) é a de instalação mais hiperaguda, ocorrendo nas primeiras 24 horas do parto; a conjuntivite por *Neisseria* (*gonorrhoea* ou *meningitidis*) também é aguda e aparece em 2-4 dias do parto; a conjuntivite por clamídia (Figura 1) e aquela por bactérias comuns são de aparecimento subagudo em 4-10 dias do parto; e,

Quadro 1 Conjuntivites neonatais: diagnóstico diferencial clínico, diagnóstico com Gram/cultura e tratamento (estão sublinhados os sinais de alarme)

Início dos sintomas	Patógeno	Clínica	Complicações	Gram/cultura	Tratamento
24 horas	Nitrato de prata 1%	Hiperemia conjuntival leve Secreção aquosa Resolução: 2 dias	–	–	Lubrificação
2-4 dias	*Neisseria gonorrhoeae* *Neisseria meningitidis*	Hiperemia conjuntival Secreção purulenta intensa Quemose conjuntival Edema bipalpebral	Opacidade, ulceração e perfuração corneanas Sepse Meningite Artrite	Gram-negativo intracelular diplococo Meio Thayer-Martin Ágar sangue	Ceftriaxone IV/IM 25-50 mg/kg. Dose única: 3 dias Máx. 125 mg Se sistêmico > 7-14 dias Tratar mãe e parceiro
4-10 dias	*Chlamydia trachomatis* D-K	Hiperemia conjuntival Secreção mucopurulenta moderada Pseudomembrana Reação papilar	Vascularização corneana, cicatriz conjuntival Otite média Pneumonia (10-20%)	Inclusões intracelulares Giemsa	Eritromicina, VO, 50 mg/kg, divididos 4 doses/14 d Azitromicina, 20 mg/kg/d, 3 d Tratar mãe e parceiro
4-10 dias	Gram-negativos *Streptococcus pneumoniae*, *Staphilococcus aureus*, *Haemophilus* spp.	Hiperemia conjuntival Secreção mucopurulenta leve-moderada, serossanguinolenta (*Haemophilus*)	–	Gram Ágar sangue/ chocolate	Tobramicina tópica
6-14 dias	Herpes simples 2	Hiperemia conjuntival Secreção mucosa/serosa moderada Vesículas na pálpebra	Microdendritos Úlcera geográfica Ceratite epitelial Sepse	Células gigantes com inclusões eosinofílicas intranucleares	Aciclovir 45-60 mg/kg/d, IV, divididos em 3 doses/d, por 14-21 d Aciclovir tópico pomada, 5x/d, por 7 d

Fonte: adaptado de Sousa et al., 2013;[1] Alves et al., 2013;[2] American Academy of Ophthalmology, 2013.[3]

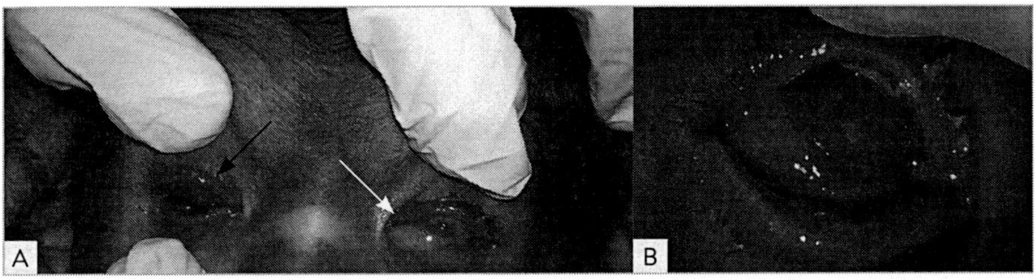

Figura 1 Conjuntivite neonatal por clamídia. (A) Seta preta evidenciando hiperemia importante de conjuntiva tarsal superior e seta branca evidenciando secreção purulenta. (B) Exame com colírio de fluoresceína observado sob luz azul de cobalto, com pequena ceratite superficial sem úlcera ou perfuração corneana. Fonte: arquivo pessoal da autora, com permissão. Versão colorida das figuras encontra-se na plataforma virtual do livro.

finalmente, a conjuntivite herpética possui aparecimento mais tardio, após 6-10 dias do parto.[1-3]

De qualquer forma, em todos os casos de suspeita de conjuntivite neonatal deve-se realizar a coleta do esfregaço de conjuntiva com lâmina de Kimura ou lâmina 15, que será usado para a realização de bacterioscopia pelos métodos de Gram, de Giemsa e cultura (Quadro 1). É primordial também o exame clínico pelo oftalmologista, de forma a se avaliar a córnea com colírio de fluoresceína e observá-la sob a luz azul de cobalto (Figura 1B) para descartar as mais temidas complicações oculares: ceratite e perfuração corneana.[1-3]

Felizmente, a incidência da conjuntivite neonatal e de suas principais complicações se reduziu nas últimas décadas desde a introdução da profilaxia com nitrato de prata a 1%, método denominado de Credé.[4] Contudo, por ocasionar conjuntivite química, pela indisponibilidade comercial no Brasil e pela aprovação do vitelinato de prata pela ANVISA, o nitrato de prata foi substituído pelo vitelinato de prata nas principais maternidades do país. Entretanto, o vitelinato de prata se mostrou menos eficaz do que o nitrato de prata, não protegendo contra conjuntivite gonocócica.[4,5]

Hoje, as Diretrizes da Saúde Ocular na Infância do Ministério da Saúde[6] e a Organização Mundial da Saúde[4] recomendam o uso da iodopovidona tópica a 2,5% para a profilaxia das principais causas de conjuntivite neonatal logo após o parto. A iodopovidona possui espectro de ação antimicrobiana extenso, inclusive com alguma atividade contra clamídia, além de baixa toxicidade, estabilidade, autoesterilidade e autopreservação.[4,5]

Conjuntivite pediátrica e do adolescente

O quadro clínico da conjuntivite é semelhante entre suas principais etiologias, embora existam alguns sinais e sintomas específicos para cada uma (Quadro 2).

Quadro 2 Diagnóstico diferencial clínico das conjuntivites pediátricas

Sintomas				
Achados	**Bacteriana**	**Viral**	**Alérgica**	**Outros**
Secreção	Mucopurulenta ou purulenta	Mucopurulenta ou aquosa	Aquosa/mucoide	Síndrome de Stevens-Johnson: mucopurulenta
Prurido	Não	Não	Intenso	–
Fotofobia	Moderada	Intensa	Leve	–
Sinais				
Achados	**Bacteriana**	**Viral**	**Alérgica**	**Outros**
Linfadenopatia pré-auricular/submandibular	–	Frequentemente	–	Síndrome oculoglandular de Parinaud e esporotricose
Edema palpebral	Sim	Sim, importante	Forma aguda (hipersensibilidade tipo 1)	–
Madarose de cílios, prega de Dennie Morgan	Não	Não	Sim	–
Hiperemia conjuntival	Moderada	Intensa	Moderada	–
Membrana	Não	Sim	Não	Síndrome de Stevens-Johnson: sim
Hemorragia subconjuntival	Raro	Sim: adenovírus 11 e 21, *Coxsackievirus A24* e *Enterovirus 70*	Não	–
Vesículas/úlceras/crostas em bordo palpebral	Não	Herpes simples 1: unilateral Poxvírus (molusco contagioso): lesão umbilicada central em bordo palpebral	Não	Síndrome de Stevens-Johnson: lesões em alvo em mucosas
Papilas ou folículos conjuntivais	Folículos e papilas na forma crônica	Folículos	Papilas e papilas gigantes na vernal/primaveril	Granulomatosa: síndrome oculoglandular de Parinaud e esporotricose
Ceratite, como complicação da conjuntivite	Superficial	Adenovírus: ceratite epitelial e infiltrados subepiteliais Herpes vírus recidivante: ceratite dendrítica	Superficial: sazonal e perene Ceratite em escudo: vernal	–

Fonte: adaptado de Sousa et al., 2013;[1] Alves et al., 2013;[2] American Academy of Ophthalmology, 2013.[3]

Os principais sintomas são sensação de corpo estranho, fotofobia, irritação/queimação ocular e prurido (quando alérgica). Crianças, sobretudo as pré-verbais, podem indicar o desconforto ocular com redução da fenda palpebral acometida, piscar excessivo ou levar com frequência a mão aos olhos.[1-3]

Dentre os sinais, é importante identificar aqueles considerados de alarme, que estarão sublinhados ao longo do texto a seguir. Os principais sinais (Figura 2) são presença de secreção ocular (mucopurulenta ou purulenta, quando a etiologia é infecciosa, sobretudo a bacteriana; e aquosa ou mucoide, quando alérgica), linfadenopatia pré-auricular (na viral ou na síndrome oculoglandular de Parinaud), edema palpebral uni ou bilateral, hiperemia conjuntival importante (seja na conjuntiva bulbar, aquela que recobre a esclera, ou na conjuntiva tarsal, aquela que recobre a pálpebra e que, para ser examinada, precisa ser evertida – Figuras 2A e 2B), formação de membrana inflamatória na conjuntiva tarsal (na conjuntivite viral – Figura 2F), hemorragia subconjuntival (patógenos virais como adenovírus 11 e 21, *Coxsackievirus A24* e *Enterovirus 70*). À ectoscopia podem ser observados madarose de cílios e prega de Dennie Morgan (na conjuntivite alérgica), vesículas, crostas ou úlceras cutâneas em bordo palpebral (na conjuntivite viral herpética) e ainda nodulação umbilicada central em bordo palpebral (na conjuntivite viral por molusco contagioso). Na primoinfecção ocular por herpes simples observamos conjuntivite folicular aguda unilateral, normalmente acompanhada de lesões cutâneas da pálpebra e/ou da face, sem comprometimento corneano. Na infecção herpética recidivante, frequentemente há ceratite dendrítica.

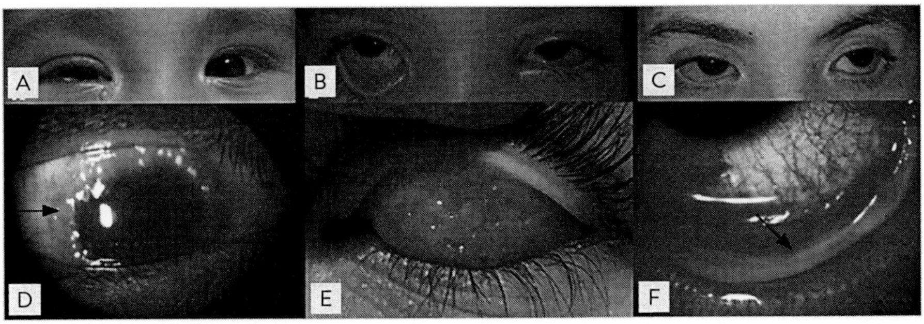

Figura 2 Conjuntivite pediátrica infecciosa (A e B) e alérgica (C, D e E). (A) Edema palpebral à direita com redução da fenda palpebral e presença de secreção purulenta. (B) Hiperemia de conjuntiva bulbar. (C) Lesões descamativas cutâneas palpebrais e hiperemia de conjuntiva bulbar em conjuntivite atópica. (D) Nódulos de Horner Trantas típicos da conjuntivite alérgica vernal/primaveril (seta preta) (E) Papilas em conjuntiva tarsal superior. (F) Membrana inflamatória (seta preta). Fonte: arquivo pessoal da autora, com permissão. Versão colorida das figuras encontra-se na plataforma virtual do livro.

Outros sinais mais específicos do exame oftalmológico são a presença de papilas (infiltrados sobrelevados com centro vascular no estroma conjuntival – Figura 2E) ou de folículos (agregados de tecido linfoide avascular no estroma conjuntival) nas conjuntivas tarsais superiores e inferiores (que devem ser evertidas para visualização), nódulos de Horner Trantas (na conjuntivite vernal – Figura 2D). São observados com aumento na lâmpada de fenda e a presença de ceratite, que será abordada no final do capítulo.[1-3]

Tratamento

As medidas gerais do tratamento da conjuntivite infecciosa são a precaução de contato com cuidadores e irmãos, afastamento de atividades escolares/esportivas por 7-10 dias, no mínimo, troca frequente de fronha de travesseiro e toalhas de rosto, higienização frequente das mãos e limpeza frequente da secreção ocular.[1-3]

Como medicamentos tópicos, devem ser usados colírios lubrificantes, preferencialmente sem conservantes e, se possível, guardá-los na geladeira para gerar vasoconstrição e alívio do desconforto ocular ao pingar. Compressas geladas com água filtrada também devem ser orientadas. O uso de antibiótico tópico, como tobramicina, deve ser indicado para casos de conjuntivite bacteriana ou para prevenir infecção bacteriana secundária. Nas conjuntivites mais graves, o uso de colírios com corticosteroide deve ser indicado na presença de ceratite, infiltrado corneano subepitelial e membrana, e o uso dos corticosteroides milesimais (fluormetalona, loteprednol) deve ser preferível às formulações de dexametasona e prednisolona, pelo alto risco de efeitos adversos em crianças, como glaucoma e catarata.[1-3]

As medidas gerais do tratamento da conjuntivite alérgica são controle ambiental (travesseiro de látex ou antialérgico, protetor de colchão, retirada de bichos de pelúcia, eliminação de cortinas, tapetes e carpetes) e compressas de água gelada filtrada sobre os olhos.[1,7] A primeira linha de tratamento tópico é o uso de colírios lubrificantes sem conservantes (diluem e removem o alérgeno) e, menos comumente, de descongestionantes tópicos a serem usados com parcimônia (nafazolina, que provoca vasoconstrição por estímulo dos receptores alfa-adrenérgicos). Em seguida, iniciam-se os anti-histamínicos tópicos (emedastina) ou estabilizadores da membrana de mastócitos (cromogligato de sódio 4%, lodoxamida) ou ainda, e preferencialmente, os agentes de ação múltipla (olopatadina 0,1 ou 0,2%, cetotifeno e epinastina).[1,7]

Os corticosteroides podem ser usados na crise, idealmente com uma frequência alta e desmame rápido. Os corticosteroides milesimais (fluormetalona, loteprednol) podem ser usados nos casos de atividade moderada para alívio dos sintomas. Os corticosteroides mais potentes como o acetato de prednisolona a 1% e a dexametasona a 0,1% devem ser usados nos casos graves ou quando há envolvimento corneano. Os corticosteroides devem ser usados com cautela pelo risco de efeitos adversos como glaucoma e catarata secundários. Finalmente, nos casos de maior gravidade, crises frequentes ou persistentes, refratariedade ao desmame do corticosteroide ou presença de alterações oculares que reduzam a visão, devem ser iniciados imunossupressores tópicos manipulados, como colírio de ciclosporina A a 1-2% ou, preferencialmente, pomada, gel ou colírio de tacrolimus 0,02-0,03%.[1,7]

CERATITE

Definição e etiologia

A ceratite corresponde à inflamação da córnea, que é um tecido transparente avascular convexo que limita anteriormente o segmento anterior do olho. A ceratite pode ser de etiologia infecciosa (bacteriana, viral, fúngica ou por protozoário), traumática (corpo estranho, como fragmentos de insetos ou grãos de areia, trauma com unha ou vegetais) ou química (álcalis, ácidos – recentemente o álcool em gel, sais).[2]

Nas ceratites bacterianas, os principais agentes etiológicos são o *Staphylococcus* sp. e o *Streptococcus* sp., e, nos usuários de lente de contato (cada vez mais frequente em adolescentes), a *Pseudomonas* sp. Nas ceratites virais, os principais agentes são os vírus herpes simples, herpes-zóster, citomegalovírus e Epstein-Barr. Nas ceratites fúngicas são o *Fusarium* sp. e o *Aspergillus* sp. Nas parasitárias, a *Acanthamoeba* sp., sobretudo em usuários de lentes em contato com água contaminada.[1,2] A maior causa de ceratite infecciosa é o uso inadequado de lentes de contato.

Na anamnese é fundamental investigar o fator predisponente da ceratite, pois, com exceção dos agentes *Neisseria* sp., *Listeria monocytogenes* e *Corynebacterium dyphtheriae*, os quais penetram o epitélio corneano íntegro, os demais agentes precisam de uma alteração subjacente neste epitélio para infectar. Assim, fatores predisponentes de ceratite são: trauma ocular (corpo estranho), uso de lente de contato, oclusão palpebral incompleta e exposição corneana secundária (seja no sono ou mesmo diurna, sobretudo em crianças neuropatas ou hospitalizadas – Figura 3F), uso crônico de corticosteroide tópico, papilas gigantes na conjuntiva tarsal superior (como nas conjuntivites vernais – Figura 2E).[1,2]

Clínica e diagnóstico

Aqui, da mesma forma, sinais e sintomas sublinhados no texto indicam os sinais de alarme. Os sintomas da ceratite são <u>dor ocular intensa e súbita</u> (e eventualmente fechamento palpebral como defesa), fotofobia, lacrimejamento, <u>redução da acuidade visual</u> e hiperemia ocular (mais acentuada ao redor da córnea – Figura 3A). Os principais sinais são hiperemia pericerática (ao redor da córnea – Figura 3B), opacidade corneana central ou periférica (com níveis de profundidade variável – Figura 3), ulceração corneana que cora com colírio de fluoresceína, reação de câmara anterior (observável apenas na biomicroscopia com lâmpada de fenda – Figura 3F) e hipópio (acúmulo de pus na câmara anterior – Figura 3C). O diagnóstico é clínico, mas o raspado corneano para realização de Gram, Giemsa e cultura confirma o diagnóstico etiológico e deve ser realizado sempre que possível.[1,2]

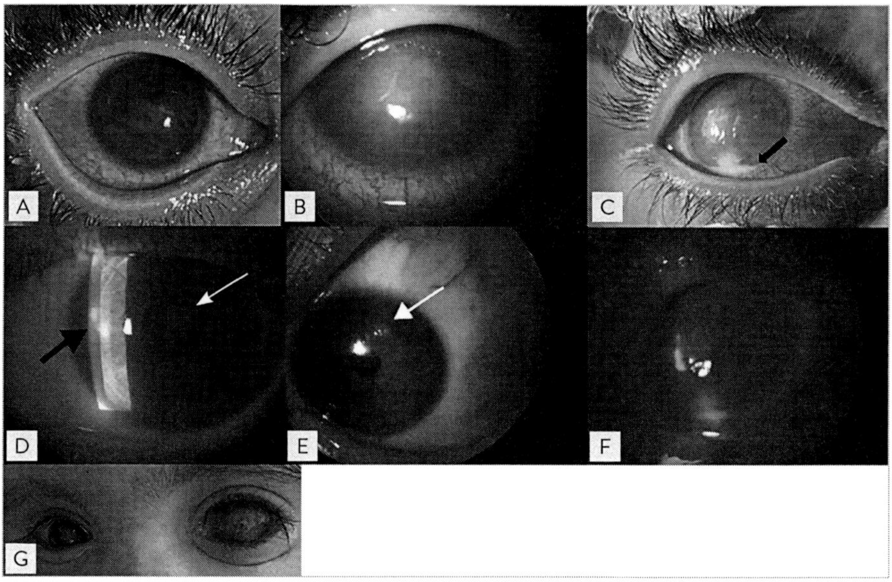

Figura 3 Ceratites infecciosas. (A) Hiperemia conjuntival bulbar difusa e ceratite central. (B) Injeção ciliar e ceratite central. (C) Hiperemia conjuntival bulbar difusa, ceratite central e hipópio (seta preta). (D) Opacidades corneanas subepiteliais, uma central (seta branca) e duas periféricas (cabeça de seta preta). (E) Ceratite em escudo periférica (cabeça de seta branca). (F) Ceratite periférica corada com colírio de fluoresceína e visualização sob luz azul de cobalto. (G) Ceratite de exposição sem sinais de infecção: olho direito com opacidade corneana central e olho esquerdo com afinamento corneano importante (*melting*). Fonte: arquivo pessoal da autora, com permissão. Versão colorida das figuras encontra-se na plataforma virtual do livro.

Tratamento

O tratamento da ceratite infecciosa é tópico e depende do agente etiológico, com colírios de antibiótico, antivirais, antifúngicos ou antiparasitários. As ceratites bacterianas com até 2 mm ou afinamento corneano menor do que 50%

podem ser tratadas com antimicrobianos tópicos disponíveis comercialmente; as demais necessitam de colírios de antibióticos manipulados, em concentrações maiores (fortificados). Colírios antifúngicos ou antiparasitários também necessitam ser manipulados.[1]

A ceratite por exposição (Figura 3G) ou por trauma de papilas (por exemplo, na ceratoconjuntivite vernal) costuma ser estéril e necessita de lubrificação constante e, eventualmente, de oclusão palpebral terapêutica. Pode, entretanto, infectar secundariamente e necessitar de tratamento específico. Além disso, a ceratite vernal também pode necessitar de tratamento com corticosteroide.

DESAFIOS ATUAIS

Um desafio a ser apontado é que a profilaxia da conjuntivite neonatal com iodopovidona tópica, em substituição ao vitelinato de prata (Argirol®), embora venha sendo realizada nas maternidades brasileiras, ainda não foi adotada universalmente. Outro desafio é a indisponibilidade ou dificuldade logística de se realizar esfregaço de conjuntiva ou de raspado de córnea na suspeita de conjuntivite neonatal e de ceratite infecciosa, dificultando o diagnóstico etiológico e, portanto, o tratamento específico.

ORIENTAÇÕES AOS PAIS

É importante que os pais, ao identificarem o olho vermelho nos seus filhos, comuniquem de imediato ao pediatra da criança para que ele possa realizar o diagnóstico diferencial e, se necessário, discutir o caso com um oftalmologista pediátrico. Os pais não devem utilizar medicamentos tópicos sem orientação médica, sobretudo aqueles com corticosteroide, uma vez que podem mascarar o diagnóstico final, agravar a doença e gerar efeitos adversos.

✓ CONCLUSÃO

A conjuntivite é uma doença muito frequente na população pediátrica e requer muita atenção, sobretudo na presença de sinais de alarme (membrana aderida em conjuntiva tarsal, vesículas, crostas ou úlceras em bordos palpebrais e ceratite). A conjuntivite neonatal é sempre uma urgência oftalmológica. A ceratite é uma doença menos frequente, porém é muito grave, devendo sempre ser encaminhada ao oftalmologista pediátrico na sua suspeição (dor ocular intensa e súbita, redução da acuidade visual, hiperemia pericerática, opacidade corneana central ou periférica, ulceração/afinamento corneano, hipópio).

REFERÊNCIAS BIBLIOGRÁFICAS

1. Sousa LB, Hofling-Lima AL, Rezende R. Seção IV de Doenças infecciosas. In: Hofling-Lima AL, Nishiwaki-Dantas MC, Alves MR. Doenças externas oculares e córnea. 3.ed. Rio de Janeiro: Cultura Médica; 2013. p.125-53.
2. Alves MR, Santo RM, Crestana FP, Blasbalg FT. Afecções da conjuntiva. In: Graziano RM, Polati M, Crestana ABSU. Oftalmologia. Barueri: Manole; 2013. p. 125-57.
3. American Academy of Ophthalmology. Cornea/External Disease Panel. Preferred Practice Pattern® Guidelines. Conjunctivitis. San Francisco, CA: American Academy of Ophthalmology; 2018. Disponível em: https://www.aao.org/education/preferred-practice-pattern/conjunctivitis-ppp-2018. Acessado em: 28/05/23.
4. Schaller UCK, V. Is Credé's prophylaxis for ophthalmia neonatorum still valid? Bulletin of the World Health Organization World Health Organization. 2001;79(3):2.
5. Thompson R, Isaacs ML, Khorazo D. A Laboratory study of some antiseptics with reference to ocular application*. American Journal of Ophthalmology. 1937;20(11):1087-99.
6. Brasil. Ministério da Saúde. Secretaria de Atenção à Saúde. Departamento de Ações Programáticas Estratégicas. Diretrizes de Atenção à Saúde Ocular na Infância: detecção e intervenção precoce para prevenção de deficiências visuais. Brasília: Ministério da Saúde; 2013.
7. Ronconi CS, Issaho DC, Ejzenbaum F, Hopker LM, Sole D, Chong Neto HJ, et al. Brazilian guidelines for the monitoring and treatment of pediatric allergic conjunctivitis. Arq Bras Oftalmol. 2021;85(4):415-25.

20

DOENÇAS OCULARES EXTERNAS 2: BLEFARITE, CALÁZIO E HORDÉOLO

Bárbara Gonet

OBJETIVOS

- ✓ Avaliar e diferenciar as doenças oculares externas mais comuns na infância.
- ✓ Conduzir o tratamento inicial da condição.
- ✓ Encaminhar para o especialista no momento indicado.

INTRODUÇÃO

As doenças oculares externas, que acometem as pálpebras e a região dos cílios, são causa de grande desconforto e responsáveis por grande número de consultas de urgência na infância. A recorrência é um fator importante se o quadro não for adequadamente tratado, incluindo as possíveis causas subjacentes, o que gera grande preocupação por parte da família.

BLEFARITE

A blefarite é uma doença que acomete a margem palpebral, provocando, na maior parte dos casos, irritação e desconforto ocular. Normalmente o comprometimento ocular é bilateral e simétrico e é uma causa frequente de queixa nos consultórios de oftalmopediatria.[1]

Pode ser dividida em anterior e posterior, mas geralmente há sobreposição das duas formas. A blefarite anterior acomete os cílios, seus folículos e a pele adjacente. No caso da blefarite posterior, o acometimento é das glândulas de Meibomius.[2]

Fisiopatologia

A blefarite anterior tem como causas as infecções estafilocócicas e a dermatite seborreica. Nas crianças, a etiologia estafilocócica é a mais comum. Os principais sinais e sintomas encontrados são hiperemia palpebral, crostas ao acordar (crostas duras no caso das blefarites estafilocócicas e crostas moles na dermatite seborreica), lacrimejamento, ardência e prurido. A fotofobia pode estar presente se também houver acometimento corneano. Nos casos mais severos, associados a ceratite e neovascularização, pode haver comprometimento da visão. Com frequência cursa com hordéolos de repetição.[1,3]

Na blefarite posterior há disfunção das glândulas de Meibomius, que são pequenas glândulas localizadas na margem palpebral, responsáveis pela secreção de gordura que compõe o filme lacrimal e que reveste a superfície dos olhos, evitando a evaporação da lágrima. Geralmente as pálpebras apresentam-se hiperemiadas com gotículas oleosas nas bases dos cílios (Figura 1). Em crianças estão fortemente relacionadas ao aparecimento de calázios.[2]

Diagnóstico

O diagnóstico é basicamente clínico, entretanto pode ser necessária a realização de cultura para determinação do agente etiológico nos casos que não respondem bem ao tratamento.[1] Os pais devem ser orientados que o controle dos sintomas é possível, que há possibilidade de recorrência da doença e que o tratamento muitas vezes é longo.

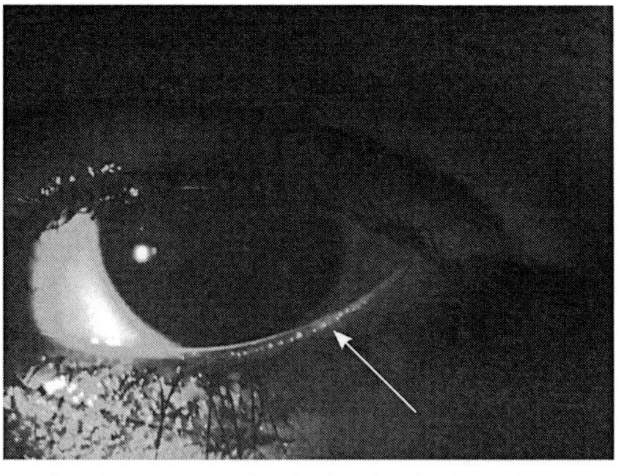

Figura 1 Imagem realizada na lâmpada de fenda, iluminação com filtro de cobalto e corante de fluoresceína, demonstrando acúmulo de oleosidade nos cílios e orifícios das glândulas de Meibomius. Fonte: arquivo pessoal da autora, com permissão. Versão colorida da figura encontra-se na plataforma virtual do livro.

Diagnóstico diferencial

A blefarite, por ter sinais e sintomas inespecíficos como hiperemia leve, prurido e lacrimejamento, pode ser confundida com conjuntivites virais ou alérgicas leves.

Tratamento

O tratamento consiste, principalmente, na higiene palpebral com xampu neutro ou produtos oftalmológicos específicos, compressa morna, colírios lubrificantes e corticoides tópicos nos casos mais graves. Em alguns casos é necessária a utilização de antibióticos tópicos como tobramicina e ciprofloxacino em forma de colírio ou pomada, sendo a última mais indicada.

A eritromicina é o tratamento de escolha para utilização sistêmica em crianças.[2]

Prevenção

Para a prevenção dos quadros de blefarite em crianças faz-se necessário um bom controle das causas primárias, como a dermatite seborreica e higiene regular da região dos olhos e das mãos.

CALÁZIO

O cisto calázio é uma queixa frequente dos consultórios de pediatria. Apresenta-se como uma inflamação crônica, granulomatosa, não infecciosa da pálpebra superior ou pálpebra inferior, causada por obstrução nas glândulas de Meibomius com retenção das secreções sebáceas. Pode aparecer de forma múltipla e recorrente. É um processo de evolução lenta que pode cursar com infecção secundária, geralmente por bactérias, como por exemplo o *Staphylococcus* sp.[3,4]

Fisiopatologia

O calázio pode ocorrer em qualquer faixa etária. Desenvolve-se como um nódulo móvel, firme e indolor. Quando infectado apresenta-se hiperemiado, muitas vezes doloroso, contendo secreção (Figuras 2 e 3). Pacientes com acne rosácea são mais suscetíveis a calázios recorrentes.[3]

Diagnóstico

O diagnóstico é basicamente clínico. No caso dos cistos grandes, eles podem causar obstrução parcial do eixo visual ou pressionar a córnea causando astigmatismo induzido, com distorção da imagem. É importante ter atenção a esses casos devido ao risco de ambliopia, pois a criança abaixo de sete anos ainda está em fase de desenvolvimento da visão.[4,5]

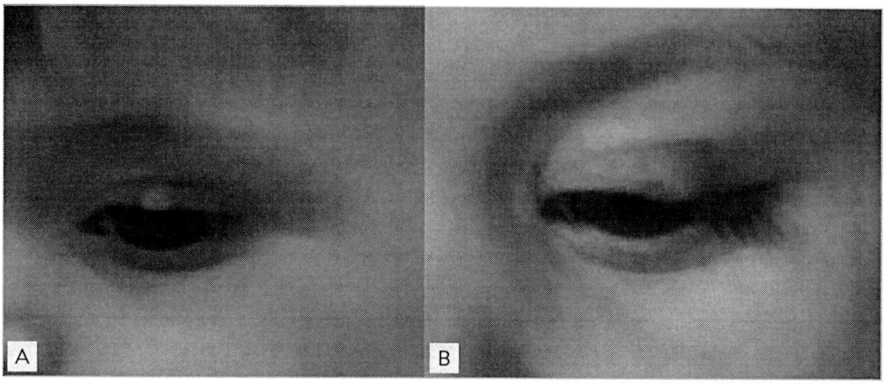

Figura 2 Calázio. (A) Início do quadro. (B) Em evolução. Fonte: cortesia da Dra. Viviane Lanzelotte, com permissão. Versão colorida das figuras encontra-se na plataforma virtual do livro.

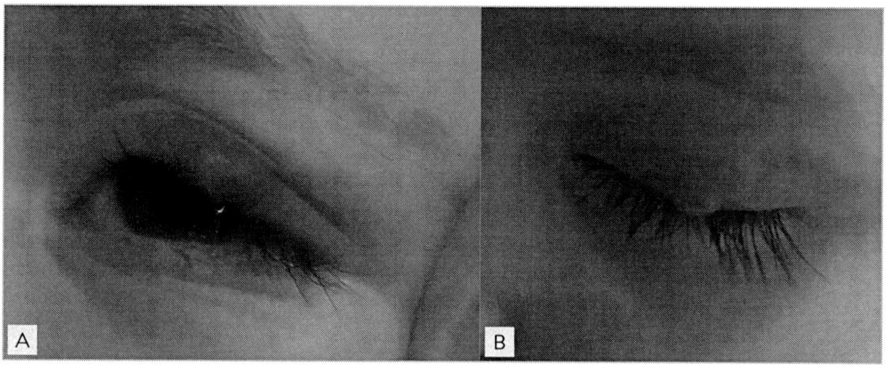

Figura 3 (A) Calázio com inflamação. (B) Calázio em resolução. Fonte: cortesia da Dra. Viviane Lanzelotte, com permissão. Versão colorida das figuras encontra-se na plataforma virtual do livro.

Diagnóstico diferencial

O principal diagnóstico diferencial do calázio é o hordéolo, pois apresentam características clínicas muito parecidas. No caso do calázio crônico é importante e necessário o diagnóstico diferencial com carcinoma de célula sebácea e rabdomiossarcoma.[6,7]

Tratamento

Um terço dos calázios apresenta resolução espontânea, mas, quando necessário, o tratamento consiste em compressa morna por 10 minutos, três a quatro vezes ao dia e medicações tópicas, como pomadas de antibiótico e, em alguns casos, em associação com corticoide. O calor local ajuda na liquefação e favorece a absorção da secreção, por meio da vasodilatação local. Nos casos em que o tratamento clínico não é efetivo, é indicada cirurgia com curetagem do conteúdo do cisto. Em crianças evita-se, sempre que possível, qualquer abordagem cirúrgica por envolver anestesia geral. A injeção intralesional de corticoide de depósito pode ser usada como uma alternativa ao tratamento conservador e ao tratamento cirúrgico. Apresenta boa resposta clínica, porém pode ter efeitos colaterais como atrofia subcutânea, atrofia local da pele, hipopigmentação ou hiperpigmentação cutânea e resolução incompleta, necessitando de cirurgia em um segundo momento.[4,5]

HORDÉOLO (TERÇOL)

Os quadros de hordéolo externo são causados por infecção e inflamação nas glândulas de Zeiss ou Moll, que são glândulas localizadas na margem palpebral anterior e são responsáveis pela secreção de gordura que reveste a superfície ocular, participando da composição do filme lacrimal e evitando evaporação da lágrima. Frequentemente iniciam-se de forma aguda com hiperemia, dor e edema na margem palpebral. O hordéolo interno ocorre por inflamação das glândulas de Meibomius.[7,8]

Fisiopatologia

Geralmente o hordéolo externo é secundário à infecção por *Staphylococcus aureus*. São mais comuns em crianças, principalmente pacientes com blefarite crônica ou imunodeprimidos. Durante sua evolução, seu tamanho aumenta, podendo apresentar ponto de flutuação no centro da lesão. Normalmente o edema é localizado, mas pode se propagar para a região circunjacente. A drenagem do conteúdo purulento frequentemente é espontânea, ocorrendo em torno de 3-4 dias. A recorrência dos episódios é comum.[4,7,8]

Diagnóstico

Como no caso do calázio, o diagnóstico é clínico. Observam-se edema localizado, hiperemia e erupção com secreção amarelada (Figuras 4 e 5).

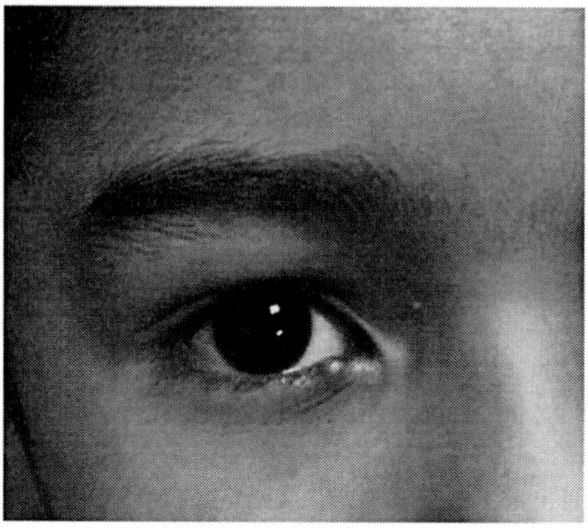

Figura 4 Hordéolo em pálpebra inferior. Fonte: arquivo pessoal da autora, com permissão. Versão colorida da figura encontra-se na plataforma virtual do livro.

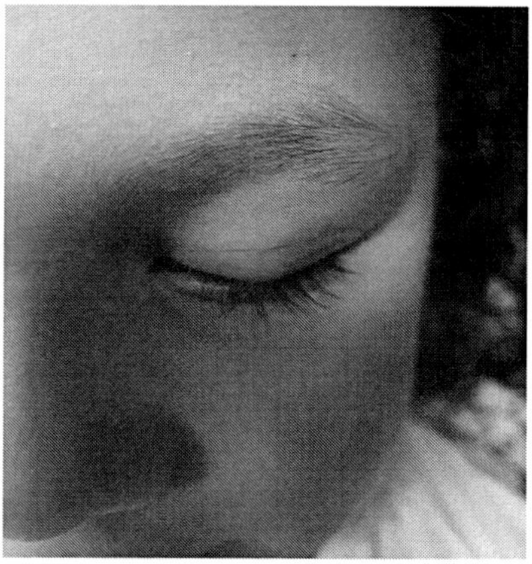

Figura 5 Hordéolo inicial em pálpebra superior. Fonte: cortesia da Dra. Viviane Lanzelotte, com permissão. Versão colorida da figura encontra-se na plataforma virtual do livro.

Diagnóstico diferencial

Diagnósticos diferenciais frequentes são o calázio e o granuloma piogênico.[8]

Tratamento

Na maioria dos casos a resolução é espontânea, porém, pode ser necessário o uso de compressas mornas por 10 minutos, três a quatro vezes ao dia para fluidificar a secreção e facilitar a drenagem pelo orifício da glândula. O uso de pomadas oftálmicas com antibiótico e, em alguns casos, em associação com o corticoide, ajuda a acelerar o processo de resolução do quadro. Medicações sistêmicas raramente são utilizadas.[4]

DESAFIOS ATUAIS

As doenças oculares externas como a blefarite, o calázio e o hordéolo são patologias com baixo risco de gravidade, embora muitas vezes cursem com evolução crônica e desconforto local. É necessário manter a tranquilidade dos pais e a adesão ao tratamento. Esse binômio é fundamental para melhor resolução do caso.

ORIENTAÇÕES AOS PAIS

Deve-se explicar aos pais que são doenças de caráter recidivante e o tratamento pode ser longo. É necessário o acompanhamento pelo oftalmologista e pelo pediatra. Em alguns casos de recorrência frequente e maior gravidade, orientar quanto à necessidade de avaliação por imunologista e alergista.

✓ CONCLUSÃO

A blefarite, o calázio e o hordéolo são patologias frequentes na faixa etária pediátrica e apresentam bom prognóstico.

REFERÊNCIAS BIBLIOGRÁFICAS

1. Dias MR, Guaresch BLV, Borges CR, Biazim BF, Casagrande D, Luz RA. Blefarite: epidemiologia, etiologia, apresentações clínicas, tratamento e evolução de nossos pacientes. Rev Bras Oftalmol. 2019;78 (5):300-3. Disponível em: https://www.scielo.br/j/rbof/a/3br7kD3WcVk89dDkhfTMH6M/?lang=pt. Acessado em: 28/05/2023.
2. Hofling-Lima AL, Melo GB. Blefarite. Conjuntivite e alergia ocular em crianças. In: Nakanami CR, Zin A, Belfort Junior R. Oftalmopediatria. São Paulo: Roca; 2010. p. 231-4.
3. Kanski JJ. Pálpebras. In: Kanski JJ. Oftalmologia clínica: uma abordagem sistemática. 6.ed. Rio de Janeiro: Elsevier; 2008. p. 93-149.
4. Cunha RNP. Olho vermelho: Diagnósticos diferenciais. In: Nakanami CR, Zin A, Belfort Junior R. Oftalmopediatria. São Paulo: Roca; 2010. p. 209-10.
5. American Academy of Ophthalmology. Raymond WLM, Kupcha A, Law J, Feldman BH, Burkat CN, Joseph SS, et al. Chalazion. In: EyeWiki. 2021. Disponível em https://eyewiki.aao.org/Chalazion. Acessado em: 28/05/23.
6. Holmstrom G. My baby has a lump in the lid. In: Hoyt CS, Taylor D. Pediatric: ophthalmology and strabismus. 4.ed. Philadelphia: Elsevier Saunders; 2013. p.956.
7. Nascimento MF, Wanzeler ACV, Sousa RLF, Satto LH, Padovani CR, Schellini SA. Calázio e características demográficas dos portadores em uma

amostra populacional. Rev Bras Oftalmol. 2015;74(4):222-4. Disponível em: https://www.scielo.br/j/rbof/a/d4NFfDJLpPSqLvnBdGFfV4J/#:~:text=A%20frequ%C3%AAncia%20de%20ocorr%C3%AAncia%20do%20cal%C3%A1zio%20foi%20de%201%2C56,em%20n%C3%BAmero%20expressivo%20de%20casos. Acessado em: 28/05/23.

8. American Academy of Ophthalmology. Baharestani S, Burkat CN, Hossain K, Marcet MM, Silkiss RZ. Stye. In: EyeWiki, 2021. Disponível em: https://eyewiki.org/Stye. Acessado em: 28/05/23.

21

TRAUMA OCULAR E CORPO ESTRANHO

Viviane Lanzelotte

OBJETIVOS

- ✓ Orientar a conduta inicial ao trauma ocular em serviço de emergência ou consultório pediátrico.
- ✓ Alertar sobre a conduta adequada em casos de corpo estranho.
- ✓ Ressaltar a importância da investigação especializada nas lesões oculares.
- ✓ Reforçar a importância da divulgação das medidas preventivas.

INTRODUÇÃO

Na infância, os traumatismos oculares e da órbita respondem pela maioria dos casos de cegueira unilateral não congênita. Acontecem com maior frequência no ambiente doméstico ou escolar e, na maioria das vezes, com a presença de um adulto.[1,2] Determinam grande impacto socioeconômico, comprometendo muitas vezes permanentemente a qualidade de vida do indivíduo.[3]

Os traumas oculares constituem um problema de saúde pública e em 65% dos casos o atendimento inicial é realizado por clínicos ou pediatras. Suas causas são variadas, sendo as mais frequentes na infância: o parto, os acidentes domésticos ou automobilísticos e as atividades de lazer e esportivas. Em crianças menores, especial atenção deve ser dada pelo risco de ambliopia, uma vez que se encontram em fase de desenvolvimento visual até aproximadamente 7 anos de idade.[1-4]

Um estudo brasileiro de 2007 observou que cerca de 15% dos atendimentos de emergência do Pronto-Socorro do Hospital das Clínicas da Faculdade de Medicina da Universidade de São Paulo se deveram a causas oftalmológicas e, desses, 20% foram devidos a trauma ocular. Relatou, ainda, que 39,1% das urgências classificadas como trauma eram devidas a corpo estranho na córnea, que constitui uma ocorrência menos grave e de mais fácil resolução.[5]

EPIDEMIOLOGIA

Os traumas oculares respondem por até um terço dos casos de perda visual na primeira década de vida. A maioria das crianças apresenta visão normal antes do acidente, o qual pode provocar comprometimento visual permanente. Na população mundial estima-se que existam aproximadamente 1,6 milhão de casos de cegueira, 2,3 milhões de casos de baixa visão e 19 milhões de casos de cegueira monocular provocados por acidentes oculares.[6,7]

A causa mais frequente de trauma é a lesão por unha e, nos traumas contusos, as atividades esportivas com o uso de bola correspondem a 75% dos casos.[1] A maioria dos estudos mostra que os meninos são mais afetados do que as meninas em uma proporção que varia de 2:1 a 4:1, provavelmente pelo tipo de atividade, principalmente de lazer, que envolve mais contato físico e agressividade nas brincadeiras. As crianças em idade escolar apresentam maior independência, porém menor maturidade, em comparação com os adolescentes, e isso as torna mais vulneráveis a acidentes e, também, mais suscetíveis aos traumas oculares.[6]

Outros dados importantes: há menor ocorrência desse tipo de acidente em crianças menores de dois anos, possivelmente pelo maior cuidado e supervisão que recebem dos responsáveis; em nosso país, em razão do clima tropical em sua maior extensão, não se observa aumento de casos nos meses mais quentes, como descrito em países do hemisfério norte, onde os meses frios restringem as atividades externas; observa-se maior número de traumas oculares relacionados a esportes e acidentes automobilísticos em populações de mais alta renda.[6]

A diminuição que se observa dos casos de traumas oculares por acidentes automobilísticos e fogos de artifícios, de uma forma geral, pode ter sido determinada pelo efeito positivo de novas legislações, que determinam condutas de uso dos fogos e condução de crianças em carros.[7] No Brasil, apesar dos dados controversos, o mesmo fenômeno parece ter ocorrido após a implementação da legislação de trânsito em 1998, que orienta o transporte de crianças no banco traseiro e o uso de cintos de segurança.[6,8]

QUADRO CLÍNICO E DIAGNÓSTICO

A maioria dos traumas nos países desenvolvidos ocorre através de acidentes durante brincadeiras domésticas ou prática de esportes e as lesões fechadas do globo ocular são muito mais prevalentes do que os traumas penetrantes.[4,6]

A classificação de BETTS (*Birmingham Eye Trauma Terminology System*) define os tipos de lesão:[1]

- Trauma fechado:
  - Contusão.
  - Laceração lamelar.
- Trauma aberto:
  - Laceração (penetrante ou perfurante ou corpo estranho intraocular).
  - Ruptura.

Tipos mais comuns de trauma

Trauma contuso

Nesse tipo de trauma fechado, por lesão direta, predomina o componente da contusão. Podem ocorrer hifema (coleção de sangue na câmara anterior ocular), aumento da pressão intraocular, laceração da córnea, lesões de retina, fraturas ósseas da órbita, com ou sem encarceramento dos músculos extraoculares, entre outros. Impregnação corneana por sangue e glaucoma são as causas mais comuns de perda de visão provocadas pelo hifema. É importante, dependendo do caso, e principalmente se a criança se encontrar sonolenta, descartar traumatismo craniano.[7]

Tanto os traumas contusos quanto os perfurantes podem ocasionar lesões nas pálpebras e, quando sua porção medial é acometida, deve-se descartar lesões ao sistema lacrimal.[4]

Avaliação da acuidade visual, motilidade ocular, reflexos pupilares, reflexo vermelho, exame na lâmpada de fenda, fundoscopia sob midríase e exames de imagem ajudam a determinar a extensão da lesão e a melhor conduta terapêutica.[7]

Abrasões, lacerações e corpos estranhos corneanos

As abrasões e lacerações da córnea podem ter como causa um trauma contuso ou cortante. Na maioria das situações são lesões de menor gravidade e muito comuns em crianças. Os corpos estranhos podem estar localizados na córnea ou na pálpebra. Quando presentes na pálpebra superior, provocam laceração na córnea durante o movimento do piscar.[4,7]

Usualmente cursam com dor, lacrimejamento, fotofobia, sensação de corpo estranho e, às vezes, embaçamento visual. Quando a idade da criança permite ou se o trauma ocorreu na presença de um adulto, a história ajuda na elucidação do quadro.[4,7] O exame na lâmpada de fenda, após a instilação de colírio de fluoresceína (corante), ajuda a localizar a lesão e sua extensão ou confirmar a presença do corpo estranho.[4]

Fraturas da órbita e ruptura do globo

O trauma contuso ocular produz um rápido aumento na pressão intraorbitária, que se transmite a toda a estrutura óssea da órbita, podendo resultar em fraturas. A fratura em *blow-out* (fratura por explosão) se refere a fraturas na órbita em geral, com maior frequência no seu assoalho, mas podendo também acometer a parede medial. Pode cursar com encarceramento e/ou herniação de estruturas da órbita, com maior frequência a gordura orbitária e/ou a musculatura extrínseca ocular.[4,7]

As fraturas em *blow-out* não são frequentes em crianças pequenas, principalmente antes da formação dos seios de face, porém fraturas com encarceramento (fraturas em *trapdoor*), geralmente envolvendo o assoalho da órbita, não são incomuns.[4]

Ao exame físico observam-se limitação dos movimentos oculares, geralmente na supraversão, diplopia (visão dupla), extensa equimose, sangramento nasal, enfisema orbitário e até deslocamento do globo ocular, podendo ocorrer enoftalmo.[7]

Lesões por queimadura

Queimaduras são mais frequentes nas pálpebras do que no globo ocular propriamente dito. As sequelas geralmente aparecem mais tardiamente, como as cicatrizes por retração tecidual. Acidentes de queimadura do olho por cigarros normalmente são localizadas, leves e regridem em alguns dias.[7,9]

Lesões químicas

As queimaduras químicas podem produzir danos às pálpebras, córneas e conjuntivas. São mais frequentes em jovens do sexo masculino e apresentam alta incidência em acidentes de trabalho.[10] Nas crianças a faixa etária mais acometida é até os 5 anos (72% entre 1 e 3 anos), provavelmente devido à curiosidade pelos objetos e menor maturidade nas habilidades motoras.[1]

Queimaduras químicas por agentes alcalinos tendem a ser mais graves, pois, por suas propriedades hidrofílicas e lipofílicas, podem penetrar rapidamente na membrana celular e na câmara anterior do olho, levando à saponificação dos tecidos e à morte celular, o que gera lesões das camadas mais profundas.[10,11] As queimaduras por álcalis tendem ainda a ser mais frequentes por estarem presentes em materiais de limpeza doméstica e de construção civil, que são produtos frequentes nesse tipo de acidente.[1,10,11]

As queimaduras por ácido são mais frequentemente causadas por ácido sulfúrico, presente nas baterias de carro; ácido sulfuroso, presente em agentes clarificantes; e ácido hidroclorídrico, componente de material de limpeza de piscinas. Provocam menos danos aos tecidos oculares, pois ocorre coagulação das proteínas da superfície ocular, o que funciona como barreira física à penetração do agente às camadas mais profundas.[1,10,11]

Violência contra crianças

Crianças com suspeita de maus-tratos devem sempre ser examinadas por oftalmologista. O exame pode revelar: hemorragias intraoculares, catarata ou subluxação do cristalino, descolamento de retina, cicatrizes coriorretinianas ou maculares e equimose periorbitária. As hemorragias retinianas têm sido descritas com frequência nos casos da síndrome do bebê sacudido, muitas vezes associadas a hemorragias intracranianas e sem sinais externos de trauma. Hematomas periorbitários bilaterais (sinal de guaxinim) raramente acontecem acidentalmente e devem despertar o alerta para a possibilidade de maus-tratos.[4,7]

Os resultados visuais nesse tipo de trauma podem variar de completa recuperação, com visão normal, até a cegueira.[7]

Trauma de parto

Hemorragias retinianas são observadas em aproximadamente 20% dos recém-nascidos nas primeiras 24 horas de vida e, geralmente, são provocadas durante o período expulsivo. Hemorragias conjuntivais ou da órbita também podem ocorrer. A maioria apresenta resolução espontânea dentro da primeira semana, não deixando sequelas e nem necessidade de avaliação oftalmológica.[4,7]

Traumas na córnea podem ser provocados principalmente pelo uso de fórceps e, eventualmente, cursam com edema e opacidade no local da lesão. Geralmente há plena recuperação, porém esses casos devem ser acompanhados pelo especialista para avaliar a necessidade de intervenção terapêutica e pelo maior risco de comprometimento visual. Apesar de raras, lesões dos anexos oculares por bisturi também podem ocorrer.[4,7]

Commotio retinae (ou edema de Berlin – Rudolf Berlin, oftalmologista alemão)

Consiste em edema da retina externa, geralmente após trauma contuso no segmento ocular anterior e, muitas vezes, envolvendo a área macular. Na maioria dos casos o edema apresenta resolução espontânea, porém pode cursar com baixa acuidade visual permanente, se evoluir com formação de buraco macular ou migração pigmentar para a região da mácula.[1,4]

Neuropatia óptica traumática

Ocorre em trauma facial ou craniano, com lesão direta ou indireta do nervo óptico. Em crianças apresenta grande associação com acidentes automobilísticos ou esportes. Tem prognóstico reservado se não for diagnosticada e tratada precocemente com altas doses de corticoide. Há grande dificuldade de seu diagnóstico em crianças pequenas, que não têm ainda capacidade de informar/colaborar no exame, pois os sinais mais importantes são: baixa acuidade visual, defeito pupilar aferente e comprometimento da visão de cores.[4]

TRATAMENTO

Um estudo demonstrou uma demora acima de 24 horas para procurar assistência médica nos casos de trauma ocular e isso pode, presumivelmente, piorar o prognóstico visual.[6]

Primeiro atendimento à criança vítima de trauma ocular (adaptado de Ervin-Mulvey, Nelson e Freeley, 1983):[12]

1. Colher uma história detalhada de como ocorreu a lesão.
2. O uso de colírio anestésico muitas vezes facilita o exame.
3. Observar as pálpebras e possíveis lesões ao sistema lacrimal.
4. Medir a acuidade visual em cada olho separadamente. Isso não será possível na presença de edema ou equimose importantes, que impeçam a abertura ocular.
5. Se possível, avaliar o campo visual, trazendo um objeto próximo ao campo de visão da criança e através de vários ângulos.
6. Avaliar a motilidade ocular.
7. Examinar o tamanho e o formato das pupilas, além dos reflexos à luz.
8. Avaliar a conjuntiva e a esclera à procura de lacerações/perfurações/corpos estranhos.
9. Corar a córnea com fluoresceína para melhor visualização de possíveis abrasões na lâmpada de fenda.
10. Avaliar a câmera anterior ocular para pesquisar a presença de sangue (hifema), pus ou outras anormalidades, como o prolapso de íris.
11. Palpar gentilmente a órbita para identificar crepitação secundária a fraturas.
12. Solicitar exames de imagem, se indicado.

Algumas dessas ações são específicas do atendimento oftalmológico, outras podem ser realizadas pelo médico que faz o primeiro atendimento na emergência.

Hemorragias subconjuntivais associadas a trauma merecem avaliação cuidadosa pela possibilidade de lesão perfurante associada. É importante ressaltar que nas lesões extensas, que podem ter caráter penetrante, ou nas quais se observa a saída de humor aquoso ou a presença de irregularidade pupilar, são contraindicados curativos compressivos; deve-se colocar um tampão rígido para proteção e encaminhamento imediato ao oftalmologista.[4,7]

Corpos estranhos alojados na superfície ocular são removidos, após instilação de colírio anestésico, com o uso de um cotonete úmido ou pinça oftalmológica. Dependendo do grau da lesão provocada ao epitélio da córnea podem ser indicados: colírios ou pomadas de antibiótico, lubrificantes oculares e uso de curativo oclusivo. Caso ocorra trauma mais profundo no epitélio da córnea, formando uma úlcera de córnea, colírio midriático pode ser necessário para alívio da dor. Interessante é que em alguns casos uma lente de contato, mesmo com grau, pode ser usada como um curativo, protegendo a córnea e permitindo a recuperação do seu epitélio. Nesses casos, é chamada de lente de contato terapêutica.[4,7]

O hifema traumático deve ser suspeitado quando há dificuldade de localizar o reflexo vermelho pupilar e a criança deve ser imediatamente referida ao oftalmologista, que instituirá o tratamento mais adequado, que poderá ser: repouso, elevação da cabeceira, cicloplégico e corticoide tópicos (se houver componente inflamatório, mais comumente da íris). Se a criança apresenta sonolência importante, deve-se afastar traumatismo craniano associado.[4,7]

As lesões por queimadura serão tratadas, de acordo com sua extensão e profundidade, com pomadas de antibiótico ou debridamento cirúrgico. Recomenda-se sempre manter seguimento posterior e reavaliações segundo a orientação do especialista.[7]

As lesões químicas devem ser irrigadas imediatamente e copiosamente. A lavagem, que pode ser realizada com soro fisiológico ou até mesmo água para não atrasar o procedimento, deve durar no mínimo 30 minutos ou até que o pH da conjuntiva esteja normal (papel de pH). Após a lavagem, os sacos palpebrais devem ser avaliados para afastar a presença de material químico residual. Durante o processo pode-se usar anestésico tópico e sistêmico para melhor conforto do paciente. Esses casos sempre devem ser acompanhados pelo oftalmologista, que poderá utilizar ainda: agentes cicloplégicos para prevenir aderências da íris (por reação inflamatória), antibióticos tópicos e debridamento, entre outros.[10,11]

A criança com suspeita de fratura em *blow-out* deve ser encaminhada imediatamente ao oftalmologista para avaliação completa. Se não houver lesão do conteúdo orbitário, provavelmente não será necessário reparo de urgência. Compressas geladas por 24 horas, seguidas de calor, geralmente aliviam o edema e permitem uma melhor avaliação local e por imagem, decidindo-se ou não pela intervenção cirúrgica. O encarceramento muscular deve ser tratado prontamente para evitar isquemia.[4,7]

CASO CLÍNICO

Será descrito, através das Figuras 1 a 4, um caso clínico de trauma ocular em criança de 4 anos de idade, provocado por lápis de cor colocado em uma "arminha" de brinquedo (cortesia da Dra. Cínthia Rivello, com permissão).

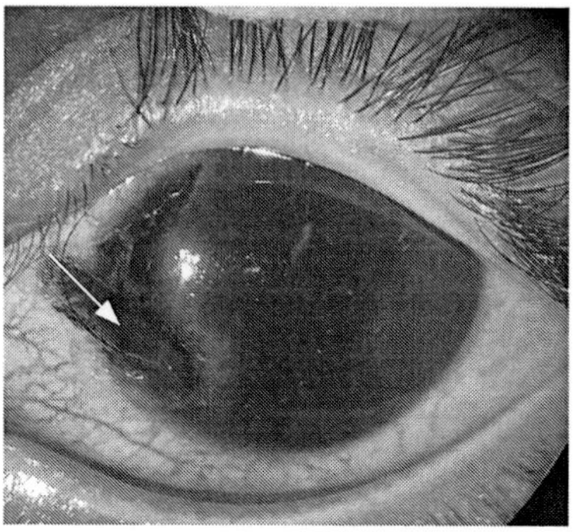

Figura 1 Trauma ocular com lesão perfurante de córnea (seta). Observa-se herniação da íris e deformidade pupilar. Fonte: cortesia da Dra. Cínthia Rivello, com permissão. Versão colorida da figura encontra-se na plataforma virtual do livro.

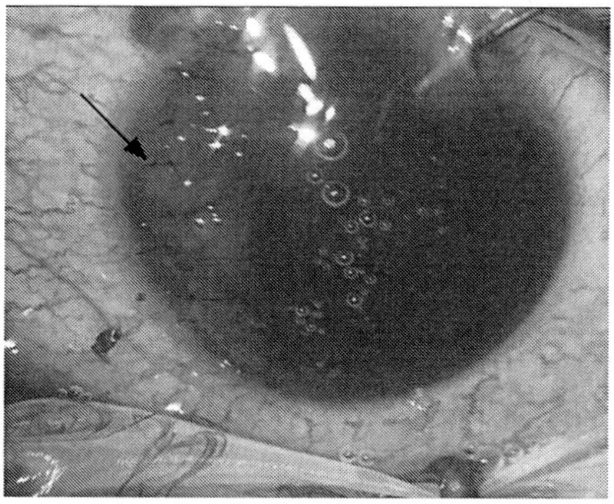

Figura 2 Final da cirurgia de urgência com sutura de córnea (seta). Fonte: cortesia da Dra. Cínthia Rivello, com permissão. Versão colorida da figura encontra-se na plataforma virtual do livro.

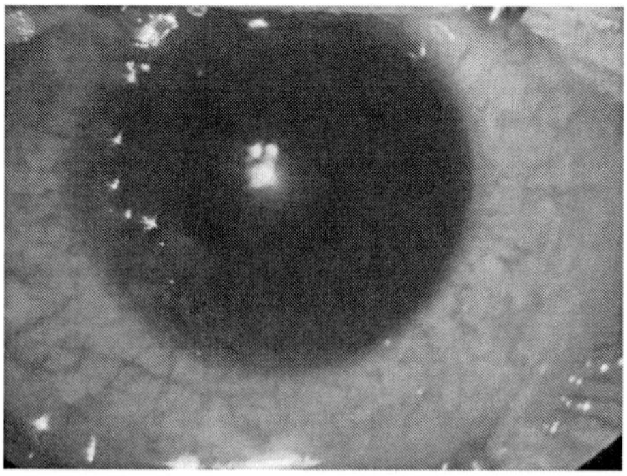

Figura 3 Após 2 dias evolui com dor aguda e, ao exame, observa-se a presença de hifema. Fonte: cortesia da Dra. Cínthia Rivello, com permissão. Versão colorida da figura encontra-se na plataforma virtual do livro.

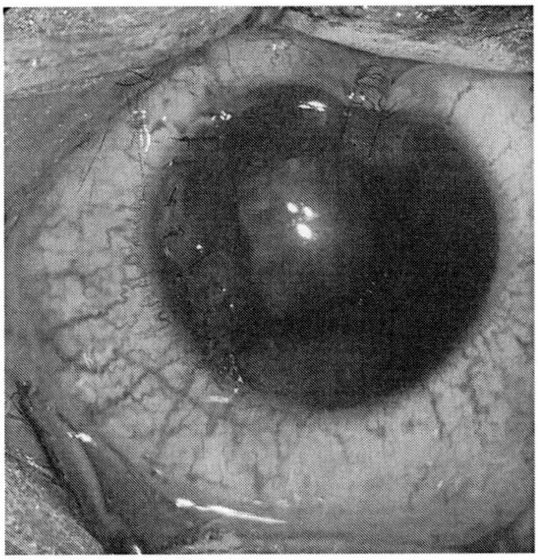

Figura 4 Logo após reintervenção cirúrgica para retirada do hifema. Observa-se leucocoria devido ao aparecimento de catarata traumática, que será removida em outro tempo operatório, após melhora do processo inflamatório. Fonte: cortesia da Dra. Cínthia Rivello, com permissão. Versão colorida da figura encontra-se na plataforma virtual do livro.

PREVENÇÃO[1,4,13]

- Objetos pontiagudos e cortantes devem ser mantidos longe do alcance das crianças (p. ex.: estilingues, lápis, tesouras, facas, canivetes, brinquedos com componentes perfurocortantes, como dardos e flechas, entre outros).
- Animais: as crianças devem ser orientadas a ter cautela na brincadeira e no contato com animais (arranhadura por gatos, mordedura por cães, bico de aves etc.), porque mesmo "brincando" o animal pode causar lesões oculares sérias, e isso não é infrequente.
- Queimaduras por calor ou componentes químicos podem ser evitadas impedindo a presença da criança na cozinha, mantendo os cabos das panelas para dentro do fogão, guardando materiais de limpeza, inseticidas e álcool dentro de armários altos e trancados. Outro cuidado importante é jamais manter cigarros acesos em ambientes com crianças.
- Algumas plantas também produzem substâncias com o poder de causar lesões químicas em córnea e conjuntiva, além do perigo de laceração ou perfuração pelos espinhos ou formato em ponta.
- Uso de óculos de proteção em esportes de contato/impacto e até mesmo na natação. É interessante observar que esses óculos podem ser feitos com grau.
- Usar o cinto de segurança em qualquer trajeto de carro, além de acomodar a criança em assentos apropriados para a idade. Embora por lei as crianças

devam ser conduzidas no banco de trás até os 10 anos, a Sociedade Brasileira de Pediatria orienta o transporte no banco traseiro até os 13 anos de idade.[13]

DESAFIOS ATUAIS

Prevenção é o ponto-chave, por isso campanhas educativas devem ser frequentes e suas metas constantemente atualizadas. No que tange ao público infantil, é importante que a diminuição dos riscos seja prioridade tanto no ambiente doméstico quanto no escolar, ou seja, que os adultos exerçam supervisão nas atividades recreativas e esportivas e que materiais potencialmente lesivos estejam fora do alcance da criança.[3]

ORIENTAÇÕES AOS PAIS

A maioria dos acidentes oculares, ao contrário do que se pensa, ocorre em casa e em atividades recreativas. Além disso, após os 5 anos de idade, os meninos apresentam quase o dobro de lesões, quando comparados às meninas. É necessário que os pais entendam que o "melhor tratamento" é sempre a prevenção, sendo fundamental que o responsável mantenha supervisão rigorosa, inclusive nos momentos lúdicos e de lazer. A mesma atenção deve ser dada ao ambiente escolar!

✓ CONCLUSÃO

O local mais comum de ocorrência do trauma ocular na infância é na residência, em alguns estudos correspondendo a mais de 50% dos casos, reforçando a importância de atenção ao ambiente doméstico. O primeiro atendimento geralmente é prestado em serviço de emergência geral, onde o profissional deve ser capaz de prestar os cuidados imediatos e reconhecer os casos que devem ser encaminhados ao oftalmologista.[6]

REFERÊNCIAS BIBLIOGRÁFICAS

1. Martins EN, Carricondo PC. Trauma ocular em crianças. In: Alves MR. Oftalmologia pediátrica e estrabismo. Série Oftalmologia Brasileira CBO. 4.ed. v.II. Rio de janeiro: Cultura Médica; 2017. p. 713-70.
2. Pereira RM, Paschoalato MB, Peixoto AO, Marson FAL, Fraga AMA. Epidemiology of ocular trauma in a pediatric referral unit, Sao Paulo, Brazil. Indian Pediatr. 2021;58(6):589-90.
3. Costa DC, Morais NB, Kara-José N, Castro EFS. Trauma ocular. In: Kara-José N, Rodrigues MLV. Saúde ocular e prevenção da cegueira. Rio de Janeiro: Cultura Médica; 2009. p.277-88.

4. Good WV. Accidental trauma in children. In: Hoyt GS, Taylor D. Pediatric ophthalmology and strabismus. 4.ed. Philadelphia: Saunders-Elsevier; 2013. p.690-9.
5. Carvalho RS, Kara-José N. Ophthalmology emergency room at the University of São Paulo General Hospital: a tertiary hospital providing primary and secondary level care. Clinics. 2007;62(3):8.
6. Cariello AJ, Moraes NSB, Mitne S, Oita CS, Fontes BM, Melo Jr LAS. Epidemiological findings of ocular trauma in childhood. Arq Bras Oftalmol. 2007;70(2):271-5.
7. Coody D, Banks JM, Yetman RJ, Musgrove K. Eye trauma in children: epidemiology, management and prevention. J Pediatr Health Care. 1997;11(4):182-8.
8. Jolly R, Arjunan M, Theodorou M, Dahlmann-Noor AH. Eye injuries in children – incidence and outcomes: An observational study at a dedicated children's eye casualty. Eur J Ophthalmol. 2019;29(5):499-503.
9. Abbott J, Shah P. The epidemiology and etiology of pediatric ocular trauma. Surv Ophthalmol. 2013;58(5):476-85.
10. Noia LC, Araújo AHG, Moraes NSB. Queimaduras oculares químicas: epidemiologia e terapêutica. Arq Bras Oftalmol. 2000;63(5):369-73. Disponível em: https://doi.org/10.1590/S0004-27492000000500008. Acessado em: 28/05/23.
11. Sharma N, Kaur M, Agarwal T, Sangwan VS, Vajpayee RB. Treatment of acute ocular chemical burns. Surv Ophthalmol. 2018;63(2):214-35.
12. Ervin-Mulvey LD, Nelson LB, Freeley DA. Pediatric eye trauma. Pediatr Clin North Am. 1983;30(6):1167-83.
13. Waksman RD, Blank D. Acidentes de trânsito. In: Sociedade Brasileira de Pediatria. Tratado de pediatria. 5.ed. Santana de Parnaíba: Manole; 2022. p.337-43.

22

OBSTRUÇÃO CONGÊNITA DO DUCTO NASOLACRIMAL

Ian Curi

OBJETIVOS

- ✓ Capacitar o pediatra para a correta identificação do quadro de obstrução congênita do ducto nasolacrimal.
- ✓ Reforçar a importância do diagnóstico diferencial em casos suspeitos de obstrução congênita do ducto nasolacrimal.
- ✓ Orientar a abordagem correta no acompanhamento da obstrução congênita do ducto nasolacrimal.

INTRODUÇÃO

A obstrução congênita do ducto nasolacrimal (OCDNL) é um dos problemas mais frequentes em oftalmologia pediátrica.

Trata-se de uma condição em que não ocorre o escoamento normal da lágrima, em geral por obstrução na saída do ducto nasolacrimal no meato nasal inferior (obstrução por uma membrana na região da válvula de Hasner).

Essa situação gera um quadro clínico cujo principal sinal é o lacrimejamento.

ASPECTOS EPIDEMIOLÓGICOS E FATORES DE RISCO

A prevalência da OCDNL é de 11,3%, ou seja, 1 em cada 9 nascidos-vivos. Raça branca, parto prematuro e malformações faciais que acometam a linha média são fatores de risco conhecidos.[1]

Na síndrome de Down há alta incidência: 22% das crianças são acometidas pela OCDNL.[2]

Destaca-se que não há aumento do risco em crianças nascidas por cesariana.[1]

FISIOPATOLOGIA

É necessário conhecer de forma resumida a embriologia e a anatomia das vias lacrimais para o entendimento fisiopatológico da OCDNL (Figura 1).[2]

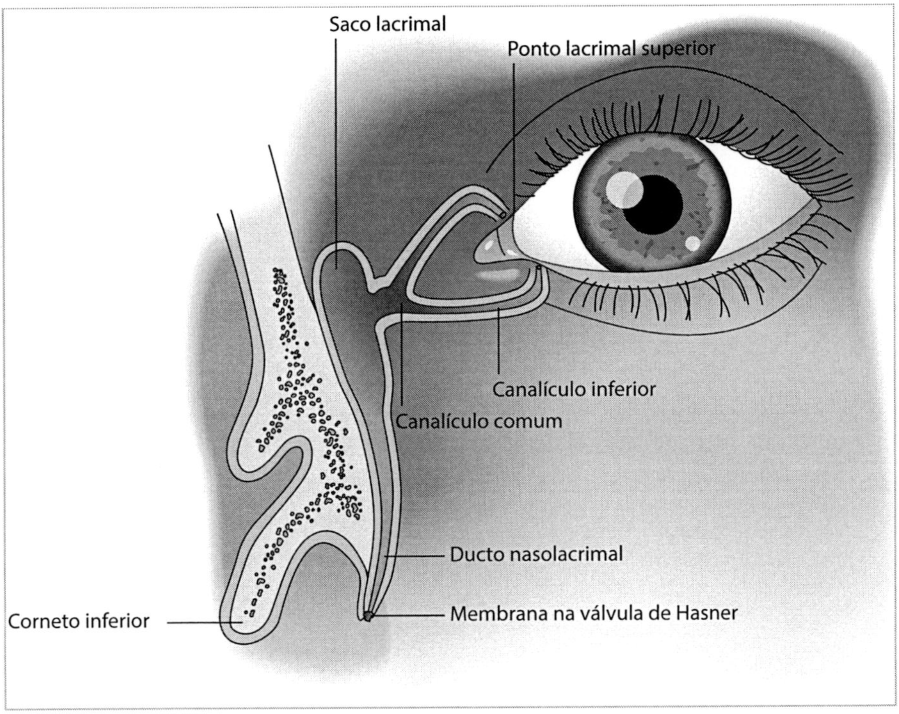

Figura 1 Anatomia da via lacrimal. Obstrução mais frequente na obstrução congênita do ducto nasolacrimal ocorre por uma membrana na válvula de Hasner. Fonte: adaptada de American Academy of Ophthalmology, 2020.[2] Versão colorida da figura encontra-se na plataforma virtual do livro.

O componente aquoso da lágrima é produzido principalmente pela glândula lacrimal principal, localizada na porção superotemporal da órbita anterior. Após "lubrificar" a superfície ocular, uma pequena parte da lágrima evapora, e a maior parte deve ser escoada pela via de drenagem. Essa via se inicia em dois pequenos orifícios denominados pontos lacrimais superior e inferior, localizados no canto medial das margens palpebrais homônimas e daí fluem por um sistema de canais: canalículos superior e inferior, canalículo comum, saco lacrimal e ducto nasolacrimal, para finalmente desaguar no meato inferior do nariz. A obstrução em qualquer ponto desse sistema de drenagem dificulta (obstrução parcial) ou impede (obstrução total) o escoamento da lágrima. Essa situação é conhecida como epífora (lacrimejamento por dificuldade de drenagem), sendo o principal sinal/sintoma da OCDNL. O represamento da lágrima gera também secreção mucoide, outro importante aspecto dessa entidade clínica.

As glândulas lacrimais começam sua formação na 6ª semana de gestação, já os ductos lacrimais em torno da 12ª semana, porém sua canalização ocorre de forma craniocaudal até próximo ao termo. Em alguns pacientes, a extremidade inferior não termina essa canalização, gerando a OCDNL. Vale ainda destacar que as glândulas lacrimais somente iniciam sua função excretora de modo evidente em torno de 6 semanas de vida pós-nascimento. Por essa razão, recém-nascidos antes dessa fase choram sem lágrimas e não costumam ainda apresentar o quadro clínico clássico de OCDNL.[3]

A causa mais comum de epífora congênita é, como mencionado anteriormente, a canalização incompleta do ducto nasolacrimal, principalmente em sua parte distal, onde costuma haver uma membrana mucosa impedindo o escoamento em direção ao meato nasal inferior. Essa situação é denominada imperfuração da membrana da válvula de Hasner.[2]

Apesar de raro, é possível haver epífora por alterações em outros pontos da via de drenagem, como imperfuração ou agenesia dos pontos lacrimais, ou mesmo obstruções em outros pontos do ducto nasolacrimal.[2]

QUADRO CLÍNICO E DIAGNÓSTICO DIFERENCIAL

O quadro clínico costuma se iniciar ao redor de 30 a 45 dias de vida. É bilateral em 20% dos casos.[4] Os sinais mais importantes são a epífora (excesso de lágrima por má drenagem) e/ou secreção (Figura 2).

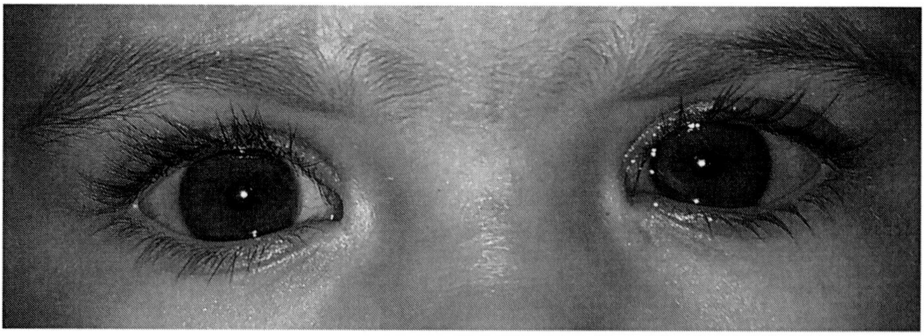

Figura 2 Lactente com epífora e secreção mucoide à esquerda, em um quadro de obstrução congênita do ducto nasolacrimal. Fonte: arquivo pessoal do autor, com permissão. Versão colorida da figura encontra-se na plataforma virtual do livro.

A compressão do saco lacrimal pode evidenciar refluxo de secreção mucoide ou mucopurulenta. Importante ressaltar que esses pacientes não apresentam fotofobia, nem blefarospasmo. A hiperemia conjuntival, em geral, também não faz parte da apresentação, e se houver, deverá ser muito discreta.

Um teste muito simples que corrobora o diagnóstico é o teste do desaparecimento do contraste (teste de Zappia-Milder), no qual instila-se uma gota de fluoresceína 1% no fórnix conjuntival inferior.[5] Esse corante se mistura à lagrima e poderá ser facilmente observado utilizando-se uma luz de cobalto. Em condições normais, o desaparecimento deverá ocorrer em 5 minutos. Já em condições de obstrução, permanecerá um significativo menisco lacrimal, corado pela fluoresceína (Figura 3).

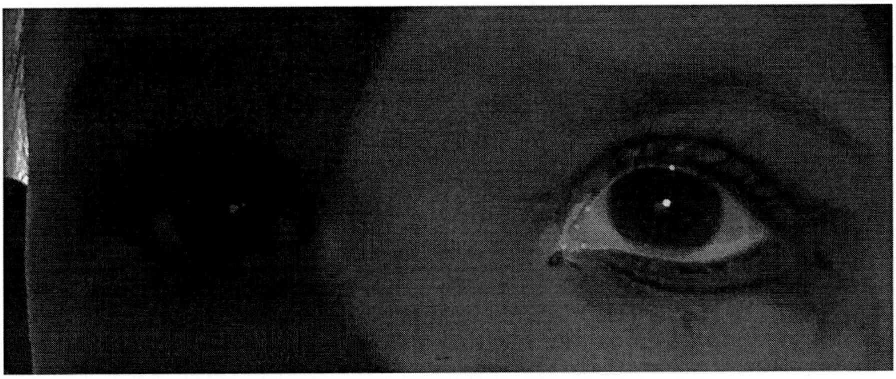

Figura 3 Foto utilizando luz de cobalto. Teste do desaparecimento do corante (Zappia-Milder). Observar o grande acúmulo de fluoresceína 1% corando a lágrima, mesmo após 5 minutos da instilação. Fonte: arquivo pessoal do autor, com permissão. Versão colorida da figura encontra-se na plataforma virtual do livro.

Um outro teste bastante útil consiste em observar o aparecimento, na orofaringe ou na cavidade nasal, desse mesmo corante instilado pelo mesmo método descrito acima. Denominado teste de observação da fluoresceína na orofaringe (TOFO), a constatação do corante em um desses dois sítios exclui a OCDNL, uma vez que, para atingir a orofaringe, após ser instilado no saco conjuntival, a fluoresceína precisará percorrer todo o trajeto da via nasolacrimal pérvia. Por outro lado, caso o corante não apareça na orofaringe após 15 ou 20 minutos, o teste é altamente sugestivo para OCDNL, mas não é confirmatório.

Alguns dos diagnósticos diferenciais mais importantes, com seus respectivos sinas/sintomas cardinais, são:

- Glaucoma congênito: lacrimejamento, fotofobia, blefarospasmo, buftalmo (olho de aspecto maior que o habitual), aumento da pressão intraocular, opacidades corneanas.

- Conjuntivites infecciosas: lacrimejamento, secreção mucoide ou mucopurulenta e hiperemia conjuntival significativa.
- Abrasão corneana: lacrimejamento, sensação de corpo estranho, fotofobia e história de trauma.
- Conjuntivite alérgica: lacrimejamento, hiperemia conjuntival e prurido.

Um pequeno destaque deve ser dado a uma condição chamada dacriocistocele congênita (Figura 4), uma variante rara, que representa 0,1 a 0,3% de todos os casos de OCDNL.[6] Nessa situação, há ao nascimento (ou logo depois dele) uma massa azulada na topografia do canto medial, que ocorre por uma obstrução dupla na via nasolacrimal: em geral uma obstrução proximal (válvula de Rosenmuller) e uma obstrução distal (válvula de Hasner) ao saco lacrimal. Essa obstrução em dois sítios mantém o circuito lacrimal fechado nesse segmento, gerando a referida dilatação cística do saco lacrimal. O conteúdo pode ser mucoso (mucocele) ou líquido amniótico (amniocele). Pode haver associação com cistos intranasais, o que, em quadros bilaterais, pode provocar desconforto respiratório.[3,6] Há uma grande tendência à ocorrência de dacriocistite nesses pacientes, tornando necessário tratamento individualizado.

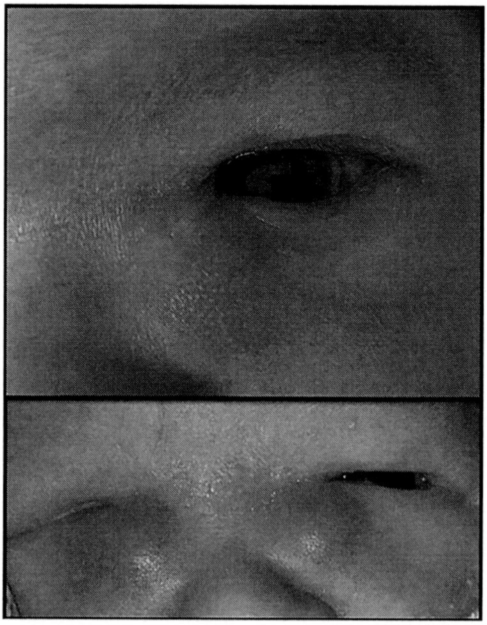

Figura 4 Acima, dacriocistocele. Abaixo, edema e grande hiperemia em um quadro de dacriocistocele bilateral infectada. Fonte: arquivo pessoal do autor, com permissão. Versão colorida da figura encontra-se na plataforma virtual do livro.

TRATAMENTO

A taxa de resolução espontânea é muito alta. Em uma coorte com quase 2.000 crianças observou-se que 47,3% das crianças com OCDNL tiveram resolução espontânea até os 3 meses de vida, 66,4% até os 6 meses de vida, 75,7% até os 9 meses de vida e 78,4% até os 12 meses de vida.[7]

Crigler descreveu em 1923[8] uma massagem sobre o saco lacrimal, que posteriormente se mostrou eficaz em aumentar a taxa de resolução da OCDNL, principalmente no primeiro ano de vida. Consiste em comprimir externamente o saco lacrimal (no canto medial) com pequenos movimentos de "empurrar para baixo" de modo a gerar uma pressão hidráulica aumentada no ducto nasolacrimal, que favoreça o rompimento da membrana mucosa de Hasner (Figura 5). Não existe necessidade de se realizar movimentos circulares, e nem "escorrer" o dedo até as narinas, uma vez que o ducto nasolacrimal é coberto por osso nessa região. Portanto, a digitopressão deve se restringir à topografia do saco lacrimal. Não há um número definido de repetições. Pode-se, por exemplo, realizar 10 a 20 movimentos, 3 vezes ao dia, enquanto a criança está sendo amamentada ou no banho. Além disso, a massagem tem o propósito de esvaziar periodicamente o saco lacrimal, diminuindo a proliferação bacteriana.

Quando a observação clínica é acompanhada de massagem de Crigler, aumentam significativamente as taxas de sucesso no primeiro ano de vida. Entre 0 e < 6 meses, o sucesso da abordagem conservadora (observação clínica + massagem) chega a 99,25%; entre 6 e < 12 meses alcança 96,23%. Porém, de 12 a < 18 meses, 18 a < 24 meses, e acima de 24 meses o sucesso cai acentuadamente, com valores de 64,71%, 50% e 62,07% respectivamente.[9]

O uso de antibióticos tópicos não tem qualquer efeito sobre o quadro obstrutivo e não deve ser indicado em todos os casos, mas reservado apenas para situações de aumento exagerado da secreção. Nesse contexto, pode-se indicar, por exemplo, o uso de tobramicina 3 mg/mL (sem associação com corticosteroides) por curto período (5 a 7 dias).

Apesar de alguns centros ao redor do mundo indicarem tratamentos mais invasivos de modo precoce (ao redor de 6 meses), a maior parte dos oftalmologistas pediátricos costuma indicar tratamento cirúrgico apenas após 1 ano de vida, tendo como suporte a literatura, que evidencia alta taxa de resolução até essa idade. Ressalvam-se aqui os casos de dacriocistocele ou dacriocistite. Nesses casos, resolvido o quadro infeccioso, a conduta cirúrgica deverá ser adotada imediatamente, a fim de evitar novos episódios de agudização.

O tratamento invasivo segue habitualmente uma sequência.

A sondagem da via lacrimal é o primeiro tratamento na maior parte dos casos e apresenta taxa de sucesso ao redor de 78-79%, quando realizada entre 6 e 36 meses de vida, declinando consideravelmente após essa idade.[10]

Consiste na utilização de uma sonda metálica (de Bowmann), que é introduzida por um dos pontos lacrimais, percorrendo todo o trajeto da via nasolacrimal, até "perfurar" a membrana de Hasner e chegar à fossa nasal (Figura 6). Os defensores do tratamento precoce realizam a sondagem no consultório, com anestesia tópica e contenção, ao redor de 6 meses de vida. As vantagens dessa abordagem seriam evitar a anestesia geral, além do seu menor custo. No entanto, há que se considerar que, por ser realizado precocemente, o procedimento acaba sendo instituído desnecessariamente em alguns pacientes, que eventualmente se curariam espontaneamente até 1 ano de vida. Já na conduta clássica, o paciente é submetido ao procedimento, sob anestesia geral, depois de 1 ano de vida. O sucesso da sondagem é discretamente maior quando realizada no centro cirúrgico em comparação à sondagem em consultório (80% x 72%).[10]

Em casos de falha no primeiro procedimento, uma segunda sondagem pode ser realizada e resulta em 56% de sucesso.[11]

A intubação da via lacrimal é realizada em caso de falha na sondagem, ou mesmo pode ser aventada como primeiro procedimento em crianças mais velhas, em que a taxa de sucesso da sondagem é menor (após 36 meses). Pode também ser realizada inicialmente em pacientes com obstruções complexas da via lacrimal, nas quais há obstrução mais difusa da via nasolacrimal (não apenas na sua porção mais distal) ou alterações ósseas que contribuem para a obstrução. Nesses casos, pode haver necessidade adicional de fratura do corneto inferior, para liberação do componente ósseo da obstrução.[2,4]

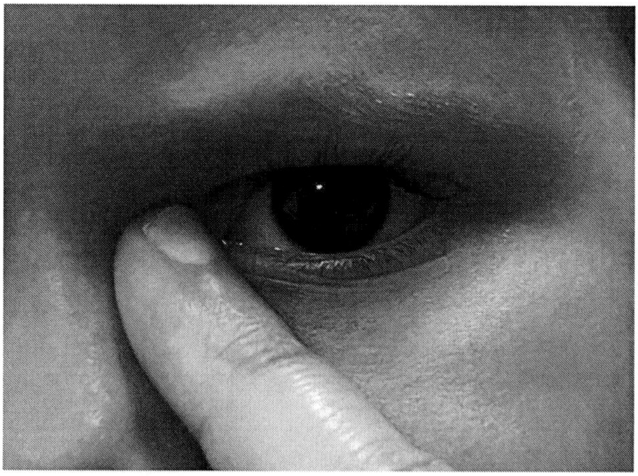

Figura 5 Massagem de Crigler: compressão sobre o saco lacrimal aumenta a pressão hidráulica dentro do ducto nasolacrimal, favorecendo o rompimento da membrana na válvula de Hasner. Fonte: arquivo pessoal do autor, com permissão. Versão colorida da figura encontra-se na plataforma virtual do livro.

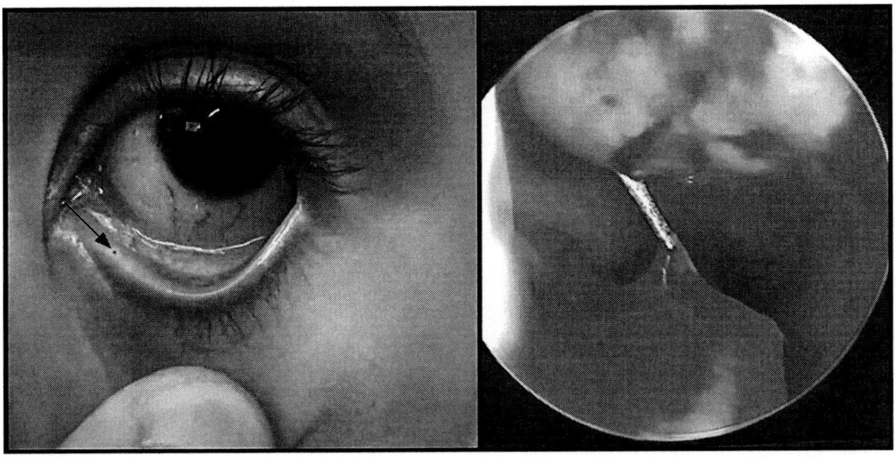

Figura 6 À esquerda, o ponto lacrimal inferior (seta), local de introdução da sonda de Bowmann durante o procedimento de sondagem. À direita, observa-se, por endoscopia nasal, a sonda metálica se exteriorizando no meato inferior, durante um procedimento de sondagem para obstrução congênita do ducto nasolacrimal. Fonte: arquivo pessoal do autor, com permissão. Versão colorida da figura encontra-se na plataforma virtual do livro.

Na intubação das vias lacrimais, um tubo de silicone é introduzido e mantido na via lacrimal por um período que varia de 60 a 180 dias.[2,4]

Em casos nos quais nenhum dos procedimentos citados foi eficaz, resta a indicação da dacriocistorrinostomia, que pode ser realizada por via externa (com incisão na pele do canto medial) ou por via endoscópica nasal. É um procedimento que envolve a realização de uma osteotomia do osso lacrimal com posterior criação de uma "fístula" entre o saco lacrimal e a mucosa nasal.[2,4]

O procedimento de dacrioplastia por balão ainda não está difundido em nosso meio, mas apresenta resultados interessantes.

Destaca-se que diante da ocorrência de dacriocistite (mais frequente em pacientes com dacriocistocele do que naqueles com OCDNL clássica), deve-se efetuar internação hospitalar com antibioticoterapia endovenosa e, uma vez resolvido o quadro infeccioso, o tratamento cirúrgico definitivo deve ser implementado, sem atrasos.

DESAFIOS ATUAIS

Disseminação do conhecimento a respeito da OCDNL e seus diagnósticos diferenciais, uma vez que há outras condições que também geram lacrimejamento e são potencialmente muito graves, capazes de levar até à cegueira, como é o caso do glaucoma congênito.

O desenvolvimento de novas técnicas cirúrgicas, mais simples e menos invasivas, para tratamento das OCDNL complexas ou refratárias, representa um significativo desafio no cenário atual.

ORIENTAÇÕES AOS PAIS

O pediatra deve reforçar a benignidade e o bom prognóstico do quadro. Cabe também ao pediatra clínico ensinar aos pais a correta realização da massagem de Crigler, o tratamento das exacerbações infecciosas e o encaminhamento para a realização do tratamento cirúrgico, caso necessário, no momento adequado (geralmente em torno de 1 ano de vida).

✓ CONCLUSÃO

A OCDNL é um problema bastante frequente em pediatria. Os pacientes se apresentam com epífora e secreção mucoide/mucopurulenta, geralmente ao redor de 6 semanas de vida.

A taxa de resolução espontânea é alta, podendo ser facilitada pela realização de massagem de Crigler. Em quadros de aumento expressivo da secreção purulenta, antibioticoterapia tópica (sem esteroides) deve ser utilizada por curto período. Caso o quadro não desapareça até 1 ano de vida, estão indicados tratamentos cirúrgicos, dentre os quais, o primeiro e mais frequente é a sondagem da via lacrimal.

REFERÊNCIAS BIBLIOGRÁFICAS

1. Sathiamoorthi S, Frank RD, Mohney BG. Incidence and clinical characteristics of congenital nasolacrimal duct obstruction. Br J Ophthalmol. 2019;103(4): 527-9.
2. Hered RW, Archer SM, Braverman RS, Khan AO, Lee KA, Lueder GT et al. Lacrimal drainage system. American Academy of Ophthalmology: pediatric ophthalmology and strabismus. 2020; p. 227-36.
3. Örge FH, Boente CS. The lacrimal system. Pediatr Clin North Am. 2014;61(3):529-39.
4. Vagge A, Ferro Desideri L, Nucci P, Serafino M, Giannaccare G, Lembo A, et al. Congenital nasolacrimal duct obstruction (CNLDO): A review. Diseases. 2018;6(4):96.
5. Zappia RJ, Milder B. Lacrimal drainage function. 2. The fluorescein dye disappearance test. Am J Ophthalmol. 1972;74(1):160-2.
6. Singh S, Ali MJ. Congenital dacryocystocele: a major review. Ophthalmic Plast Reconstr Surg. 2019;35(4):309-17.
7. Sathiamoorthi S, Frank RD, Mohney BG. Spontaneous resolution and timing of intervention in congenital nasolacrimal duct obstruction. JAMA Ophthalmol. 2018;136(11):1281-6.
8. Crigler LW. The treatment of congenital dacryocystitis. JAMA. 1923;81(1):23.
9. Lekskul A, Preechaharn P, Jongkhajornpong P, Wuthisiri W. Age-specific outcomes of conservative approach and probing for congenital nasolacrimal duct obstruction. Clin Ophthalmol. 2022;16:1821-8.

10. Pediatric Eye Disease Investigator Group, Repka MX, Chandler DL, Beck RW, Crouch ER 3rd, Donahue S, Holmes JM, et al. Primary treatment of nasolacrimal duct obstruction with probing in children younger than 4 years. Ophthalmology. 2008;115(3):577-84.
11. Pediatric Eye Disease Investigator Group, Repka MX, Chandler DL, Bremer DL, Collins ML, Lee DH. Repeat probing for treatment of persistent nasolacrimal duct obstruction. JAAPOS. 2009;13(3):306-7.

23

HEMORRAGIA SUBCONJUNTIVAL

Viviane Lanzelotte

OBJETIVOS

- ✓ Identificar as causas clínicas que cursam com hemorragia subconjuntival.
- ✓ Orientar o pediatra na condução dos casos.

INTRODUÇÃO

A conjuntiva, uma fina membrana mucosa, consiste na primeira barreira de proteção dos olhos. Divide-se em conjuntiva bulbar e palpebral ou tarsal e pode ser local de diversas doenças oftalmológicas. A conjuntiva bulbar na infância apresenta maior espessura e elasticidade do que na idade adulta, sendo seu estroma bastante vascularizado.[1] O olho vermelho é uma queixa comum em pacientes pediátricos, sendo a hemorragia subconjuntival (HSC) uma causa relativamente infrequente nessa faixa etária. Resulta de hemorragia dos vasos sanguíneos conjuntivais ou episclerais que extravasa para o espaço subconjuntival. Apesar de, em geral, não apresentar significado clínico importante e representar situações benignas, quando ocorre, provoca preocupação nos familiares.[2,3]

EPIDEMIOLOGIA

A HSC em geral não apresenta predileção por gênero, embora as de causa traumática sejam mais prevalentes nos jovens do sexo masculino.[2,4] Pacientes com doenças subjacentes, como coagulopatias, neoplasias, nefropatias e hipertensão arterial apresentam maior prevalência de hemorragias espontâneas. Alguns estudos observaram aumento de incidência no verão, o que pode corresponder aos meses de férias das crianças.[5] A HSC também pode ocorrer em recém-nascidos, principalmente após o parto vaginal, com uma incidência estimada de 1-2%.[6]

ETIOLOGIA

Os doentes idosos, especialmente aqueles com doenças vasculares subjacentes, como hipertensão e diabetes, são os que correm maior risco. Os doentes mais jovens tendem a apresentar principalmente causas espontâneas ou traumáticas.[2]

As causas etiológicas mais frequentes em crianças são os traumas contusos leves, incluindo coçadura, ou condições que provocam aumento da pressão venosa central, como convulsões, tosse violenta, vômitos ou esforço físico significativo.[3] O sangue extravasa da vascularização superficial ocular e a condição torna-se mais aparente quando isso ocorre na parte externa exposta da conjuntiva bulbar.[2]

Quadros de conjuntivite alérgica ou a presença de corpos estranhos podem levar a criança a esfregar os olhos, provocando pequeno trauma e o aparecimento de HSC. Com frequência esses quadros não são lembrados na hora de informar a história ao médico assistente, dificultando a identificação da causa base. A HSC pode estar presente em casos de traumas extensos, incluindo os traumas com globo aberto, e pode, ainda, desenvolver-se após fraturas da órbita e da base do crânio.[2]

Conjuntivites infecciosas também podem provocar HSC. Com maior frequência observam-se nas causadas por enterovírus e adenovírus, que podem ocorrer em surtos locais e, algumas vezes, em conjuntivites bacterianas.[2-4] Mais recentemente também foi encontrada HSC em quadros de conjuntivite provocada pelo SARS-CoV-2 (Covid-19).[7]

Um estudo retrospectivo, publicado em 2022 por Alomi O. Parikh et al., demonstrou, após excluída história recente de cirurgia, a seguinte prevalência de causas de HSC em crianças: 83% dos casos foram devidos a trauma; 13% a inflamação ocular da superfície, incluindo conjuntivite infecciosa; 2%, lesão orbitária ou conjuntival; 1%, ruptura dos vasos por engasgamento ou tosse; e 1% por coagulopatias. Em todas as idades, incluindo menores de 2 anos, o trauma e a inflamação, em conjunto, representaram 94% a 97% de todos os casos de HSC.[8]

Outras causas possíveis, porém menos prevalentes em crianças, são o uso de lentes de contato, cirurgias oculares, especialmente em pacientes anticoagulados, exercício extenuante ou levantamento de objetos pesados e manobra de Valsalva.[2-4, 9]

Existem muitas outras doenças cuja apresentação inicial tem sido associada à HSC, incluindo a síndrome de Stevens-Johnson, hemocromatose e doenças dermatológicas, como o sarcoma de Kaposi, granuloma piogênico, telangiectasias e hemangiomas. Observa-se, entretanto, que quase metade dos casos espontâneos de HSC são de causa idiopática.[2,3]

É importante ressaltar que casos de violência contra crianças podem cursar com trauma ocular indireto, geralmente associado a injúria cerebral e óssea. Os traumas não acidentais devem ser considerados em bebês que apresentem hemorragias subconjuntivais isoladas e bilaterais, especialmente se estiverem associadas a petéquias faciais. Apesar de as hemorragias vitreorretinianas serem o sinal procurado nos casos em que se investigam maus-tratos, a HSC pode estar presente nesses casos, com ou sem hemorragia intraocular e, quando há suspeita, uma avaliação oftalmológica completa deve ser realizada e medidas protetivas consideradas.[2,10]

QUADRO CLÍNICO

No exame físico, a HSC é uma área indolor, geralmente unilateral e bem delimitada de sangue extravasado logo abaixo da conjuntiva (Figura 1). A de etiologia traumática geralmente se localiza no sítio ocular no qual ocorreu o impacto e a espontânea tende a ser mais difusa. Não apresenta comprometimento da acuidade visual, quemose (edema conjuntival) importante, proptose, secreção conjuntival ou oftalmoplegia.[2,4]

A HSC é mais frequente na conjuntiva bulbar temporal por essa ser maior do que a porção nasal, mas outras razões também explicam essa predileção, como a maior incidência de conjuntivocálase e a proteção do nariz na região nasal do globo ocular. Observa-se, ainda, que a região inferior apresenta incidência maior de HSC em comparação com a região superior devido ao componente gravitacional.[2,4]

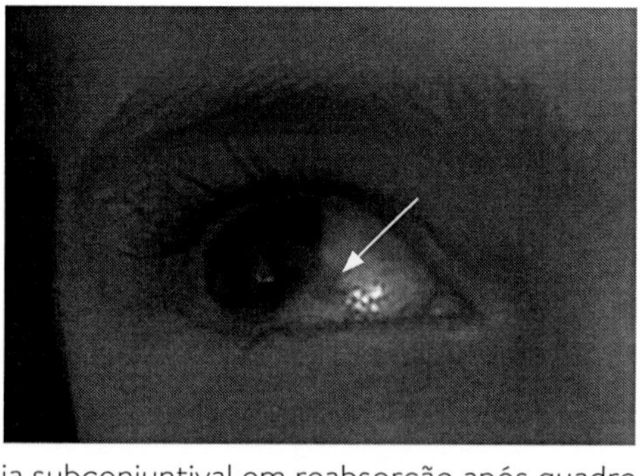

Figura 1 Hemorragia subconjuntival em reabsorção após quadro de conjuntivite bacteriana. Fonte: arquivo pessoal da autora, com permissão. Versão colorida da figura encontra-se na plataforma virtual do livro.

DIAGNÓSTICO

O diagnóstico inicial da HSC é clínico. Contudo, uma história cuidadosa e um exame físico minucioso são fundamentais para avaliar se a HSC é benigna ou sinal de alguma situação mais grave. Uma hemorragia subconjuntival no cenário de trauma contuso deve ser bem investigada para afastar uma possível ruptura do globo ou hematoma retrobulbar.[2]

É fundamental, principalmente nos casos espontâneos, a história clínica pregressa do paciente, incluindo a pesquisa de doenças vasculares como hipertensão, hiperlipidemia e diabetes, mesmo em crianças. Observar se há uso de terapia anticoagulante ou coagulopatia subjacente, uso de lentes de contato e quaisquer cirurgias oculares anteriores. Avaliar a presença de doença sistêmica que possa provocar tosse, vômitos ou constipação. Etiologias mais graves devem ser investigadas sempre que houver queixa de diminuição da acuidade visual, secreção ocular, fotofobia, sensação de corpo estranho e dor.[1-4]

Em casos de trauma, a avaliação na lâmpada de fenda com exame fluorescente é importante para afastar lesões associadas. Caso o quadro hemorrágico se torne persistente ou recorrente, a avaliação da coagulação sanguínea deve ser realizada. A fundoscopia não é geralmente indicada.[2]

TRATAMENTO

Geralmente, o quadro se resolve espontaneamente em, no máximo, duas semanas e não requer tratamento específico. Compressas geladas e lágrimas artificiais podem ser prescritas para diminuir edema leve e algum desconforto que estejam presentes. O tratamento da causa subjacente, quando presente, deve ser instituído, e uma consulta de urgência com o oftalmologista é imprescindível, se a causa da HSC for trauma ocular.[2,3]

DESAFIOS ATUAIS

A HSC é uma condição benigna e autolimitada, porém é importante a detecção de seu fator provocador, para identificar se ele necessitará de tratamento, como nos casos de hipertensão arterial sistêmica e distúrbios de coagulação.

O atendimento oftalmológico de urgência com especialista treinado, imperativo nos quadros de HSC infantil associada a trauma é, ainda hoje, uma realidade distante. Nem sempre o profissional assistente tem experiência no atendimento pediátrico e exames sob sedação podem ser necessários, dificultando ainda mais o pronto diagnóstico.

ORIENTAÇÕES AOS PAIS

Os pais e familiares devem ser orientados sobre a benignidade da maioria dos casos e sua resolução espontânea. Em geral não há necessidade de tratamento e, quanto menor a criança, a reatividade ao uso do gelo e colírios lubrificantes pode significar mais desconforto aos pequenos e familiares do que benefício efetivo.

✓ CONCLUSÃO

Apesar de a maioria dos casos de HSC apresentar causa idiopática e resolução espontânea, sem complicações oculares, é importante que o profissional que atenda a criança conheça seus principais fatores desencadeantes e esteja apto a discriminar as condições associadas que merecem investigação e tratamento. A medida da pressão arterial, a procura por outros sítios de hematomas, avaliação de quadros respiratórios e gastrointestinais devem fazer parte da consulta. Um olhar diferenciado deve acompanhar os quadros persistentes, recorrentes e aqueles com história obscura, que possam levantar a hipótese de trauma não acidental.

REFERÊNCIAS BIBLIOGRÁFICAS

1. Wagner RS. Conjunctival Diseases. In: Nelson LB, Olitsky SE. Harley's pediatric ophthalmology. 6.ed. Philadelphia: Lippincott Williams and Wilkins; 2014. p. 169-87.
2. Doshi R, Noohani T. Subconjunctival hemorrhage. In: StatPearls [Internet]. Treasure Island (FL): StatPearls Publishing; 2022. Disponível em: https://www.ncbi.nlm.nih.gov/books/NBK551666/. Acessado em: 28/05/23.
3. Prajna V, Rajqamani M. Conjunctiva and subconjunctival tissue. In: Hoyt CS, Taylor D. Pediatric ophthalmology and strabismus. 4.ed. Philadelphia: Elsevier Saunders; 2005. p. 281-9.
4. Sahinoglu-Keskek N, Cevher S, Ergin A. Analysis of subconjunctival hemorrhage. Pak J Med Sci. 2013;29(1):132-4.
5. Mimura T, Usui T, Yamagami S, Funatsu H, Noma H, Honda N et al. Recent causes of subconjunctival hemorrhage. Ophthalmologica 2010;224:133-7.
6. Katzman GH. Pathophysiology of neonatal subconjunctival hemorrhage. Clin Pediatr (Phila). 1992;31(3):149-52.
7. Hu K, Patel J, Swiston C, Patel BC. Ophthalmic manifestations of coronavirus (COVID-19). In: StatPearls [Internet]. Treasure Island (FL): StatPearls Publishing; 2022. Disponível em: https://www.ncbi.nlm.nih.gov/books/NBK556093/. Acessado em: 28/05/23.
8. Parikh AO, Christian CW, Forbes BJ, Binenbaum G. Prevalence and causes of subconjunctival hemorrhage in children. Pediatr Emerg Care. 2022;38(8):e1428-32.
9. Hu DN, Mou CH, Chao SC, Lin CY, Nien CW, Kuan PT, et al. Incidence of non-traumatic subconjunctival hemorrhage in a nationwide study in Taiwan from 2000 to 2011. PLoS One. 2015;10(7):e0132762.
10. Watts P. Child maltreatment, abusive head injury and the eye. In: Hoyt CS, Taylor D. Pediatric ophthalmology and strabismus. 4.ed. Philadelphia: Elsevier Saunders; 2005. p. 700-13.

SEÇÃO V

RETINA PEDIÁTRICA

24

RETINOPATIA POR HEMOGLOBINOPATIAS

Leonardo Costa

OBJETIVOS

- ✓ Alertar sobre a importância dos exames de rotina no protocolo de acompanhamento dos pacientes com hemoglobinopatias.
- ✓ Discutir agravos oculares provocados pela retinopatia falciforme.
- ✓ Evidenciar necessidade de prevenção de cegueira nesses pacientes.

INTRODUÇÃO

A hemoglobinopatia é caracterizada pela produção anormal de hemoglobina que resulta em deformidade e enrijecimento da hemácia, levando ao aumento da viscosidade sanguínea e oclusão em variados graus na microcirculação.[1] A Organização Mundial da Saúde (OMS) estima que mais de 5% da população mundial possua algum tipo de hemoglobinopatia. Calcula-se que o Brasil tenha de 700 a 1.000 novos casos por ano.[1]

EPIDEMIOLOGIA

A retinopatia se desenvolve em cerca de 42% dos pacientes com anemia falciforme, especialmente na segunda década de vida. Dentre as formas de anomalia, a forma SS é a que apresenta maior severidade sistêmica, entretanto as formas SC e S-Thal são as que mais geram fenômenos vasculares oclusivos na retina.[1]

As formas mais comuns são: homozigota (SS), heterozigota ou traço falcêmico (SC), traço de hemoglobina C (SC), traço de hemoglobina D (SD) e Thalassemia (S-Thal).[1]

QUADRO CLÍNICO

A retinopatia pode caracterizar-se por quadro assintomático não proliferativo, com arteríolas em fio de prata, tortuosidade vascular, branco sem pressão, hemorragias em "placa de salmão". Essas hemorragias são inicialmente vermelhas, adquirem um tom cor de salmão e, posteriormente, desaparecem, deixando cicatrizes com hipertrofia do epitélio pigmentar da retina.[1]

A forma proliferativa, mais grave, se caracteriza por cinco estágios:[1,2]

- Estágio I: oclusões arteriolares periféricas.
- Estágio II: anastomoses arteriovenosas.
- Estágio III: neovascularização retiniana.
- Estágio IV: hemorragia vítrea.
- Estágio V: descolamento de retina.

Crianças com hemoglobinopatias podem, ainda, desenvolver infartos uni ou bilaterais dos ossos da órbita, afetando principalmente a asa maior do esfenoide. Quando isso ocorre, apresentam quadro de cefaleia, febre, edema periorbital, proptose, alterações na motilidade ocular e acuidade visual. Casos de sangramento ocular por trauma ou espontâneos cursam com baixa visual súbita e podem levar ao desenvolvimento de glaucoma secundário.[3]

DIAGNÓSTICO

O padrão-ouro para o diagnóstico da retinopatia por hemoglobinopatia é o exame do fundo do olho por oftalmoscopia binocular indireta sob midríase, complementado com angiografia fluoresceínica e eletroforese de hemoglobina.[2]

Os marcadores de gravidade da hemoglobinopatia não estão associados com severidade da retinopatia. A recomendação do Hemorio para triagem de retinopatia segue a seguinte ordem:[4]

- 0 a 5 anos: encaminhar apenas em caso de queixa oftalmológica específica.
- 6 anos: encaminhar todos para exame oftalmológico e acuidade visual. Se normal, repetir aos 10 anos.
- Entre 10 e 20 anos: encaminhar todos, mesmo sem queixa, uma vez ao ano para os SC e uma vez a cada dois anos para os SS.

Todos os pacientes deverão ser acompanhados à procura de lesões oftalmológicas em estágio inicial.[4] Alguns autores consideram o início da triagem aos 9 anos para a forma SC e aos 13 anos de idade para a forma SS.[5]

DIAGNÓSTICO DIFERENCIAL

O diagnóstico diferencial nos casos de infartos ósseos, gerados pela hemoglobinopatia, inclui reações alérgicas, abscesso orbitário e celulite, devendo-se abordar o caso com tomografia computadorizada ou ressonância magnética de órbita. Avaliação com doppler pode demonstrar aumento da resistência arterial na órbita.[3]

TRATAMENTO

O tratamento das áreas isquêmicas, realizado na maior parte dos casos com fotocoagulação a laser, reduz o risco de hemorragia vítrea, entretanto muita cautela deverá ser tomada, pois existe uma associação entre esse tipo de tratamento e roturas retinianas.[1,2,3,6]

A cirurgia é indicada em casos de não absorção da hemorragia vítrea e descolamentos tracionais de retina ou combinados (descolamentos regmatogênicos e tracionais).[1,2,3,6]

DESAFIOS ATUAIS

Referenciar ao oftalmologista local ou em grandes centros, respeitando o calendário proposto pelo Hemorio. O acesso a todos os equipamentos que auxiliam no diagnóstico pode não estar disponível em todas as localidades, mas, no mínimo, o exame de fundoscopia, feito em consultório sob midríase, deverá ser indicado para triagem.

ORIENTAÇÕES AOS PAIS

Valorizar todas as queixas visuais ou álgicas referidas pela criança ou adolescente e reportar ao pediatra, manter visitas programadas ao oftalmologista e o tratamento correto proposto pelo pediatra.

✓ CONCLUSÃO

O exame de rotina com oftalmologista treinado é mandatório no intuito de reduzir as complicações (hemorragia vítrea e descolamento de retina) dos pacientes com hemoglobinopatias, situações que cursam com grave comprometimento visual.

REFERÊNCIAS BIBLIOGRÁFICAS

1. Ribeiro MVMR, Jucá JVO, Alves ALCDS, Ferreira CVO, Barbosa FT, Ribeiro EAN. Sickle cell retinopathy: A literature review. Rev Assoc Med Bras. 2017;63(12):1100-3.
2. Quintão TL, Silva FC. Drepanocitose. In: Silva R, Farah ME. Manual de retina. Lisboa: Lidel-Edições Técnicas; 2015. p. 168-70.
3. Elsayed MEA, Mura M, Dhibi HA, Schellini S, Malik R, Schatz IKP. Sickle cell retinopathy. A focused review. Graefe's Archive for Clinical and Experimental Ophthalmology. 2019;257:1353-64.
4. Instituto Estadual de Hematologia Arthur de Siqueira Cavalcanti. Protocolos de tratamento: hematologia e hemoterapia. 2.ed. Rio de Janeiro: HEMORIO; 2014. Disponível em: www.hemorio.rj.gov.br/protocolo.pdf. Acessado em: 28/05/23.
5. Jonathan L, Bender L, Shaffer J, Cohen D, Ying G, Binenbaum G. Prevalence and onset of pediatric sickle cell retinopathy. Ophthalmology. 2019;126(7):1000-6.
6. U.S. Department of Health and Human Services. National Institutes of Health – USA. Evidence-Based Management of Sickle Cell Disease, Expert Panel Report, 2014: Guide to Recommendations. Disponível em: https://www.nhlbi.nih.gov/sites/default/files/media/docs/Evd-Bsd_SickleCellDis_Rep2014.pdf. Acessado em: 28/05/23.

25

RETINOPATIA DIABÉTICA

Leonardo Costa

OBJETIVOS

- ✓ Alertar sobre os agravos oculares provocados pela retinopatia diabética.
- ✓ Mostrar a importância dos exames de rotina na prevenção da cegueira por diabetes.
- ✓ Introduzir o momento exato do primeiro exame.
- ✓ Discutir formas de reduzir as comorbidades oftalmológicas nos pacientes diabéticos.

INTRODUÇÃO

A retinopatia diabética é a principal causa de cegueira na população ativa. Estima-se que no mundo haja uma prevalência de 382 milhões de diabéticos, com projeção de aumento, tendo em vista mudanças no estilo de vida, obesidade e aumento da expectativa de vida da população.[1]

EPIDEMIOLOGIA

Calcula-se que o risco de cegueira nos diabéticos seja 25 vezes maior do que na população normal e que aproximadamente 19% dos casos de cegueira no mundo sejam causados por *diabetes mellitus*. De toda a população mundial, estima-se que 0,5% seja afetada pelo *diabetes mellitus* tipo 1 e 10% pelo tipo 2. No Brasil, segundo o Ministério da Saúde, está entre as principais causas de cegueira irreversível, atingindo 7,6% da população, sendo responsável por 4,58% das deficiências visuais.[2]

FISIOPATOLOGIA

A retinopatia diabética é uma doença complexa que tem como ponto de partida a hiperglicemia crônica, levando ao aumento do estresse oxidativo, que culmina em dano endotelial e perda dos pericitos.[1] Numerosas alterações hematológicas estão também associadas com a progressão da doença, incluindo aumento da adesão plaquetária, aumento da agregação eritrocitária e alterações na fibrinólise. Com o tempo, o processo resulta em oclusão capilar e não perfusão retiniana, associado à perda da barreira endotelial que resulta em edema retiniano. Em estágios avançados, o tecido isquêmico produz fator de crescimento endotelial (VEGF), promovendo neovascularização retiniana.[1,3]

QUADRO CLÍNICO

A queixa de baixa visual pelo paciente está associada ao edema macular, resultante do aumento da permeabilidade que pode estar presente em qualquer estágio da doença.[1]

A retinopatia diabética é dividida em não proliferativa e proliferativa. A forma não proliferativa é dividida em cinco estágios, segundo a gravidade dos seguintes sinais retinianos: hemorragias e microaneurismas, manchas algodonosas, anomalias microvasculares intrarretinianas (IRMA) e anomalias venosas. A forma proliferativa (Figura 1) define-se pela presença de neovascularização do disco óptico, retina ou íris.[1]

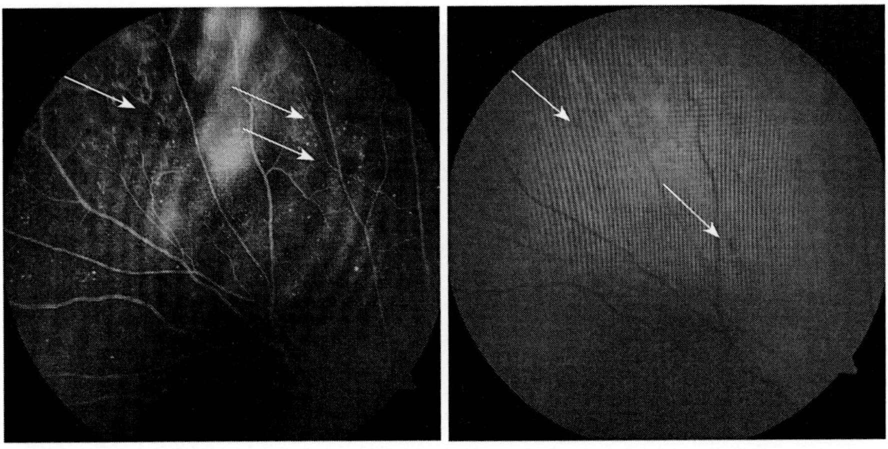

Figura 1 Microaneurismas, micro-hemorragias, anomalias venosas e neovascularização. Fonte: arquivo pessoal do autor, com permissão. Versão colorida da figura encontra-se na plataforma virtual do livro.

DIAGNÓSTICO

A recomendação para o rastreamento da retinopatia diabética em jovens é iniciar após os 10 anos de idade ou após o início da puberdade,[4] uma vez que a puberdade pode acelerar as complicações do diabetes.[5] Deve ser iniciado antes, segundo a Associação Americana de Diabetes, caso o tempo de diagnóstico do diabetes seja de três a cinco anos. A recomendação para exames subsequentes segue o padrão anual, como nos adultos.[6] Algumas sociedades recomendam o exame com 12, 15 e 18 anos, após um mínimo de 3 anos de diabetes.[4]

O exame padrão deverá ser feito sob midríase medicamentosa. A documentação e o registro do exame podem ser realizados por intermédio de retinografia colorida e angiografia fluoresceínica, exame no qual se utiliza um corante intravenoso para acessar a estrutura vascular da retina e sua permeabilidade. A tomografia de coerência óptica (OCT), exame não invasivo, permite o estudo morfológico de todas as camadas retinianas. Mais recentemente, dispõe-se do exame angio-OCT, técnica também não invasiva que permite o estudo da perfusão capilar, permitindo avaliar o dano microvascular que ocorre precocemente na retinopatia diabética.[3]

TRATAMENTO

A população pediátrica apresenta baixo risco para o desenvolvimento de retinopatia diabética que necessite de abordagem direta, como as formas de tratamento que são utilizadas no adulto, entretanto há relatos de casos devastadores em cinco anos e meio e cegueira entre os adolescentes.[4,7,8] É importante ater-se aos possíveis efeitos deletérios causados pela puberdade no mau controle glicêmico, o que pode acelerar o aparecimento e a progressão da retinopatia.[5]

A abordagem clínica do paciente deve ter como objetivo o controle da hemoglobina glicada, perfil lipídico e pressórico. O combate à obesidade deve ser intensificado, tendo em vista a relação do índice de massa corporal com a progressão da retinopatia diabética.[9]

O edema macular diabético, principal causa para a baixa visual na retinopatia diabética, vem sendo amplamente abordado com injeção intravítrea de agentes anti-VEGF, sendo em alguns casos associada à fotocoagulação de retina a laser.[1,3,10] As formas avançadas, com neovascularização, são abordadas com laserterapia, entretanto, recentemente, alguns estudos apontam resultados semelhantes e menos transtornos anatômicos com injeções mensais de anti-VEGF.[3] Os casos graves com hemorragia vítrea e descolamento tracional de retina são conduzidos cirurgicamente.[11]

DESAFIOS ATUAIS

A prevenção no paciente diabético é a base para adiar o surgimento de qualquer alteração retiniana. Controle metabólico rigoroso, rotina de exercícios e exames regulares deverão ser a máxima com esses pacientes. Referenciar no tempo certo ao oftalmologista, em pequenos ou grandes centros é fundamental para a prevenção da cegueira. O acesso a todos os equipamentos que auxiliam no diagnóstico pode não estar disponível em todas as localidades, mas no mínimo o exame de fundoscopia feito em consultório sob midríase deverá ser indicado para triagem.

ORIENTAÇÕES AOS PAIS

Salientar todos os riscos a órgãos-alvo que o diabetes mal controlado pode resultar e enfatizar o controle metabólico rigoroso. Manter a criança ou adolescente estimulado para o controle da doença.

✓ CONCLUSÃO

O adequado controle metabólico e o combate à obesidade e à hipertensão são as medidas preventivas mais eficazes quanto à evolução do paciente diabético para um quadro de retinopatia. É importante reafirmar que lesões na retina que necessitem de tratamento por evolução da retinopatia diabética raramente se desenvolvem antes dos 18 anos e que o rastreamento com o oftalmologista deve ser indicado após os 10 anos de idade.

REFERÊNCIAS BIBLIOGRÁFICAS

1. Marques IP, Ribeiro L. Retinopatia diabética – Tratamento: Fisiopatologia, epidemiologia e Classificação. In: Silva R, Farah ME. Manual de retina. Lisboa: Lidel-Edições Técnicas; 2015. p.105-9.
2. Pereira DS, Reis FAC, Waetge RTL, Caliari LE, Aihara T. Prevalência da retinopatia diabética no Ambulatório de Endocrinologia Pediátrica da Santa Casa de Misericórdia de São Paulo. Arq Bras Oftalmol. 2004;67(1):111-4.
3. Jampol LM, Glassman AR, Sun J. Evaluation and care of patients with diabetic retinopathy. N Engl J Med. 2020;382(17):1629-37.
4. Herskin CW, Olsen BS, Madsen M, Kjaersaard P, Fredheim S, Johansen A, et al. Screening for retinopathy in children with type 1 diabetes in denmark. Pediatr Diabetes. 2020;21(1):106-11.
5. Cho YH, Craig ME, Donaghue KC. Puberty as an accelertor for diabetes complications. Pediatr Diabetes. 2014;15(1):18-26.

6. Gubitosi-Klug RA, Beby I, White NH, Malone J, Millers R, Lorenzi GM, et al. Screening eye exams in youth with type 1 diabetes under 18 years of age: once may be enough? Pediatr Diabetes. 2019;20(6):743-9.
7. Abdella K, McReelis KD, Strungaru MH. Diabetic retinopathy screening in a canadian community pediatric diabetes clinic. Can J Ophthalmol. 2019;54(1):27-32.
8. Forlenza GP, Stewart MW. Diabetic retinopathy in children. Pediatr Endocrinol Rev. 2013;10(2):217-26.
9. Franca MV, Henriques J. Tratamento: Controle metabólico e de outros fatores sistêmicos. In: Silva R, Farah ME. Manual de retina. Lisboa: Lidel-Edições Técnicas; 2015. p. 110-1.
10. Glassman AR, Wells 3rd JA, Josic K, Maguire MG, Antoszyj NA, Baker C, et al. Five-year outcomes after initial aflibercept, bevacizumab, or ranibizumab treatment for diabetic macular edema (Protocol T Extension Study). Ophthalmology. 2020;127(9):1201-10.
11. Ferreira MA. Cirurgia na retinopatia diabética proliferativa. In: Silva R, Farah ME. Manual de retina. Lisboa: Lidel-Edições Técnicas, 2015. p. 124-7.

26

RETINOBLASTOMA

Rosa Maria Tasmo Costa

OBJETIVOS

- ✓ Alertar os pais sobre o tumor intraocular mais comum na infância e sobre o risco de morte a ele associado.
- ✓ Esclarecer que esse tumor pode ser hereditário e orientar a família a procurar aconselhamento genético.
- ✓ Salientar a importância do exame de fundo de olho nos primeiros meses de vida do recém-nascido.

INTRODUÇÃO

O retinoblastoma é o tumor intraocular maligno primário mais comum da infância.[1,2] É o principal câncer pediátrico associado a resultados pobres devido ao tempo de atraso para o diagnóstico, uma vez que seu prognóstico está diretamente ligado à extensão do tumor no momento do diagnóstico.[1,2] O exame de fundo de olho de rastreamento pode fazer o diagnóstico de tumores pequenos, porém apenas tumores maiores são percebidos pelos pais.

EPIDEMIOLOGIA

Ocorre em 1:16.000-18.000 nascidos vivos[3] e corresponde a cerca de 4% de todos os cânceres da infância.[4] É um tumor que se apresenta nos primeiros anos de vida, sendo diagnosticado antes dos dois anos em 2/3 dos casos. A incidência não varia com fatores raciais ou geográficos.[3]

FISIOPATOLOGIA

O retinoblastoma ocorre por uma transformação maligna de células retinianas primitivas, que desaparecem nos primeiros anos de vida, razão pela qual o tumor raramente é encontrado em crianças maiores de 3 anos. Ele surge por uma aberração molecular nos dois alelos do gene RB1 no cromossomo 13. O retinoblastoma pode ser hereditário ou não hereditário.[5]

Na forma hereditária, que corresponde a 25-30% dos casos, existe uma mutação constitutiva em um alelo do RB1 (gene de supressão tumoral) em todas as células do corpo. Quando ocorre uma mutação no segundo alelo do RB1, há formação do retinoblastoma.[3] Essas crianças geralmente desenvolvem tumores bilaterais e multifocais e estão mais sujeitas a tumores extraoculares, mais notadamente o pinealoma (retinoblastoma trilateral)[6] e o osteossarcoma.[3,7]

O retinoblastoma não hereditário ocorre quando uma mutação ocorre nos dois genes RB1 em uma única célula retiniana. Corresponde a 70-75% dos casos. Apresenta-se como um tumor unilateral, não associado a tumores extraoculares. A idade de diagnóstico ocorre geralmente por volta dos 24 meses de vida, enquanto a forma hereditária costuma ser identificada antes, por volta dos 12 meses.[3]

CLASSIFICAÇÃO

A Classificação Internacional de Retinoblastoma Intraocular é um sistema de estadiamento que leva em conta a probabilidade de resposta aos tratamentos existentes. Esse sistema divide os retinoblastomas intraoculares em cinco grupos:[4]

- Grupo A: tumores pequenos (até 3 mm de diâmetro) confinados à retina, distantes mais que 3 mm da fóvea e mais que 1,5 mm do nervo óptico. Estágio com melhor prognóstico.
- Grupo B: todos os outros tumores (maiores que 3 mm, mais próximos do disco óptico ou fóvea) que ainda estão confinados à retina. Presença de líquido sub-retiniano até 5 mm do tumor.
- Grupo C: tumores associados a líquido sub-retiniano ocupando menos que um quadrante da retina e/ou presença de sementes vítreas ou sub-retinianas a menos de 3 mm do tumor.
- Grupo D: tumores com infiltração difusa, presença de líquido sub-retiniano ocupando mais que um quadrante da retina, sementes vítreas ou retinianas difusas e/ou glaucoma de ângulo fechado.
- Grupo E: tumores grandes associados a glaucoma neovascular, hemorragia intraocular maciça, hifema, celulite orbitária asséptica, *phithisis bulbi* (um

olho diminuído, em atrofia, não funcionante) e/ou tumores tocando o cristalino. Tumores com prognóstico muito reservado.

DIAGNÓSTICO

O pediatra deve ser aconselhado a realizar o teste do reflexo vermelho durante as visitas de puericultura, além daquele que é realizado na maternidade. Se for identificada alguma alteração no reflexo ou se o pediatra tiver dificuldade de realizá-lo, a criança deverá ser encaminhada ao oftalmologista. Um reflexo esbranquiçado ou acinzentado pode ser sinal de um retinoblastoma.[3] Os pediatras também têm um papel muito importante na detecção desse tumor através do exame clínico, quando notam leucocoria (pupila branca) ou estrabismo, que são as alterações mais frequentes. Muitas vezes os pais observam essas alterações e levam as crianças ao pediatra.[3,8]

Todo esforço deve ser realizado para que o retinoblastoma seja identificado o mais cedo possível, enquanto ainda se encontra na parte posterior do olho.[8] Se não diagnosticado precocemente, o retinoblastoma pode evoluir com mudança da coloração da íris, protrusão do globo ocular, inflamação orbitária não infecciosa e invasão do sistema nervoso central através do nervo óptico.[3,7] É fatal se não tratado,[8] mas se detectado enquanto dentro do olho, antes que se estenda para fora do globo ocular, a taxa de sobrevivência é excelente.[2,5]

O diagnóstico do retinoblastoma intraocular geralmente é feito sem confirmação patológica. Um exame de fundo de olho é feito sob anestesia geral, quando são avaliados: o número de lesões, sua localização e tamanho; presença ou não de descolamento de retina associado; e se há semeadura vítrea ou sub-retiniana (Figuras 1, 2A e B). Biópsia não é recomendada pelo risco de disseminação do tumor.[3]

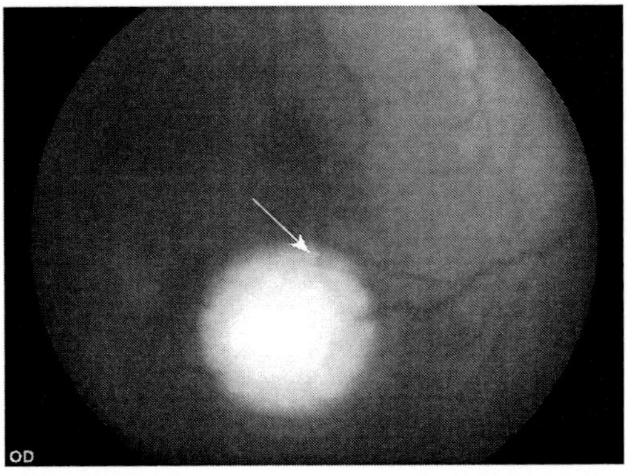

Figura 1 Tumoração esbranquiçada elevando vasos retinianos sobrejacentes. Fonte: cortesia da Dra. Viviane Lanzelotte, com permissão. Versão colorida da figura encontra-se na plataforma virtual do livro.

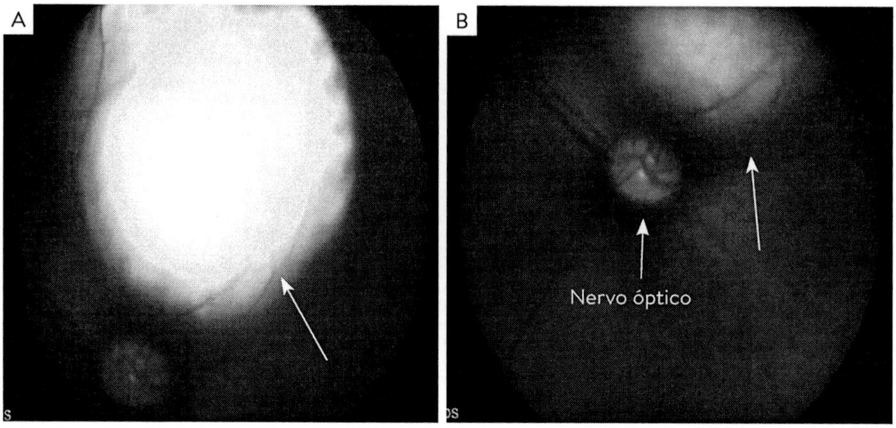

Figuras 2A e B Tumoração grande ocupando grande parte do polo posterior retiniano. Fonte: cortesia da Dra. Viviane Lanzelotte, com permissão. Versão colorida da figura encontra-se na plataforma virtual do livro.

Filhos de pais que tiveram retinoblastoma devem ser submetidos a exame de fundo de olho sob narcose no primeiro mês de vida e uma avaliação genética deve ser realizada. Se a criança apresentar a mutação no alelo do gene RB1, os exames devem ser mensais no primeiro ano de vida e mais espaçados nos anos subsequentes.[6]

Ultrassonografia ocular e ressonância magnética podem ser úteis para diferenciar retinoblastoma de outras causas de leucocoria e para avaliar a extensão extraocular do tumor. Esses exames podem identificar calcificações intratumorais, que são frequentes no retinoblastoma. A calcificação ocorre como resposta à lesão tecidual ou necrose e é geralmente encontrada em tumores de crianças mais velhas ou em casos mais avançados de retinoblastoma.[7] Tomografia computadorizada deve ser evitada, pois a radiação está associada à formação de outros tumores em pacientes com a forma hereditária.[3]

Pacientes com suspeita de invasão tumoral extraocular estão sob maior risco de desenvolver metástases e devem ser submetidos a cintilografia óssea, biópsia de medula óssea e punção lombar.[6]

DIAGNÓSTICO DIFERENCIAL

Patologias oculares que cursam com leucocoria fazem diagnóstico diferencial com retinoblastoma. Algumas delas são: persistência da vasculatura fetal, doença de Coats, toxocaríase e retinopatia da prematuridade em estágio avançado.[3]

TRATAMENTO

O tratamento do retinoblastoma depende da extensão da doença no momento do diagnóstico (classificação da doença intraocular, estágio da doença sistêmica), *status* do olho contralateral, estado de saúde da criança e acesso ao tratamento especializado. O tratamento tem como objetivo primário a sobrevivência do paciente e depois a preservação do globo ocular e, se possível, a preservação da visão.[5,6]

Os tratamentos primários de retinoblastoma intraocular mais utilizados no mundo são, nesta ordem: enucleação (retirada do globo ocular); quimioterapia intravenosa com terapia local (laser ou crioterapia para tumores menores e braquiterapia para tumores maiores); quimioterapia intra-arterial com terapia local; e terapia local somente quando os tumores são pequenos. Radioterapia de raios externos não é mais recomendada como primeira linha, pois a radiação, especialmente no primeiro ano de vida, aumenta o risco de cânceres secundários quando os pacientes carregam a mutação RB1 na forma hereditária.[1,3,9]

A enucleação é o tratamento mais barato e mais rápido.[3] Permite a cura da doença nos casos unilaterais (maioria dos casos) sem invasão extraocular e não requer um seguimento prolongado. É o tratamento mais utilizado no mundo todo, pois é o mais acessível nos países subdesenvolvidos, onde muitas vezes os casos são diagnosticados em estágios mais avançados, quando a terapia local não é mais eficaz.[4] A quimioterapia intravenosa é realizada geralmente com carboplatina, vincristina e etoposídeo e consolidada com terapia local. Os efeitos colaterais da quimioterapia sistêmica devem ser levados em conta na escolha desse tratamento. A quimioterapia intra-arterial focal é realizada com o cateterismo femoral até a artéria oftálmica do olho acometido, onde um ou mais medicamentos são injetados (melfalan, topotecan e/ou carboplatina). É um tratamento mais caro, com menos efeitos colaterais sistêmicos e com taxas maiores de preservação do globo ocular e até da visão.[3,10] É consenso geral na literatura que olhos com retinoblastoma que apresentem características clínicas como glaucoma neovascular, *phithisis bulbi* (involução do globo ocular) e comprometimento do segmento anterior do olho devem ser tratados com enucleação, para saber se há invasão de estruturas extraoculares e se é necessária terapia subsequente.[3] Pacientes sob maior risco de doença disseminada são aqueles que apresentam maior idade, maior tempo entre diagnóstico e tratamento, invasão escleral, invasão pós-laminar do nervo óptico e celulite orbitária. Tentativas de salvar olhos com essas características impõem maior risco de metástases.[1,3] Até o momento, não existe terapia efetiva para a doença metastática.[1]

O tratamento do retinoblastoma avançado bilateral pode ser feito com quimioterapia intravenosa sistêmica associada à terapia local ou com quimioterapia intra-arterial associada à terapia local. No entanto, quando não há perícia dos médicos no manejo do retinoblastoma, quando há falta de equipamentos e recursos e/ou dificuldade de monitoramento frequente, o retinoblastoma bilateral ainda é melhor tratado com enucleação bilateral. Muitos sobreviventes enucleados bilateralmente têm vidas ativas, produtivas e satisfatórias porque foram tratados por cirurgia a tempo quando crianças.[3]

DESAFIOS ATUAIS

O principal desafio é o diagnóstico precoce do retinoblastoma. Quanto mais cedo o diagnóstico, maior a chance de preservar a vida, o globo ocular e a visão. Para que esse objetivo seja alcançado, todos os bebês devem sair da maternidade tendo realizado o teste do reflexo vermelho. Em conjunto com essa medida, todos os pediatras devem ser orientados sobre a importância do exame de fundo de olho nos primeiros meses de vida da criança e da realização do teste do reflexo vermelho nos primeiros anos de vida. Iniciativas como a realização deste livro têm esse intuito. Com a conscientização da importância do rastreamento, o próximo desafio é o acesso universal para todos os bebês a uma consulta com oftalmologista no primeiro ano de vida.

ORIENTAÇÕES AOS PAIS

- Exija o teste do reflexo vermelho antes de sair da maternidade. Se não for realizado, converse com seu pediatra para realização o mais breve possível.
- Leve seu filho para uma consulta oftalmológica no primeiro ano de vida, quando deve ser realizado o exame de fundo de olho.
- Fique atento a qualquer alteração no reflexo da pupila ou desvio ocular e procure um oftalmologista.

✓ CONCLUSÃO

Houve um grande avanço no tratamento do retinoblastoma ao longo dos anos. Quando o tumor é diagnosticado precocemente, a terapia intra-arterial focal permite a preservação do globo ocular e até da visão do olho acometido. Infelizmente, devido ao diagnóstico tardio e à falta de recursos disponíveis, a enucleação é o tratamento mais utilizado no mundo. A enucleação em uma criança pequena pode levar a deformidades faciais progressivas e todo esforço deve ser feito para que o retinoblastoma seja diagnosticado em um estágio no qual ela não seja necessária. De qualquer forma, a enucleação não deve ser postergada se colocar a vida da criança em risco.

REFERÊNCIAS BIBLIOGRÁFICAS

1. Chévez-Barrios P, Hurwitz MY, Louie K, Marcus KT, Holcombe VN, Schafer P, et al. Metastatic and nonmetastatic models of retinoblastoma. Am J Pathol. 2000;157(4):1405-12.
2. Posner M, Jaulim A, Vasalaki M, Rantell K, Sagoo MS, Reddy MA. Lag time for retinoblastoma in the UK revisited: a retrospective analysis. BMJ Open. 2017;7(7):e015625.
3. Dimaras H, Corson TW, Cobrinik D, White A, Zhao J, Munier FL, et al. Retinoblastoma. Nat Rev Dis Primers. 2015;1:15021.
4. Grossniklaus HE. Retinoblastoma. Fifty years of progress. The LXXI Edward Jackson Memorial Lecture. Am J Ophthalmol. 2014;158(5):875-91.
5. Kaewkhaw R, Rojanaporn D. Retinoblastoma: Etiology, modeling, and treatment. Cancers (Basel). 2020;12(8):2304.
6. PDQ Pediatric Treatment Editorial Board. Retinoblastoma Treatment (PDQ®): Health Professional Version. 2021 Jan 29. In: PDQ Cancer Information Summaries [Internet]. Bethesda (MD): National Cancer Institute (US); 2002.
7. Dimaras H, Corson TW. Retinoblastoma, the visible CNS tumor: a review. J Neurosci Res. 2019;97(1):29-44.
8. Global Retinoblastoma Study Group. Global retinoblastoma presentation and analysis by national income level. JAMA Oncol. 2020;6(5):685-95.
9. Gregersen PA, Olsen MH, Urbak SF, Funding M, Dalton SO, Overgaard J, et al. Incidence and mortality of second primary cancers in danish patients with retinoblastoma, 1943-2013. JAMA Netw Open. 2020;3(10):e2022126.
10. Manjandavida FP, Stathopoulos C, Zhang J, Honavar SG, Shields CL. Intra-arterial chemotherapy in retinoblastoma – A paradigm change. Indian J Ophthalmol. 2019;67(6):740-54.

27

DOENÇA DE COATS

Rosa Maria Tasmo Costa

OBJETIVOS

- ✓ Reconhecer a doença de Coats como causa potencial de cegueira na infância.
- ✓ Capacitar o pediatra nas orientações à família sobre a patologia.
- ✓ Valorizar a orientação aos pais sobre as consultas oftalmológicas de rotina na infância.

INTRODUÇÃO

A doença de Coats caracteriza-se por telangiectasias (vasos dilatados e de calibre irregular) na retina, exsudação intra ou sub-retiniana e, em alguns casos, descolamento de retina.[1,2] Foi descrita pela primeira vez em 1908 por George Coats.[1,3,4]

EPIDEMIOLOGIA

Acomete geralmente crianças na primeira ou segunda décadas de vida, mas pode ser diagnosticada em adultos e em qualquer idade. É uma condição que ameaça a acuidade visual do paciente. A doença de Coats é frequentemente unilateral e tem predileção pelo sexo masculino, sem justificativa específica para isso. É uma doença esporádica, não hereditária, sem anormalidades sistêmicas associadas e sem predileção racial.[1]

FISIOPATOLOGIA

Dois fatores estão implicados nos achados clínicos da doença de Coats. Primeiro, ocorrem mudanças no nível endotelial da vasculatura retiniana, levando à quebra da barreira retina/sangue. O extravasamento plasmático na parede dos vasos resulta em seu espessamento e deformação ("veias em rosário"). O segundo fator é a presença de pericitos anormais que causam a dilatação da vasculatura, resultando nas telangiectasias características da doença. O comprometimento vascular costuma estar associado à presença de isquemia retiniana. A exsudação de lipídeos desses vasos (Figura 1) é responsável pelo descolamento de retina, espessamento retiniano e formação de cistos retinianos.[1]

QUADRO CLÍNICO

Os pacientes podem se apresentar com perda visual (pela exsudação macular), estrabismo, leucocoria (reflexo pupilar branco), xantocoria (reflexo pupilar amarelo) e/ou nistagmo. Casos mais avançados podem cursar com descolamento de retina, neovascularização de íris, heterocromia (alteração na cor da íris), catarata e dor. Quanto mais precoce a apresentação da doença, pior o prognóstico.[1]

A acuidade visual pode variar de 20/20 (normal) à ausência de percepção luminosa (cegueira total). A maioria dos pacientes apresenta visão pior que 20/200 na admissão.[1] Pacientes não tratados, que apresentem descolamento de retina crônico, podem evoluir com glaucoma neovascular e ter um olho cego e doloroso.[4]

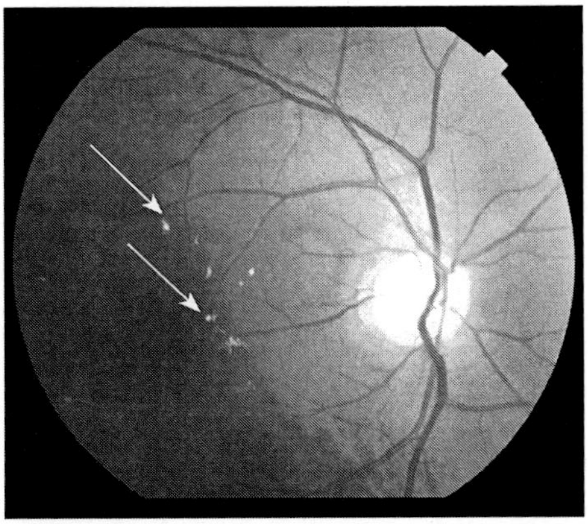

Figura 1 Doença de Coats. Presença de exsudação macular, distante da área de isquemia. Fonte: cortesia da Dra. Renata Malvezzi, com permissão. Versão colorida da figura encontra-se na plataforma virtual do livro.

Classificação

A classificação da doença de Coats é baseada nos achados do fundo de olho. Ela é dividida em cinco estágios:[1,2,3]

- **Estágio 1:** apenas telangiectasia retiniana.
- **Estágio 2:** telangiectasia e exsudação.
  - Estágio 2A: exsudação extrafoveal.
  - Estágio 2B: exsudação foveal.
- **Estágio 3:** descolamento de retina exsudativo.
  - **Estágio 3A:** descolamento de retina subtotal.
  - **Estágio 3A1:** extrafoveal.
  - **Estágio 3A2:** foveal.
  - **Estágio 3B:** descolamento de retina total.
- **Estágio 4:** descolamento de retina total e glaucoma.
- **Estágio 5:** doença em estágio final.

DIAGNÓSTICO

O padrão-ouro para o diagnóstico da doença de Coats é o exame do fundo de olho por oftalmoscopia indireta. Telangiectasias retinianas são encontradas em todos os casos. Exsudação intrarretiniana está presente frequentemente e pode ser difusa ou localizada longe da telangiectasia.[1]

O exame de angiografia fluoresceínica pode ser usado para localizar as telangiectasias (Figuras 2A e B) e avaliar a extensão da isquemia retiniana (Figuras 3A e B).[2] A ultrassonografia ocular ajuda na avaliação do descolamento retiniano, principalmente quando há opacidade de meios.

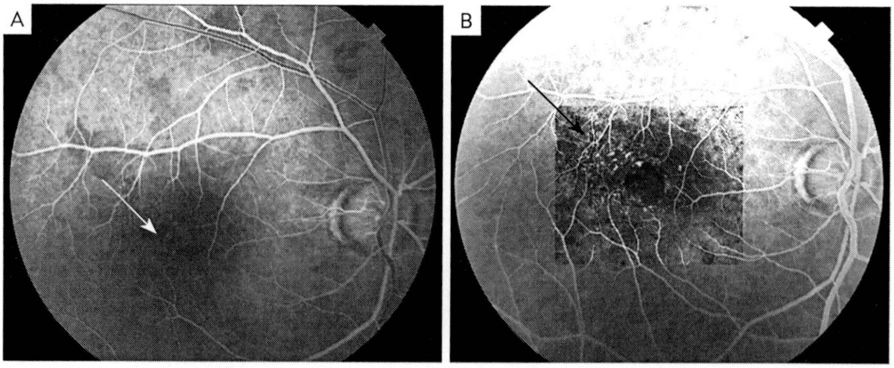

Figuras 2A e B Angiografia fluoresceínica mostrando telangiectasias em paciente com doença de Coats (pontos brancos hiperfluorescentes pelo contraste). Fonte: cortesia da Dra. Renata Malvezzi, com permissão.

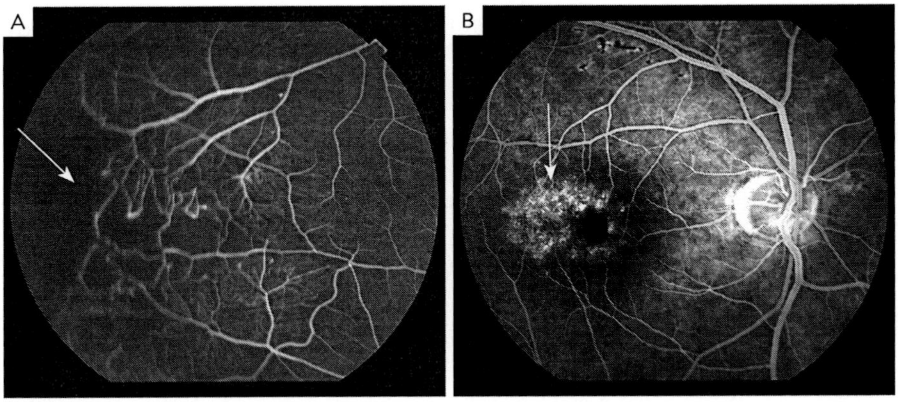

Figuras 3A e B Doença de Coats. Angiografia fluoresceínica mostrando isquemia retiniana em periferia (área escura em A) e exsudação macular (área clara em B). Fonte: cortesia da Dra. Renata Malvezzi, com permissão.

DIAGNÓSTICO DIFERENCIAL

O diagnóstico diferencial mais importante é o retinoblastoma. A diferenciação pode ser difícil nos casos mais avançados, mas todo esforço deve ser feito para isso, pois muitos olhos com doença de Coats são desnecessariamente enucleados. O reflexo pupilar costuma ser mais esbranquiçado/cinza no retinoblastoma e mais amarelado/laranja na doença de Coats. A ultrassonografia raramente mostra massa sólida e/ou calcificação na doença de Coats, o que ajuda também na diferenciação das duas patologias, uma vez que são achados mais comuns no retinoblastoma.[1]

Outros diagnósticos diferenciais são causas de leucocoria na infância: retinopatia da prematuridade, retinopatia exsudativa familiar, persistência de vasculatura fetal, toxocaríase, hemangioblastoma, coloboma etc.[3,5]

TRATAMENTO

O objetivo do tratamento da doença de Coats é erradicar as telangiectasias, desta forma diminuindo a exsudação intra e sub-retiniana e, se possível, salvar o globo ocular com preservação visual.[6] Os pacientes que apresentam somente telangiectasias, com mínima ou sem exsudação, que não ameacem a visão, podem ser apenas observados. O tratamento deverá ser iniciado se for identificada progressão. Fotocoagulação a laser (Figura 4) está indicada quando há exsudação, que pode estar associada a descolamento de retina superficial.[4] Descolamento de retina pode ser tratado com crioterapia (quando a sonda consegue tocar a retina por identação) ou vitrectomia.[3] Olhos cegos indolores podem ser observados e os que evoluem com dor importante são mais bem tratados com enucleação.[1,4]

A terapia intravítrea com agentes anti-VEGF (*vascular endothelial growth factor*) tem sido usada como adjuvante no tratamento da doença de Coats há alguns anos.[7] Essas medicações promovem regressão dos vasos alterados, resolução do edema macular e da exsudação e estabilização ou melhora da visão.[8] A injeção intravítrea de triancinolona pode ser usada com o mesmo objetivo dos agentes anti-VEGF, porém com maiores taxas de complicações, como catarata e glaucoma.[1]

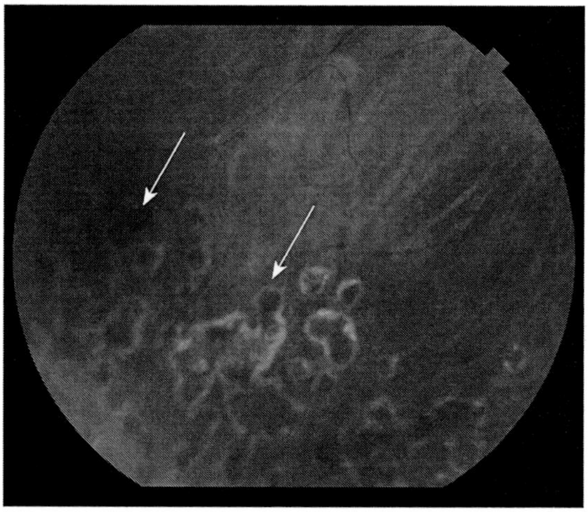

Figura 4 Doença de Coats com área isquêmica tratada por fotocoagulação a laser (marcas escuras de fotocoagulação cicatrizadas). Fonte: cortesia da Dra. Renata Malvezzi, com permissão. Versão colorida da figura encontra-se na plataforma virtual do livro.

DESAFIOS ATUAIS

O maior desafio ainda se encontra no diagnóstico precoce e introdução de formas de tratamento eficazes no momento apropriado.

ORIENTAÇÕES AOS PAIS

- Uma vez que a maioria dos casos é de apresentação unilateral, a baixa acuidade visual pode não ser percebida pela criança, sendo de extrema importância a realização de consultas de rotina.

- Sempre valorizar as queixas da criança, principalmente quando referir que está com dificuldade visual em apenas um dos olhos.

✓ CONCLUSÃO

O prognóstico visual da doença de Coats tem melhorado nos últimos anos, fato que pode ser atribuído à detecção precoce e ao tratamento agressivo.[9] Melhorias no registro de imagens retinianas, acurácia diagnóstica, técnicas cirúrgicas para o descolamento de retina, lasers e injeções intravítreas têm contribuído para o sucesso no tratamento e redução da taxa de enucleação na doença de Coats.[7,9,10]

REFERÊNCIAS BIBLIOGRÁFICAS

1. Sen M, Shields CL, Honavar SG, Shields JA. Coats disease: An overview of classification, management and outcomes. Indian J Ophthalmol. 2019;67(6):763-71.
2. Shields CL, Udyaver S, Dalvin LA, Lim LS, Atalay HT, L Khoo CT, et al. Coats disease in 351 eyes: Analysis of features and outcomes over 45 years (by decade) at a single center. Indian J Ophthalmol. 2019;67(6):772-83.
3. Yousef YA, ElRimawi AH, Nazzal RM, Qaroot AF, AlAref AH, Mohammad M, et al. Coats' disease: characteristics, management, outcome, and scleral external drainage with anterior chamber maintainer for stage 3b disease. Medicine (Baltimore). 2020;99(16):e19623.
4. Adam RS, Kertes PJ, Lam WC. Observations on the management of Coats' disease: less is more. Br J Ophthalmol. 2007;91(3):303-6.
5. Balmer A, Munier F. Differential diagnosis of leukocoria and strabismus, first presenting signs of retinoblastoma. Clin Ophthalmol. 2007;1(4):431-9.
6. Adeniran JF, Duff SM, Mimouni M, Lambert N, Ramasubramanian A. Treatment of Coats' disease: an analysis of pooled results. Int J Ophthalmol. 2019;12(4):668-74.
7. Zhang L, Ke Y, Wang W, Shi X, Hei K, Li X. The efficacy of conbercept or ranibizumab intravitreal injection combined with laser therapy for Coats´disease. Graefes Arch Clin Exp Ophthalmol. 2018;256(7):1339-46.
8. Patel NA, Berrocal AM, Murray TG, Villegas VM. Advanced Coats' disease treated with intravitreal brolucizumab combined with laser photocoagulation. Am J Ophthalmol Case Rep. 2020;19:100815.
9. Perrone S, Rossetti A, Sportiello P, Mirabelli P, Cimatti P, Doro D. Coats' disease: Very long-term outcome after early stage conventional treatment. Open Ophthalmol J. 2016;10:22-6.
10. Otani T, Yasuda K, Aizawa N, Sakai F, Nakazawa T, Shimura M. Over 10 years follow-up of Coats' disease in adulthood. Clin Ophthalmol. 2011;5:1729-32.

28

DOENÇAS RETINIANAS HEREDITÁRIAS

Rosa Maria Tasmo Costa

OBJETIVOS

- ✓ Alertar aos pediatras que as doenças retinianas hereditárias podem se manifestar de forma sindrômica e que outras alterações clínicas devem ser investigadas.
- ✓ Orientar os pais sobre o prognóstico visual de crianças com doenças retinianas hereditárias.
- ✓ Esclarecer sobre os tratamentos disponíveis na atualidade.

INTRODUÇÃO

As doenças retinianas hereditárias fazem parte de um grupo heterogêneo e raro de desordens neurodegenerativas que causam perda visual progressiva. Afetam em torno de 1:20.000 pessoas no mundo e levam a uma perda visual severa com profundo impacto na vida do paciente e na sociedade.[1]

FISIOPATOLOGIA

Mutações em mais de 250 genes já foram identificadas como causa de uma ou mais dessas doenças. Elas podem ser familiares ou esporádicas, isoladas (não sindrômicas) ou sindrômicas, estacionárias ou progressivas. Todos os tipos de herança já foram identificados na propagação dessas doenças: autossômica dominante, autossômica recessiva, ligada ao X e mitocondrial. Em termos de distribuição geográfica na retina, podem ser difusas ou localizadas.[1]

Na maioria das doenças retinianas hereditárias os fotorreceptores são afetados, mas pode haver comprometimento primário do epitélio pigmentar da retina (EPR) ou da retina interna.[1] Essas células vão perdendo a sua função e depois sofrem apoptose.

A retina periférica e a retina central podem ser acometidas (como na retinose pigmentar, distrofia de cones-bastonetes e síndrome de Bardet-Biedl) ou o comprometimento pode ser restrito à mácula (como nos estágios iniciais da doença de Stargardt e doença de Best).[2]

QUADRO CLÍNICO DAS DOENÇAS RETINIANAS HEREDITÁRIAS MAIS FREQUENTES

Retinose pigmentar

A retinose pigmentar é a degeneração retiniana hereditária mais comum (atinge 1:3.000-7.000 pessoas em todo o mundo) e caracteriza-se pela perda progressiva da função dos bastonetes (fotorreceptores responsáveis pela visão periférica e visão noturna), com posterior apoptose dos mesmos em ambos os olhos. Os cones (fotorreceptores responsáveis pela acuidade visual e visão de cores) também são acometidos, mas, em geral, mais tardiamente.

Essa degeneração é dividida em três grupos:[2]

- Clássica, típica, não sindrômica ou simples: afeta apenas os olhos (corresponde a 70-80% dos casos).
- Sindrômica: afeta outros sistemas (como a audição e o sistema vestibular na síndrome de Usher).
- Sistêmica: compromete múltiplos tecidos e órgãos como na síndrome de Bardet-Biedl, quando há associação com polidactilia, obesidade, *diabetes mellitus* tipo 2, hipogonadismo, atraso cognitivo e anormalidades renais.

Os sintomas iniciais são dificuldade de adaptação ao escuro e nictalopia (dificuldade de enxergar à noite). Eles geralmente aparecem na infância, mas podem se iniciar apenas na idade adulta. Quanto mais cedo o aparecimento da doença, pior o prognóstico visual. Conforme a doença progride, o paciente perde seu campo de visão periférico e fica apenas com uma "ilha central" de visão. Muitos pacientes se queixam de sensibilidade à luz (fotofobia) e alguns de verem *flashes* luminosos (fotopsias). A perda da visão central usualmente ocorre por volta dos 60 anos, embora a maioria dos pacientes seja legalmente cega por volta dos 40 anos, pela constrição severa do campo visual.[2]

Os principais achados no fundo de olho são perda do epitélio pigmentar da retina periférica (Figuras 1A e B), com áreas de acúmulo de pigmentos que lembram "espículas ósseas", atenuação dos vasos retinianos e palidez do nervo óptico (Figuras 2A e B).[2]

O diagnóstico é feito com exame de fundo de olho, eletrorretinograma (exame que mede o potencial elétrico da retina), angiografia fluoresceínica e tomografia de coerência óptica (OCT).[3] Investigação sistêmica (audiometria, testes vestibulares, exame neurológico, função renal e ultrassonografia) deve ser feita para descartar síndromes ou desordens sistêmicas associadas.[2]

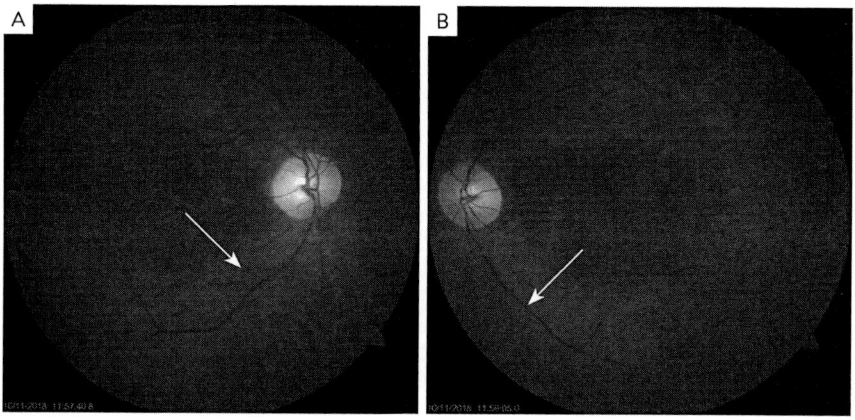

Figuras 1A e B Retinose pigmentar avançada. Notar destruição do epitélio pigmentar da retina com visualização dos vasos da coroide subjacente (avermelhados nas fotos) (A) e estreitamento dos vasos retinianos (B). Fonte: arquivo pessoal da autora, com permissão. Versão colorida da figura encontra-se na plataforma virtual do livro.

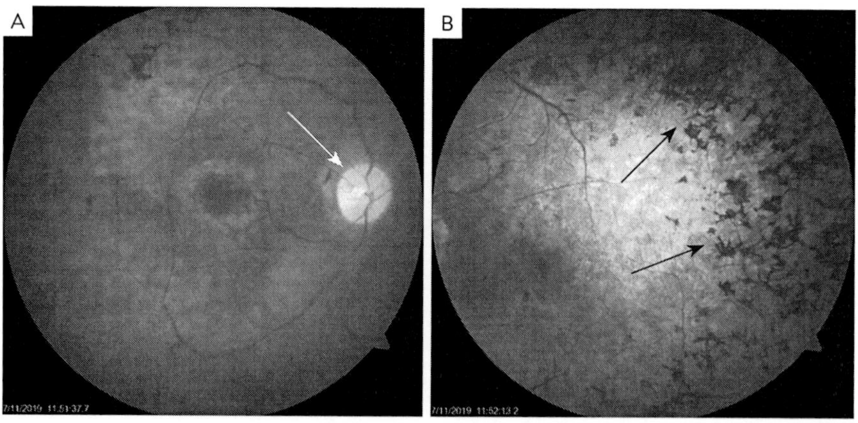

Figuras 2A e B Retinose pigmentar avançada. Presença de nervo óptico hipocorado (A) e acúmulo de pigmentos tipo "espículas ósseas" em periferia retiniana (B). Fonte: arquivo pessoal da autora, com permissão. Versão colorida da figura encontra-se na plataforma virtual do livro.

Distrofia de cones-bastonetes

Doenças retinianas hereditárias em que ocorre a degeneração dos cones antes dos bastonetes são chamadas de distrofias/degenerações de cones-bastonetes. A perda da acuidade visual, visão de cores e fotofobia são manifestações precoces. Os sintomas usualmente se manifestam na infância tardia ou no início da vida adulta. Com a progressão, ocorre cegueira noturna e perda do campo visual periférico.[2]

O exame de fundo de olho revela depósito de pigmentos na mácula com áreas de atrofia ou maculopatia *bull's eye* nos estágios iniciais (Figuras 3A e B). Nos estágios tardios podem ser encontradas atrofia do EPR periférico, pigmentação retiniana, atenuação arteriolar e palidez do disco óptico (Figuras 4A e B). O eletrorretinograma revela uma alteração predominantemente fotópica (prejuízo severo ou ausência da função dos cones) sobre a resposta escotópica (bastonetes).[2]

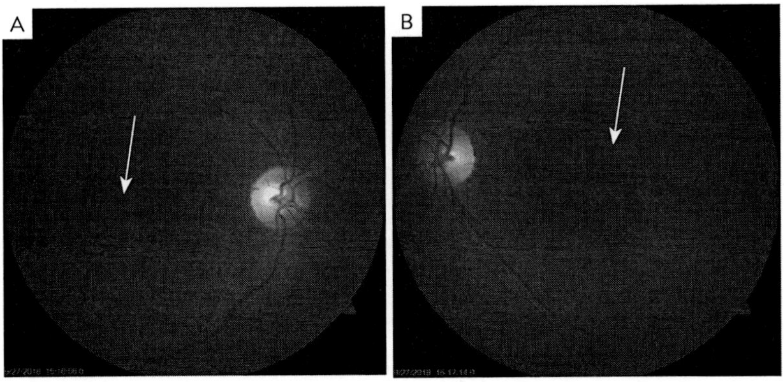

Figuras 3A e B Distrofia de cones-bastonetes. Alteração da pigmentação macular bilateral com áreas de hipopigmentação e áreas de hiperpigmentação. Retina periférica normal. Fonte: arquivo pessoal da autora, com permissão. Versão colorida da figura encontra-se na plataforma virtual do livro.

Amaurose congênita de Leber

A amaurose congênita de Leber foi descrita pela primeira vez por Theodore Leber em 1869. Corresponde a aproximadamente 5% de todas as retinopatias hereditárias. É congênita ou manifesta-se nos primeiros meses de vida. Os achados na infância precoce de perda de visão severa, nistagmo, reflexos pupilares lentificados e eletrorretinograma indetectável são patognomônicos. Crianças acometidas podem apresentar reflexo oculodigital que consiste em pressionar os olhos dentro da órbita à procura de sensações luminosas. Esse reflexo pode levar a enoftalmia (afundamento do globo ocular dentro da órbita) pela absorção da

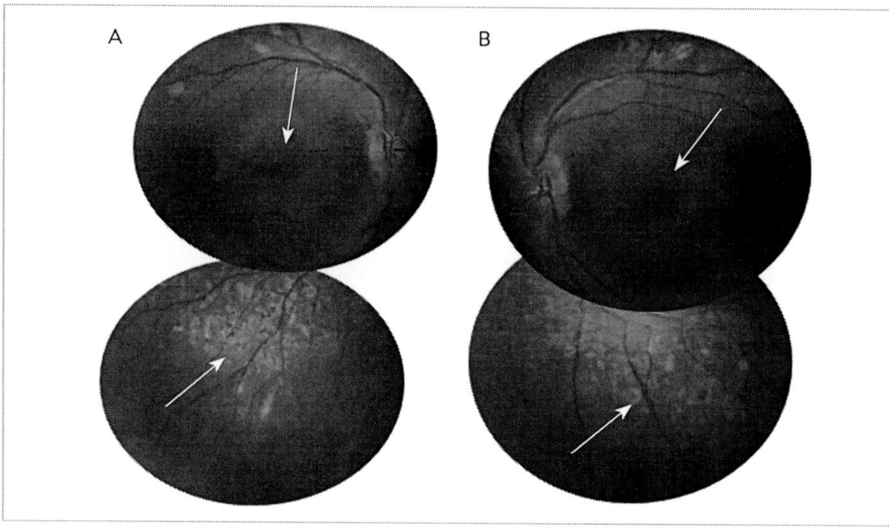

Figuras 4A e B Distrofia de cones-bastonetes avançada. Alteração da pigmentação macular bilateral (setas superiores) e mobilização do EPR periférico, com várias áreas de hipotrofia e pequenas áreas de hipertrofia do EPR (setas inferiores). Fonte: cortesia do Dr. Luiz Roisman, com permissão. Versão colorida da figura encontra-se na plataforma virtual do livro.

gordura periorbitária. Outros achados associados são catarata, ceratocone (alteração no formato da córnea que lembra a forma de um cone), alta hipermetropia ou alta miopia.[2,4]

O exame de fundo de olho pode ser normal na fase inicial da doença, mas achados fundoscópicos comuns a outras distrofias retinianas podem ser encontrados com sua progressão, como palidez do nervo óptico, atenuação vascular e/ou retinopatia pigmentar periférica.[4]

Mutações em 25 genes já foram identificadas associadas à amaurose congênita de Leber, com alguns genótipos determinando formas mais severas do que outros. Embora a acuidade visual possa variar dependendo do genótipo, a acuidade visual geralmente é muito baixa, variando de 20/400 à percepção luminosa. Devido à perda visual severa e precoce, outras áreas do desenvolvimento, incluindo fala, habilidades sociais e comportamentais, podem estar atrasadas. Uma equipe multidisciplinar deve estar envolvida na assistência a essas crianças para ajudar no seu desenvolvimento global.[4]

Doença de Stargardt

A doença de Stargardt caracteriza-se por atrofia macular bilateral progressiva, associada a depósitos amarelados de lipofucsina sub-retinianos (Figuras 5A e B).

Manifesta-se na juventude com baixa da acuidade visual e, em alguns casos, alteração na visão de cores. Pode se apresentar mais tardiamente, de uma forma mais branda com pouco comprometimento visual e depósitos amarelados em periferia, quando é chamada de *fundus flavimaculatus* (Figuras 6A e B). São consideradas variantes fenotípicas da mesma doença e correspondem à degeneração macular mais comum em pacientes abaixo de 50 anos (Figuras 7A e B).[2]

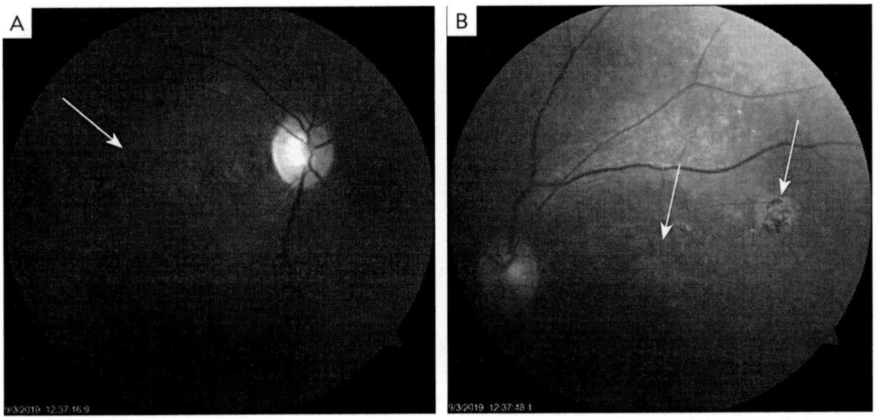

Figuras 5A e B Doença de Stargardt estágio avançado. Atrofia macular importante (A) e depósitos amarelados de lipofucsina em polo posterior e em periferia da retina (B). Fonte: arquivo pessoal da autora, com permissão. Versão colorida da figura encontra-se na plataforma virtual do livro.

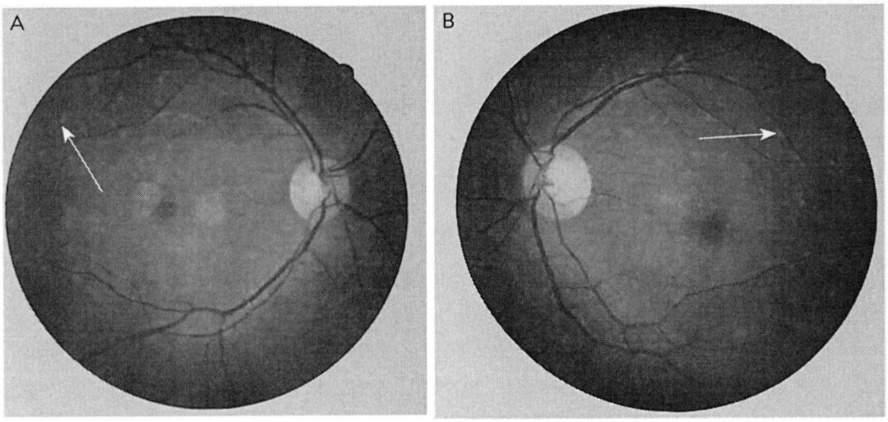

Figuras 6A e B *Fundus flavimaculatus* mostrando depósitos de lipofucsina na periferia retiniana, com pouco comprometimento macular. Fonte: cortesia da Dra. Rosane Resende, com permissão. Versão colorida da figura encontra-se na plataforma virtual do livro.

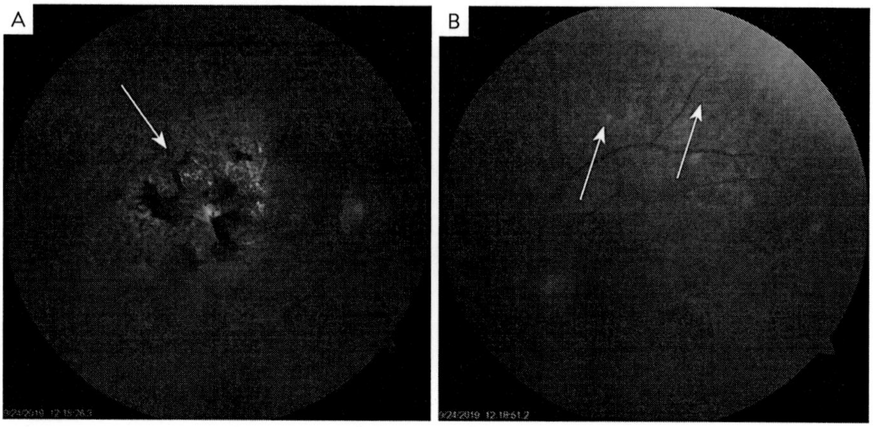

Figuras 7A e B Doença de Stargardt estágio avançado com degeneração macular (A) e comprometimento do epitélio pigmentar da retina periférico (B). Fonte: arquivo pessoal da autora, com permissão. Versão colorida da figura encontra-se na plataforma virtual do livro.

Acromatopsia

Acromatopsia, também chamada de monocromatismo ou cegueira congênita total para cores, é caracterizada por incapacidade de distinguir cores, acuidade visual muito baixa, fotofobia e nistagmo. Ocorre precocemente na infância e é usualmente não progressiva.[5]

A doença foi classificada em formas completa e incompleta. A forma incompleta (atípica) é definida como discromatopsia, na qual os sintomas são similares à forma completa (típica), porém com menor disfunção visual. Pacientes com a forma completa apresentam eletrorretinograma com função indetectável dos cones e normal dos bastonetes, enquanto aqueles com a forma incompleta apresentam alguma função dos cones mantida, visão de cores preservada e melhor acuidade visual. O fundo de olho geralmente é normal em ambas as formas, embora pequenas alterações no EPR foveal possam ser encontradas.[6]

A acromatopsia tem herança predominantemente autossômica recessiva e acomete 1:30.000 pessoas na população geral. Está presente quando ocorrem mutações que afetam os três tipos de cones (vermelho, verde e azul). Inversamente, as discromatopsias são causadas por mutações em genes específicos de certo subtipo de cones, uma importante diferença da acromatopsia.[6,7]

As discromatopsias geralmente não afetam a acuidade visual do paciente e são classificadas em: tritanopia, cegueira para o azul; deuteranopia, cegueira para o verde; e protanopia, cegueira para o vermelho. Muitas vezes a deuteranopia e a protanopia estão associadas. As discromatopsias podem ser totais, quando o paciente não percebe a cor, ou parciais, quando o paciente tem dificuldade para definir tons de uma cor.[6,7]

Albinismo

Albinismo é uma condição hereditária de hipopigmentação causada pela disfunção na produção do pigmento melanina. O albinismo ocular tipo 1 ligado ao X é a forma mais comum de albinismo ocular. Ocorre quase exclusivamente em homens e é determinada por mutações no gene OA1 (*ocular albinism*) que codifica um receptor de proteína localizado na membrana dos melanossomos do epitélio pigmentar da retina.[8,9]

A ausência ou redução da melanina tem sérias implicações para o desenvolvimento e a maturação dos olhos e das vias ópticas. Indivíduos com albinismo apresentam redução da acuidade visual e estereopsia (visão tridimensional), translucência da íris, nistagmo, hipoplasia foveal e decussação anormal dos axônios das células ganglionares no quiasma óptico. No entanto, esses achados clínicos variam significativamente entre os indivíduos acometidos.[9]

TRATAMENTO

Atualmente, não existe tratamento efetivo para prevenir ou reverter a perda visual das doenças retinianas hereditárias. Reabilitação para baixa visão (treinamento para orientação e mobilidade, suporte educacional, terapia física e ocupacional) e intervenções corretivas (óculos apropriados, lâmpadas de alta intensidade, filtros para melhorar o contraste, auxílios de magnificação para longe e perto) devem ser oferecidas a todos os indivíduos acometidos. A exposição solar deve ser limitada e o uso de óculos de sol com bloqueio da luz verde/azul deve ser recomendado. Os pacientes devem ser aconselhados a não fumar e não usar medicações tóxicas para a retina, como hidroxicloroquina. Vitamina A, luteína, zeaxantina e ômega-3 têm sido usados como suplementos nutricionais e alguns estudos mostram benefícios como aumento dos pigmentos maculares e diminuição na perda de campo visual.[2]

A terapia gênica está sendo muito estudada nas últimas duas décadas para tratamento das doenças hereditárias retinianas com o objetivo de prevenir a perda visual e recuperar a função visual perdida. Ela se baseia na entrega de cópias normais do gene defeituoso nas células da retina através de vetores virais.[1,3,10,11]

O tratamento gênico com vírus adeno-associado recombinante chamado voretigene neparvovec (Luxturna®) foi aprovado pelo *Food and Drug Administration* (FDA) nos Estados Unidos em 2017, pela comissão europeia em 2018 e no Brasil em 2020. Nesse tratamento, o vetor carreia o gene RPE65, implicado na amaurose congênita de Leber e retinose pigmentar, e é entregue à retina por meio de uma cirurgia vítreo-retiniana com injeção sub-retiniana. Embora esse tratamento tenha demonstrado melhora da função visual dos pacientes, o custo é muito elevado, por volta de US$ 850.000 (US$ 425.000 por olho).[1,3,5,11,12]

O tratamento dessas patologias depende de um esforço conjunto de cientistas, médicos, agências financiadoras, organizações de pacientes, indústria e agências reguladoras para o benefício de milhares de pessoas com deficiência visual em todo o mundo.[1,11]

DESAFIOS ATUAIS

A terapia gênica é promissora, porém a grande heterogeneidade genética das doenças retinianas impede o desenvolvimento de um tratamento gênico comum para um grande número de pacientes. Adicionalmente, o alto custo é um fator que dificulta que esse tratamento chegue a muitos pacientes.[1]

ORIENTAÇÕES AOS PAIS

- Pais com doenças retinianas hereditárias devem receber aconselhamento genético.
- O sequenciamento genético pode identificar o gene alterado e a possibilidade de terapia gênica.
- A reabilitação visual pode ajudar muito as crianças com doenças retinianas hereditárias e não deve ser desprezada.

✓ CONCLUSÃO

A terapia gênica parece ser o caminho mais promissor para o tratamento das doenças retinianas hereditárias. O modelo de tratamento do Luxturna® tende a se expandir para outros genes e diminuir seu custo no futuro. É importante ter essa esperança e transmiti-la aos pais. As pessoas acometidas devem ser acompanhadas e ter acesso a todos os recursos ópticos e não ópticos para melhor relação com o ambiente e as pessoas ao seu redor.

REFERÊNCIAS BIBLIOGRÁFICAS

1. Vázquez-Domínguez I, Garanto A, Collin RWJ. Molecular therapies for inherited retinal diseases-current standing, Opportunities and Challenges. Genes (Basel). 2019;10(9):654.
2. Sahel JA, Marazova K, Audo I. Clinical characteristics and current therapies for inherited retinal degenerations. Cold Spring Harb Perspect Med. 2014;5(2):a017111.

3. Veleri S, Lazar CH, Chang B, Sieving PA, Banin E, Swaroop A. Biology and therapy of inherited retinal degenerative disease: insights from mouse models. Dis Model Mech. 2015;8(2):109-29.
4. Kumaran N, Moore AT, Weleber RG, Michaelides M. Leber congenital amaurosis/early--onset severe retinal dystrophy: clinical features, molecular genetics and therapeutic interventions. Br J Ophthalmol. 2017;101(9):1147-54.
5. Hassall MM, Barnard AR, MacLaren RE. Gene therapy for color blindness. Yale J Biol Med. 2017;90(4):543-51.
6. Genead MA, Fishman GA, Rha J, Dubis AM, Bonci DMO, Dubra A, et al. Photoreceptor structure and function in patients with congenital achromatopsia. Invest Ophthalmol Vis Sci. 2011;52(10):7298-308.
7. Salducci M, Deandri A. Medical legal validity of the use of the anomaloscope in the dyschromatopsia of aspiring civil and military aircraft pilots. Rom J Ophthalmol. 2020;64(2):153-7.
8. Young A, Dandekar U, Pan C, Sader A, Zheng JJ, Lewis RA, et al. GNAI3: Another candidate gene to screen in persons with ocular albinism. PLoS One. 2016;11(9):e0162273.
9. Brücher VC, Heiduschka P, Grenzebach U, Eter N, Biermann J. Distribution of macular ganglion cell layer thickness in foveal hypoplasia: A new diagnostic criterion for ocular albinism. PLoS One. 2019;14(11):e0224410.
10. McClements ME, MacLaren RE. Gene therapy for retinal disease. Transl Res. 2013;161(4):241-54.
11. Duncan JL, Pierce EA, Laster A, Daiger S, Birch DG, Ash JD, et al.; and the Foundation Fighting Blindness Scientific Advisory Board. Inherited retinal degenerations: current landscape and knowledge gaps. Transl Vis Sci Technol. 2018;7(4):6.
12. Padhy KS, Takkar B, Narayanan R, Venkatesh P, Jalali S. Voretigene Neparvovec and Gene Therapy for Leber's Congenital Amaurosis: Review of evidence to date. Appl Clin Genet. 2020;13:179-208.

29

NEUROPATIAS ÓPTICAS

Carolina do Val Ferreira Ramos

OBJETIVOS

- ✓ Apresentar ao pediatra patologias do nervo óptico que podem evoluir com comprometimento visual grave.
- ✓ Capacitar o pediatra a diferenciar as diversas formas de neuropatias ópticas.
- ✓ Evidenciar que a identificação e os tratamentos precoces permitem melhor evolução do quadro visual.

INTRODUÇÃO

As neuropatias ópticas são afecções dos nervos ópticos que frequentemente causam perda visual e são diagnosticadas em grande parte pelas características do quadro clínico. A história da perda visual e o exame físico ajudam no diagnóstico da causa da neuropatia óptica, por esclarecer os diversos mecanismos que causam danos aos nervos ópticos.

Os nervos ópticos podem sofrer alterações durante sua fase embrionária que levam a um comprometimento congênito ou podem sofrer danos adquiridos. Dentre os possíveis mecanismos de agressão aos nervos ópticos estão: inflamações, desmielinizações, infecções, isquemias, infiltrações tumorais, compressões, déficit energético mitocondrial, intoxicação, carências nutricionais, queimaduras, interrupções do fluxo axoplasmático ou ainda trauma.[1]

Na anamnese, a história da perda visual direciona o raciocínio diagnóstico. Perdas visuais súbitas ou subagudas sugerem quadros inflamatórios, infecciosos, isquêmicos ou traumáticos, enquanto perdas visuais insidiosas estão mais relacionadas à compressão, interrupção ou lentificação do fluxo axoplasmático, carência nutricional, exposição tóxica ou doenças hereditárias.[1]

Algumas neuropatias ópticas cursam com edema de papila verdadeiro, outras com alterações congênitas dos discos ópticos (que podem mimetizar ou mesmo confundir com edema de papila, os quais são chamados de pseudoedemas de papila), mas também existem neuropatias ópticas que podem cursar com discos ópticos de aspecto normal ou pálidos, como nos casos das neurites retrobulbares e das neuropatias ópticas isquêmicas posteriores.[1]

Os edemas de disco óptico podem resultar da elevação da pressão intracraniana e nesse caso específico são denominados papiledemas e são frequentemente bilaterais, causados pela lentificação ou interrupção do fluxo axoplasmático que provocam perda visual gradativa. Outros mecanismos envolvidos no edema dos discos ópticos incluem: isquemia, injúria traumática, desmielinização, déficit energético mitocondrial e compressão.

QUADRO CLÍNICO

Serão apresentadas a seguir as características clínicas de cada tipo de neuropatia óptica que, com maior frequência, podem acometer crianças e adolescentes:[2]

Alterações congênitas dos discos ópticos

Crianças que apresentam alterações congênitas dos discos ópticos bilateralmente podem apresentar baixa de acuidade visual, alteração de campo visual e nistagmo, e quando são unilaterais podem desenvolver ambliopia e/ou estrabismo.

Algumas alterações congênitas dos discos ópticos que cursam com hipoplasias podem vir acompanhadas de outras alterações do sistema nervoso central (SNC) que envolvem os hemisférios cerebrais, infundíbulo hipofisário e estruturas da linha média como o septo pelúcido e o corpo caloso. Essas hipoplasias e os discos ópticos inclinados podem causar confusão diagnóstica com edemas de papila, sendo então chamadas de pseudopapiledemas ou pseudoedemas de papila.[3]

Discos ópticos grandes ou megalopapilas podem estar mais associados à anomalia de *Morning Glory*, encefaloceles e colobomas, e são por vezes confundidos com glaucoma. A síndrome de Aicardi, por sua vez, pode vir acompanhada de área despigmentada peripapilar, causando aspecto anômalo no disco óptico, enquanto no albinismo ou na deleção do cromossoma 17 podemos encontrar um achado raro de pigmentação acinzentada nos discos ópticos.[4]

Neuropatia óptica glaucomatosa

A neuropatia óptica mais frequente no mundo é o glaucoma primário de ângulo aberto no adulto. Em 1995, a Organização Mundial da Saúde (OMS) estimou que 37,9 milhões de pessoas eram cegas de ambos os olhos, sendo que 15,3 milhões tinham como causa catarata, 5,9 milhões tracoma e 5,1 milhões glaucoma.[5] Entretanto, na infância o glaucoma não é tão frequente. Um estudo realizado entre 1995 e 2004 no Estado de Minnesota, Estados Unidos, avaliou pacientes abaixo de 20 anos de idade e identificou que a incidência do glaucoma na infância foi de 2,29 para 100.000 habitantes e a prevalência do glaucoma congênito foi de 1,46 para 100.000 habitantes.[6]

O glaucoma na infância, apesar de pouco frequente, pode causar grave perda visual e pode ser primário, secundário ou adquirido.

O glaucoma primário mais frequente é o glaucoma primário congênito, depois o glaucoma primário infantil de ângulo aberto (em crianças de 1-3 anos de idade) e o glaucoma primário juvenil de ângulo aberto (acima dos 4 anos).

O glaucoma secundário normalmente vem associado a outros defeitos presentes no nascimento, como parte de alguma síndrome, por exemplo: com aniridia (síndrome de Axenfeld-Rieger); retinopatia da prematuridade (síndrome de Rubinstein-Taybi); persistência da vasculatura fetal (síndrome de Sturge Weber); rubéola congênita, dentre outras.

O glaucoma adquirido é o resultado de outro processo que não estava presente ao nascimento, mas advém de outras condições oculares como inflamação, uveítes, trauma e uso de esteroides, que em sua grande maioria provocam danos às fibras dos nervos ópticos em função de elevação da pressão intraocular, levando à compressão e isquemia em longo prazo, e com isso evoluindo com perda progressiva do campo visual.[6]

Papiledema

O papiledema por definição é o edema de papila (normalmente bilateral), secundário à hipertensão intracraniana, que pode resultar tanto da presença de tumores ou da síndrome de pseudotumor cerebral, também denominada como hipertensão intracraniana benigna ou idiopática.

Em função da hipertensão intracraniana, o paciente com papiledema pode apresentar, além da perda visual progressiva, outros sintomas, como: obscurecimento transitório da visão, cefaleia, náuseas, vômitos em jato e zumbido.[7]

O mecanismo fisiopatológico do papiledema é o bloqueio do transporte axoplasmático por compressão mecânica e vascular nos axônios, provocada pela estase e retenção do líquor no espaço entre o nervo e a bainha do nervo óptico. Dependendo da pressão intracraniana, o papiledema pode ter várias graduações e estágios, que produzem diferentes tipos de perda visual.

O papiledema pode aumentar gradualmente até chegar ao nível de atrofia óptica, e da mesma forma o campo visual pode se deteriorar gradativamente até a perda visual completa.

Essa perda de campo visual resultante do papiledema se assemelha muito à perda visual do glaucoma.[7,8]

Neurites ópticas

As neurites ópticas, também chamadas de neuropatias ópticas inflamatórias, são decorrentes de inflamações que atingem os nervos ópticos tanto pelo acometimento dos axônios quanto da bainha de mielina.

O ONTT (*optic neuritis treatment trial*), estudo multicêntrico clínico controlado que avaliou prospectivamente e de forma aleatória pacientes com neurites ópticas, é considerado como referência para abordagem dessa patologia nos adultos. Ele mostrou que essa entidade é predominante no sexo feminino, entre 18-45 anos de idade e na população caucasiana, com incidência anual de 5/100.000 e prevalência de 115/100.000. Até hoje nenhum estudo semelhante foi realizado na população pediátrica.[9]

Neurites ópticas nas crianças são mais raras que nos adultos e têm curso clínico diferente. São em sua maioria bilaterais e mais frequentes acima dos 5 anos, com média entre 9-10 anos de idade. Não há predileção de gênero na infância, porém após a puberdade há uma discreta predominância no sexo feminino de 2:1. Alguns estudos mostraram predominância sazonal nos Estados Unidos da América (EUA) entre abril e outubro, correlacionando com o pico de incidência das infecções virais.[10]

As neurites ópticas nos adultos e nos adolescentes acima de 14 anos têm como causa mais frequente a desmielinização (idiopática ou associada à esclerose múltipla) e normalmente se apresentam com a tríade clássica que inclui perda visual central ou cecocentral, alteração da visão de cores e dor à movimentação ocular. Abaixo de 14 anos de idade, dois terços dos pacientes têm história de antecedentes virais (gastroenterite ou infecções do trato respiratório) prévios à perda visual. Essas neurites são classificadas como parainfecciosas, relacionadas mais frequentemente às infecções sistêmicas como adenovírus, sarampo, varicela, coqueluche, mononucleose e, nos EUA, à doença de Lyme. Outras causas menos comuns são inflamações secundárias às vasculites, doenças granulomatosas e colagenoses.[9,11]

Acredita-se que o agente etiológico ative um processo autoimune que agride a bainha de mielina, provocando desmielinização, o que também pode ocorrer após vacinações, especialmente contra sarampo, caxumba, rubéola, hepatite B, tétano, raiva, difteria e varíola.[12]

Ao contrário dos adultos, as neurites ópticas na infância têm envolvimento bilateral em 60-70% dos casos.

A acuidade visual pode ser muito variável, desde 20/15 até ausência de percepção luminosa. Na infância, a perda visual grave logo na fase inicial é mais frequente que nos adultos. Além da baixa acuidade visual no início do quadro, as crianças apresentam grandes perdas de campo visual, de formas variadas, como constrição generalizada, defeitos altitudinais, escotomas centrais, além de alteração da visão de cores.[9]

A maioria dos pacientes apresenta edema de papila (64-87%), porém crianças abaixo de 14 anos têm maior tendência à neurite óptica anterior (papilite). A forma retrobulbar é mais frequente nos adolescentes acima de 14 anos, com fundoscopia inicialmente normal, que pode evoluir com palidez de papila após alguns meses, dependendo da gravidade da neurite.[9,12]

As neurites ópticas podem vir acompanhadas de cefaleias, crises convulsivas, meningismo, distúrbios cerebelares, coma e outros sinais e sintomas. Dependendo do quadro clínico encontrado, podemos diagnosticar as diversas doenças desmielinizantes como descrito a seguir:

Encefalomielite aguda disseminada (ADEM, do inglês "*acute disseminated encephalomyelitis*")

Doença desmielinizante que afeta o SNC, porém, diferentemente da esclerose múltipla (EM), tem apresentação monofásica e surge após infecção viral, sendo os patógenos mais frequentes: Epstein-Barr, influenza, sarampo, caxumba, rubéola e *varicella-zoster*. Também pode ser desencadeada por infecção bacteriana, sendo mais frequente a pneumonia por *Mycoplasma*, ou ainda pós-vacinal, especialmente por vacinas contra varíola, sarampo e raiva.[9]

O líquor pode vir com leve pleocitose e a imagem por ressonância magnética (RM) mostra alterações semelhantes às da EM, com lesões de substância branca encefálica, lesões cerebelares, medulares e alteração do sinal nos nervos ópticos.

Alguns autores consideram que a neurite óptica na infância poderia ser uma forma frustra de ADEM. O prognóstico da ADEM é geralmente muito bom quando se segue a viroses inespecíficas, porém pós-sarampo ou pós-vacinal apresenta uma taxa de mortalidade alta, em torno de 10-20%, e o tratamento é primariamente paliativo.[9]

Esclerose múltipla

O risco de uma criança ou adolescente desenvolver EM após um episódio de neurite óptica é muito mais baixo do que nos adultos, e os mais suscetíveis são os maiores de 14 anos, que tiveram neurite unilateral, especialmente se forem retrobulbares e recorrentes. Crianças com episódios isolados de neurites bilaterais têm menor risco.[9] Recomenda-se que todos os pacientes com neurite óptica sejam submetidos ao exame de imagem de crânio por RM, não pela própria neurite, pois a maioria tem bom prognóstico com recuperação total da visão, mas pelo risco da concomitância com EM e para direcionar o tratamento.

As imagens devem ser com contraste (gadolínio) e as lesões desmielinizantes mais frequentes são ovoides, distribuídas perpendicularmente aos ventrículos, perivasculares, chamadas de lesões em dedos de Dawson.[9]

Transtorno do espectro da neuromielite óptica (NMOSD, do inglês "*neuromyelitis optica spectrum disorders*")

Também chamada de doença de Devic, ou simplesmente NMO, é uma doença inflamatória autoimune que primariamente (porém não exclusivamente) afeta a medula e os nervos ópticos (podendo acometer também o quiasma, a área postrema e o tronco cerebral). Os surtos são mais graves do que na EM, podendo causar cegueira, paraplegia e manifestações de acometimento do tronco cerebral. São mais raras e compreendem 3-4% de todas as doenças desmielinizantes.[13,14]

As principais manifestações clínicas da NMO incluem ataques agudos de neurite óptica bilateral simultânea ou rapidamente sequencial e/ou mielite transversa com curso recidivante, com características clínicas e fisiopatológicas distintas da EM. No início da formação da lesão, IgG-NMO liga-se à aquaporina 4, ativa o complemento e provoca deposição de complexos de ataque à membrana. As citocinas recrutam neutrófilos e eosinófilos em espaços perivasculares. Os neutrófilos, por sua vez, degranulam para causar a morte de astrócitos, que leva à morte de oligodendrócitos, ocorrendo a morte neuronal. As lesões são caracterizadas por necrose completa do tecido e infiltração generalizada por macrófagos.[14]

A média de idade das crianças diagnosticadas com NMO varia de 10-14 anos em estudos recentes, porém há relatos de crianças abaixo de 2 anos de idade. Estudos de séries de casos mostram preponderância no sexo feminino, na população africana e asiática.[13,14]

Os critérios diagnósticos para o espectro da NMO foram definidos e revisados e para uma melhor compreensão sugere-se a leitura completa dos artigos.[15-18]

Nos casos de pacientes positivos para IgG-NMO, mais de 50% apresentam neurite óptica e 15% delas são bilaterais.[13] Outro anticorpo relacionado ao espectro da NMO é o anticorpo antiglicoproteína da mielina do oligodendrócito (anti-MOG). Essa glicoproteína localiza-se na superfície da bainha de mielina e no corpo celular dos oligodendrócitos. Pacientes com anti-MOG positivo apresentam uma doença desmielinizante inflamatória com fenótipo típico de NMO, porém sem comprometimento astrocitário.[16]

Os pacientes com NMO podem apresentar:

1. Episódio monofásico: neurite óptica e mielite com intervalo de um mês entre elas. Pacientes são normalmente IgG-NMO negativos e essa é uma forma mais rara da doença.
2. Episódios recorrentes: neurite óptica e mielite com intervalo de meses ou décadas. Pacientes são IgG-NMO positivos em 80% dos casos e essa é uma forma mais frequente da doença, podendo vir acompanhada de outros sintomas por acometimento extraopticoespinhal, que são chamados de espectro de NMO.[13]

O tratamento das exacerbações agudas na ADEM, EM e NMO é realizado com corticoterapia endovenosa de 3-5 dias, porém na NMO pode ser associado o uso de plasmaférese em casos graves ou refratários ao tratamento com corticoide. O tratamento para prevenção das exacerbações agudas nos casos de EM e NMO é realizado com imunomoduladores e imunossupressores que reduzem a atividade biológica através de terapias modificadores da doença, reduzindo as taxas de recorrência e o acúmulo de lesões desmielinizantes identificadas pela RM.[19,20]

Neuropatia óptica isquêmica

A neuropatia óptica isquêmica pode ser anterior ou posterior:

- Neuropatia óptica isquêmica anterior (NOIA): denota infarto da cabeça do nervo óptico causado por hipoperfusão nas artérias ciliares posteriores curtas. O quadro clínico típico da NOIA é a perda visual aguda, que nem sempre é relatada ou notada pela criança, com a presença de defeito pupilar aferente relativo e edema do disco óptico, sem outros sinais neurológicos.
- Neuropatia óptica isquêmica posterior (NOIP): ocorre sem edema de papila, pois o infarto ocorre na região retrobulbar do nervo óptico.

Nas crianças acredita-se que tanto a NOIA quanto a NOIP acontecem por uma conjunção de múltiplos fatores que contribuem para hipoperfusão dos nervos ópticos, como: comprometimento renal, diálise, nervos ópticos pequenos e cheios, drusas de papila, hipertensão ocular, hipotensão sistêmica, hipovolemia (especialmente em casos de cirurgias) e anemia.

Há relato de casos de NOIA em uso de sildenafil para hipertensão pulmonar.[21,22]

Não existe tratamento comprovado. Esteroides, agentes antiplaquetários, levodopa e carbidopa foram testados, porém não foram comprovadamente benéficos em restaurar a visão.[21]

Neuropatias ópticas hereditárias

Atrofia óptica dominante (AOD) caracteriza-se por ser uma doença genética que cursa com alteração dos genes OPA, que codificam proteínas mitocondriais. As mutações mais frequentes ocorrem nos genes OPA 1 (75%) e OPA 3 (1%), porém outros já foram também identificados. Essas mutações afetam a função mitocondrial, provocando déficit energético e consequente apoptose das células ganglionares da retina e dos axônios dos nervos ópticos, causando degeneração bilateral dos nervos ópticos e consequente perda visual.

A prevalência da doença varia de 1/10.000 na Dinamarca até 1/30.000 no restante do mundo.

Os pacientes com AOD podem ter perda visual insidiosa, que se inicia na primeira década, podendo progredir ao longo da vida. A perda visual normalmente é de moderada a grave com escotoma central ou paracentral e defeito da visão de cores. O quadro clínico pode ser confundido com neurite óptica e normalmente o diagnóstico se faz pela presença de casos semelhantes na família. Na fundoscopia observa-se uma palidez temporal ou atrofia completa da papila, dependendo da gravidade da doença.

Em cerca de 20% dos pacientes há associação com alterações extraoculares, como perda auditiva, oftalmoplegia crônica externa progressiva, miopatias, neuropatia periférica, paraplegia, doença semelhante à EM e catarata.

Até o momento não há tratamento curativo para AOD, porém está sendo estudada a terapia gênica e os pacientes podem se beneficiar de auxílios ópticos para visão subnormal.

Aconselhamento genético e recomendações para que sejam evitadas exposições tóxicas como o consumo de álcool e tabaco e medicações que interfiram com o metabolismo mitocondrial são recomendados para minimizar a progressão da doença.[23]

Neuropatia óptica hereditária de Leber

A neuropatia óptica hereditária de Leber é uma doença mitocondrial de herança materna que se caracteriza por perda visual com escotoma cecocentral bilateral, devido à perda preferencial do feixe papilomacular, que faz diagnóstico diferencial com as neurites ópticas.

A maioria dos pacientes carrega uma das três mutações no DNA mitocondrial, sendo elas nas posições: 11778/ND4, 3460/ND1 e 14484/ND6, que afetam o complexo-1.

Na forma clássica da doença os pacientes (preferencialmente do sexo masculino e entre 15-35 anos de idade) referem perda visual aguda ou subaguda, porém há relatos de crianças menores com perda visual, que se inicia em um olho e em semanas ou meses progride com a perda visual do olho contralateral. Normalmente a perda visual é irreversível e pode piorar ao longo dos anos. Entretanto, pacientes com a mutação 14484/ND6 obtiveram a maior taxa de recuperação espontânea quando a perda visual ocorreu antes dos 20 anos de idade.[24]

Neuropatia tóxico-carencial

A perda visual na neuropatia tóxico-nutricional é progressiva, com escotoma central ou cecocentral, redução da sensibilidade ao contraste e discromatopsia, pelo acometimento do feixe papilomacular.

São inúmeras as substâncias que possuem potencial tóxico aos nervos ópticos, sendo as mais comuns: ingestão de metanol (álcool de madeira), hidroquinolonas halogenadas (medicamentos amebicidas), etambutol e isoniazida (tratamento da tuberculose), linezolida e cloranfenicol, cimetidina, vincristina e imunossupressores como a ciclosporina. O tabaco é uma das principais causas nos adultos, porém não nas crianças.

Nas crianças podemos incluir alguns erros inatos do metabolismo (em especial o *diabetes mellitus*), insuficiência renal e doenças da tireoide, que podem cursar com manifestações neurológicas e neuropatia óptica, o que provavelmente ocorre pelo acúmulo de substâncias tóxicas no organismo.

Normalmente os agentes tóxicos e as carências nutricionais (especialmente das vitaminas do complexo B) provocam alterações no metabolismo e na função mitocondrial. As mitocôndrias estão mais concentradas na região do feixe papilomacular e, por esse motivo, existe a perda da visão central nessa patologia.

O tratamento normalmente se faz com a suplementação nutricional e retirada do agente tóxico.[25]

Neuropatia óptica traumática e actínica

A neuropatia óptica traumática (NOT) é uma lesão do nervo óptico resultante de mecanismo traumático e a neuropatia óptica actínica (NOA) resulta da agressão ao nervo óptico pela radioterapia.

O mecanismo de trauma mais frequente é o trauma contuso na região frontal periorbitária.[26]

Traumatismos cranianos e traumatismos de face em politraumatizados, especialmente em acidentes de trânsito, são a principal causa de NOT, enquanto as quedas ocupam o segundo lugar.[27]

O *International Optic Nerve Trauma Study* (IONTS) identificou que 85% dos pacientes com trauma indireto eram adultos homens. Nas crianças, a causa mais frequente também é acidente de trânsito, seguida de traumas em esportes, quedas de grandes alturas e, também devemos lembrar, da violência contra crianças e adolescentes.

A perda visual decorrente da NOT é frequentemente grave, com acuidade visual pior que 20/80, e o fundo de olho pode parecer inicialmente normal, mas desde o início há a presença do defeito pupilar aferente relativo nos casos de neuropatia óptica unilateral. Com o tempo, o nervo óptico vai se tornando pálido e a perda visual normalmente é irreversível.[28]

O tratamento ainda é controverso e há preferência pelo manejo conservador, porém nos casos de fratura ou hemorragia retro-orbitária está indicada a cirurgia para descompressão.[29]

O uso de corticoides nas primeiras horas do trauma tem embasamento no tratamento de lesões de medula, porém não há estudos que comprovem sua eficácia, especialmente em crianças, e há evidências de que em politraumatizados adultos, os corticoides em altas doses podem aumentar a morbidade.[30]

Na neuropatia óptica actínica, ou também chamada de neuropatia óptica induzida por radiação, a perda visual ocorre em até 18 meses após o tratamento. É mais frequente com a radioterapia utilizada para tratar tumores intracranianos ou de pescoço. A perda visual é indolor e pode ser causada por isquemia dos nervos ou do quiasma.[31]

Neuropatia óptica compressiva

A neuropatia óptica compressiva (NOC) é provocada por infiltração ou compressão do nervo óptico em qualquer segmento dele, desde a papila óptica até o corpo geniculado lateral. Tais mecanismos provocam atrofia óptica progressiva pela isquemia segmentar ou por alterar o fluxo axoplasmático.

Pode acometer todas as faixas etárias e não tem predileção por sexo.

A perda visual é lenta e progressiva quando a compressão é extrínseca, porém pode acontecer em dias ou semanas quando há processo infiltrativo. Alguns pacientes podem relatar perda transitória da visão em determinadas miradas por aumentar a compressão com a mobilização do globo ocular. Quando a compressão se dá em um dos nervos ópticos, nota-se o defeito pupilar aferente relativo, com edema ou palidez do nervo óptico acometido.

Dependendo da localização da compressão, pode-se observar vários padrões de perda de campo visual. Lesões mais anteriores provocam perda visual unilateral e, quanto mais posteriores, podem apresentar os defeitos juncionais, quiasmáticos ou retroquiasmáticos que cursam com defeitos bilaterais de campo visual.

Algumas compressões orbitárias e na região de seios cavernosos podem cursar com dor, ptose, proptose, quemose e diplopia.[32]

Outras condições que cursam com edema de papila

Papilopatia diabética

Pacientes jovens com *diabetes mellitus* insulino-dependente podem apresentar um quadro de edema de papila com vasos telangiectásicos, bilateral ou unilateralmente, com visão normal ou pouco reduzida que perdura por poucas semanas. Tem bom prognóstico e normalmente resolve com o controle glicêmico.

Hipertensão arterial grave

Pacientes com insuficiência renal aguda ou distúrbios hemodinâmicos, que cursem com hipertensão arterial importante, podem apresentar edema de papila, aumento do brilho e da tortuosidade arteriolar, hemorragias e exsudatos algodonosos. Nesses pacientes observa-se perda visual grave. Com a estabilização da pressão arterial espera-se que o edema de papila vá regredindo, porém quanto maior o tempo de duração do edema, maior a chance de o nervo óptico sofrer perda axonal permanente.

Neurorretinite

Condição inflamatória que inclui o edema do disco óptico e o edema macular, normalmente secundária a infecções como toxoplasmose, tuberculose e doença da arranhadura do gato. Importante salientar que as neurorretinites não são consideradas como de risco para o desenvolvimento de doença desmielinizante. A perda visual se deve mais ao edema macular do que ao acometimento do nervo óptico e normalmente não há dor à movimentação ocular, tendo bom prognóstico visual.

Papiloflebite

Consiste no edema de papila unilateral que acontece em jovens com inflamação vascular nos capilares peripapilares. Cursa com a visão normal, porém com aumento da mancha cega no campo visual. Resolve espontaneamente após alguns meses e não deixa sequela visual. Acredita-se que seja uma forma frustra de oclusão da veia central da retina.[33]

DESAFIOS ATUAIS

O maior desafio está no diagnóstico diferencial entre as diversas formas de neuropatias ópticas e retinopatias, o que determinará um manejo clínico eficaz para evitar a perda visual permanente.

ORIENTAÇÕES AOS PAIS

Os pais devem valorizar as queixas das crianças, observar como elas se locomovem, como se comportam, se esbarram nos objetos, se sofrem quedas constantes e se têm dificuldade com a visão de profundidade. Devem ainda observar as posturas de cabeça, simetria dos olhos, pálpebras e pupilas e alinhamento dos olhos das crianças. A qualquer dúvida de alteração da normalidade, deve-se procurar aconselhamento médico.

✓ CONCLUSÃO

As neuropatias ópticas são causadas por diversos mecanismos e podem provocar perda visual importante e definitiva. É imperativo que se avalie criteriosamente todos os sinais e sintomas associados para obtenção do diagnóstico etiológico e condução adequada dos casos.

REFERÊNCIAS BIBLIOGRÁFICAS

1. Behbehani R. Clinical approach to optic neuropathies. Clin Ophthalmol. 2007;1(3):233-46.
2. Brodsky MC. The swollen optic disc in children. In: Pediatric Neuro-Ophthalmology. 3.ed. New York: Springer; 2016: p.121-98.
3. Brodsky MC. Congenital optic disc anomalies. Surv Ophthalmol. 1994;39:89-112.
4. Brodsky MC, Buckley EG, McConkie-Roseli A. The case of the gray optic disc. Surv Ophthalmol. 1989;33:367-72.
5. Foster PJ. The epidemiology of primary angle closure and associated glaucomatous optic neuropathy. Seminars in Ophthalmology. 2002;17(2):50-8.
6. Aponte EP, Diehl N, Mohney BG. Incidence and clinical characteristics of childhood glaucoma: a population-based study. Arch Ophthalmol. 2010;128(4):478-82.
7. Sadun AA. Papilledema and raised intracranial pressure. In: Yanoff M, Ducker JS (eds.). Ophthalmology. 3.ed. St. Louis, MO: Mosby; 2009. p. 960-3.
8. Glaser J. Neuro-ophthalmology. 2.ed. Philadelphia: JB Lippincott; 1990.
9. Boomer J, Siatkowski M. Optic neuritis in adults and children. Seminars in Ophthalmology. 2003;18(4):174-80.
10. Farris BK, Pickard DJ. Bilateral postinfectious optic neuritis and intravenous steroid therapy in children. Ophthalmology. 1990;97:339-45.
11. Morales DS, Siatkowski RM, Howard CW, Warman R. Optic neuritis in children. J Pediatr Ophthalmol Strabismus. 2000;37:254-9.
12. Beck RW. Optic neuritis. In: Miller NR, Newman NJ. Walsh & hoyt's clinical neuro-ophthalmology. 5.ed. Baltimore: Williams & Wilkins; 1998. p. 632-4.
13. Tillema JM, McKeon A. The spectrum of neuromyelitis óptica (NMO) in childhood. J Child Neurol. 2012;27(11):1437-47.
14. Lechner C, Breu M, Wendel EM, Kornek B, Schanda K, Baumann M, et al. Epidemiology of pediatric NMOSD in Germany and Austria. Front Neurol. 2020;11:415.
15. Hyun JW, Jeong IH, Joung A, Kim SH, Kim HJ. Evaluation of the 2015 diagnostic criteria for neuromyelitis óptica spectrum disorder. Neurology. 2016;86(19):1772-9.

16. Kaneko K, Sato DK, Nakashima I, Nishiyama S, Tanaka S, Marignier R, et al. Myelin injury without astrocytopathy in neuroinflammatory disorders with MOG antibodies. J Neurol Neurosurg Psychiatry. 2016;87(11):1257-9.
17. Wingerchuk DM, Lennon VA, Pittock SJ, Lucchinetti CF, Weinshenker BG. Revised diagnostic criteria for neuromyelitis óptica. Neurology. 2006;66:1485-9.
18. Wingerchuk DM, Banwell B, Bennett JL, Cabre P, Carroll W, Chitnis T, et al. International consensus diagnostic criteria for neuromyelitis óptica spectrum disorders. Neurology. 2015;85:177-89.
19. Hauser SL, Cree BAC. Treatment of multiple sclerosis: a review. Am J Med. 2020;133(12):1380-90.e2.
20. Duchow A, Chien C, Paul F, Bellmann-Strobl J. Emerging drugs for the treatment of neuromyelitis optica. Expert Opin Emerg Drugs. 2020;25(3):285-97.
21. Chutorian AM, Winterkorn JM, Geffner M. Anterior ischemic optic neuropathy in children: case reports and review of the literature. Pediatr Neurol. 2002;26(5):358-64.
22. Sivaswamy L, Vanstavern GP. Ischemic optic neuropathy in a child. Pediatr Neurol. 2007;37(5):371-2.
23. Lenaers G, Hamel C, Delettre C, Amati-Bonneau P, Procaccio V, Bonneau D, et al. Dominant optic atrophy. Orphanet J Rare Dis. 2012;9;7:46.
24. Barboni P, Savini G, Valentino ML, La Morgia C, Bellusci C, De Negri AM, et al. Leber's hereditary optic neuropathy with childhood onset. Invest Ophthalmol Vis Sci. 2006;47(12):5303-9.
25. Glaser JS. Nutritional and toxic optic neuropathies. In: Glaser JS (ed.). Neuro-ophthalmology. 3.ed. Philadelphia: Lippincott Williams and Wilkins; 1999. p. 181.
26. Gupta D, Pineles SL, Lee AG, Zubidi NA, Yen MT, Giacometti J. Traumatic optic neuropathy. In: EyeWiki. Disponível em: https://eyewiki.aao.org/Traumatic_Optic_Neuropathy. Acessado em: 28/05/23.
27. Rossetto JD, Novais E, Capó H. Evolution of optic nerve and retina alterations in a child with indirect traumatic neuropathy as assessed by optical coherence tomography. Arq Bras Oftalmol. 2017;80(6):390-2.
28. Goldenberg-Cohen N, Miller NR, Repka MX. Traumatic optic neuropathy in children and adolescents. J AAPOS. 2004;8(1):20-7.
29. Wladis EJ, Aakalu VK, Sobel RK, McCulley TJ, Foster JA, Tao JP, et al. Interventions for indirect traumatic optic neuropathy: A report by the American Academy of Ophthalmology. Ophthalmology. 2020:;128(6):928-37.
30. Young W, NASCIS. National Acute Spinal Cord Injury Study. J Neurotrauma. 1990;7(3):113-4.
31. Kountouri M, Pica A, Walser M, Albertini F, Bolsi A, Kliebsch U, et al. Radiation-induced optic neuropathy after pencil beam scanning proton therapy for skull-base and head and neck tumours. Br J Radiol. 2020;93(1107):20190028.
32. Monteiro MLR, Taleb AC. Neuropatia ópticas compressivas e infiltrativas. In: Monteiro MLR, Alves MR. (eds.). Neuroftalmologia. 3.ed. Rio de Janeiro: Guanabara Koogan; 2013. p. 87-106.
33. Purvin VA. Optic neuropathies for the neurologist. Semin Neurol. 2000;20(1):97-110.

ÍNDICE REMISSIVO

D

E

F

S

T

U

V

X

Z